CME TEXTBOOKS NATIONAL PROJECT 国家级继续医学教育项目教材

骨科医师规范化培训手册

主　编　邵增务　张志才

中華醫學電子音像出版社
CHINESE MEDICAL MULTIMEDIA PRESS
北　京

图书在版编目（CIP）数据

骨科医师规范化培训手册/邵增务，张志才主编．—北京：中华医学电子音像出版社，2024.6

ISBN 978-7-83005-388-8

Ⅰ.①骨…　Ⅱ.①邵…②张…　Ⅲ.①骨疾病—诊疗—岗位培训—自学参考资料　Ⅳ.①R68

中国国家版本馆CIP数据核字（2024）第010522号

骨科医师规范化培训手册

GUKE YISHI GUIFAN HUA PEIXUN SHOUCE

主　　编： 邵增务　张志才
策划编辑： 李军亮
责任编辑： 刘　溪
校　　对： 张　娟
责任印刷： 李振坤
出版发行： 中华医学电子音像出版社
通信地址： 北京市西城区东河沿街69号中华医学会610室
邮　　编： 100052
E - mail： cma-cmc@cma.org.cn
购书热线： 010-51322635
经　　销： 新华书店
印　　刷： 廊坊市佳艺印务有限公司
开　　本： 880mm×1230mm　1/32
印　　张： 14.25
字　　数： 394千字
版　　次： 2024年6月第1版　2024年6月第1次印刷
定　　价： 118.00元

内容提要

本书由多位长期工作在临床一线的骨科医师规范化培训指导教师编写完成。全书共分九章，详细介绍了创伤骨科、脊柱骨科、关节骨科、肿瘤骨科、小儿骨科及运动医学领域常见病的诊疗方法及相关研究进展。书中涉及的内容均是骨科临床工作中的常见疾病，在内容选取方面结合骨科规范化培训医师提出的意见和建议，力争做到理论联系实际。本书为规范化培训临床骨科医师提供了一本贴近临床实际、能够指导日常工作的“口袋书”，内容客观、严谨，具有很强的理论指导性和实践操作性，适合参加骨科规范化培训的临床医师、低年资医师及相关科室临床工作人员使用。

主编简介

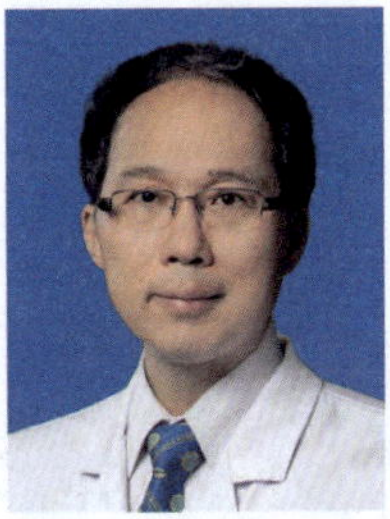

邵增务，留德博士，国家二级教授，博士生导师，原华中科技大学同济医学院附属协和医院骨科主任，现任华中科技大学同济医学院附属协和医院骨疾病研究所所长。中华医学会骨科学分会委员兼骨肿瘤学组副组长，中国医师协会骨科医师分会常务委员兼骨肿瘤学组组长，中国生物材料学会骨组织材料分会脊柱修复材料与技术专业委员会主任委员，湖北省医师协会骨科医师分会首任主任委员，湖北省医学会骨科学分会候任主任委员，湖北省抗癌协会肉瘤专业委员会主任委员。第二届国之名医，华中卓越学者，英国 SWANSEA 大学名誉教授，*Biomaterials Translational* 主编，《中华关节外科杂志（电子版）》副总编，“十三五”及“十四五”国家重点研发计划首席科学家。

主持国家重点研发计划项目 2 项，国家卫生健康委员会多学科联合诊疗能力提升建设项目 1 项，国家自然科学基金重大研究计划重点支持项目 1 项，国家自然科学基金面上项目 6 项，重大横向合作课题 1 项。获湖北省科技进步奖二等奖 2 项。荣获“第五届中国侨界创新贡献奖”及“赵以甦骨科基础研究奖”。发表学术论文 218 篇，其中于国际权威期刊 *Advanced Science*、*ACS Nano*、*Bioactive Materials* 等发表 SCI 论文 152 篇。作为主编或副主编，参与编写《现代骨科手术学 · 骨科范围肿瘤卷》《现代骨科学 · 骨病卷》，以及全国研究生教材《骨科学》和住院医师规范化培训教材《骨科学》；主译《骨骼疾病的临床与生化》《脊柱非融合技术》《脊柱疾病分类与严重程度评测》3 部专著。

主编简介

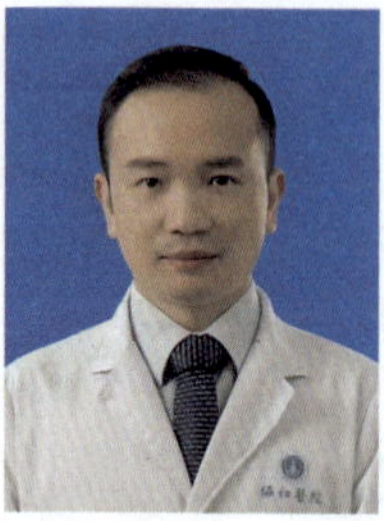

张志才，医学博士，华中科技大学同济医学院附属协和医院副教授、副主任医师，美国芝加哥大学访问学者。中华医学会骨科学分会骨肿瘤学组青年工作委员会副组长，中国医师协会骨科医师分会智能骨科学组委员，中国抗癌协会肉瘤专业委员会骨转移瘤学组、基础研究与转化学组委员，中国老年学与老年医学学会骨质疏松分会骨肿瘤专业委员会委员，湖北省临床肿瘤学会肉瘤专家委员会常务委员，湖北省运动人体科学研究会骨科专业委员会委员等。

主持国家自然科学基金面上项目1项、湖北省自然科学基金1项，参与科技部国家重点研发计划项目3项、国家自然科学基金3项。获湖北省科技进步奖二等奖及武汉市科技进步奖二等奖各1项。发表SCI论文28篇。

编委会

主　　编　邵增务　张志才

编　　委　（以姓氏笔画为序）

王　晶　华中科技大学同济医学院附属协和医院

王小红　华中科技大学同济医学院附属协和医院

王尚玉　华中科技大学同济医学院附属协和医院

王佰川　华中科技大学同济医学院附属协和医院

邓享誉　华中科技大学同济医学院附属协和医院

叶树楠　华中科技大学同济医学院附属协和医院

叶哲伟　华中科技大学同济医学院附属协和医院

田洪涛　华中科技大学同济医学院附属协和医院

冯　勇　华中科技大学同济医学院附属协和医院

冯晓波　华中科技大学同济医学院附属协和医院

曲延镇　华中科技大学同济医学院附属协和医院

刘先哲　华中科技大学同济医学院附属协和医院

刘松相　华中科技大学同济医学院附属协和医院

刘建湘　华中科技大学同济医学院附属协和医院

刘蓬然　华中科技大学同济医学院附属协和医院

李　进　华中科技大学同济医学院附属协和医院

肖稷恒　华中科技大学同济医学院附属协和医院

吴　斌　华中科技大学同济医学院附属协和医院

吴　强　华中科技大学同济医学院附属协和医院

吴　蔚　华中科技大学同济医学院附属协和医院

吴永超　华中科技大学同济医学院附属协和医院

吴星火　华中科技大学同济医学院附属协和医院

何　宇　华中科技大学同济医学院附属协和医院
张　硕　华中科技大学同济医学院附属协和医院
张玉琼　云南省第一人民医院
张志才　华中科技大学同济医学院附属协和医院
陈　超　华中科技大学同济医学院附属协和医院
陈开放　华中科技大学同济医学院附属协和医院
邵增务　华中科技大学同济医学院附属协和医院
范　李　华中科技大学同济医学院附属协和医院
林　辉　华中科技大学同济医学院附属协和医院
迮仁浩　华中科技大学同济医学院附属协和医院
周　武　华中科技大学同济医学院附属协和医院
胡益强　华中科技大学同济医学院附属协和医院
胡斌武　华中科技大学同济医学院附属协和医院
钟彬龙　华中科技大学同济医学院附属协和医院
洪　攀　华中科技大学同济医学院附属协和医院
郭晓东　华中科技大学同济医学院附属协和医院
唐　欣　华中科技大学同济医学院附属协和医院
浦飞飞　武汉市第一医院
曹发奇　华中科技大学同济医学院附属协和医院
景豆豆　山西医科大学第二医院
谢　卯　华中科技大学同济医学院附属协和医院
雷　鸣　华中科技大学同济医学院附属协和医院
熊鑫茗　华中科技大学同济医学院附属协和医院
潘海涛　华中科技大学同济医学院附属协和医院

学术秘书

王　朋　华中科技大学同济医学院附属协和医院

前言

骨科学涉及范围广泛，随着亚专业的不断细化及新设备、新技术的不断涌现，以信息技术和生命科学为特征的现代骨科学的诊疗水平正在迅速发展，骨科医师需要掌握的知识也日益增多。在骨科医师培训中，能熟悉并掌握常见病的诊治原则及最新研究进展显得尤为重要。

本书编者均为长期工作在临床一线的骨科医师规范化培训指导教师。在日常工作中，许多骨科规范化培训医师表示迫切需要一本贴近临床实际、能够指导日常工作的"口袋书"，临床需要时可以随时翻阅，不仅节省时间，还能指导临床实践。

全书内容共分九章，详细介绍了创伤骨科、脊柱骨科、关节骨科、肿瘤骨科、小儿骨科及运动医学领域常见病的诊疗方法和相关研究新进展。在内容选取方面，结合骨科规范化培训医师提出的意见和建议，做到理论密切联系实际，注重临床实用性。需要指出的是，本手册并非大型骨科参考书的缩编，也未囊括所有的骨科疾病。书中涉及的内容均是骨科临床工作中的常见疾病，以最简练的语言加以概括和介绍，并提出原则性治疗建议，临床上需要灵活运用。

本书在编写过程中得到华中科技大学同济医学院附属协和医院及中华医学电子音像出版社的大力支持，在此表示衷心的谢意！由于编写时间仓促，书中难免有不足之处，恳请广大读者提出宝贵意见和建议，以便再版时进一步修改和完善。

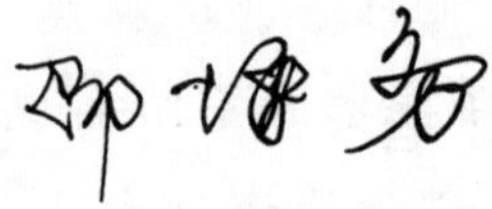

2024 年 3 月

出版说明

医疗卫生事业发展是提高人民健康水平的必然要求，医药卫生人才队伍建设是推进医药卫生事业改革发展、维护人民健康的重要保障。继续医学教育作为医学终身教育体系的重要组成部分，是实施人才强卫战略和卫生人力资源开发的主要途径和重要手段。

《国家级继续医学教育项目教材》系列于 2006 年经全国继续医学教育委员会批准，由中华医学会组织编写，具有以下特点：一是权威性，由全国众多在本学科领域内有较深造诣和较大影响力的专家撰写；二是时效性，反映了经过实践验证的最新学术成果和研究进展；三是实用性、指导性和可操作性，能够直接应用于临床；四是全面性和系统性，以综述为主，代表了相关学科的学术共识。

纵观《国家级继续医学教育项目教材》系列，自 2006 年出版以来，每一分册都是众多知名专家智慧的结晶，其科学、实用的内容得到了广大医务工作者的欢迎和肯定，被全国继续医学教育委员会和中华医学会共同列为国家继续医学教育推荐教材，同时连续被列入“十一五”“十二五”“十三五”国家重点出版物出版规划。

本套教材的编辑与出版得到了全国继续医学教育委员会、国家卫生健康委员会科教司、中华医学会及其各专科分会与众多专家的支持和关爱，在此一并表示感谢！

限于编写时间紧迫、经验不足，本套教材会有很多不足之处，真诚希望广大读者谅解并提出宝贵意见，我们将在再版时加以改正。

《国家级继续医学教育项目教材》编委会

目 录

第一章 骨科学绪论

第一节 概 述

骨科学又称“矫形外科学”，是主要研究骨骼肌肉系统的解剖、生理与病理，并运用药物、物理方法及外科手术等手段保持和发展这一系统的正常形态及功能的一门学科。随着时代和社会的变迁，骨科伤病谱有了明显的变化，不再局限于创伤性骨折，由骨质疏松、脊柱疾病、骨与软组织肿瘤、骨关节炎、骨髓炎等骨科疾病导致的病理性骨折也开始逐渐增多。骨科伤病谱的变化要求骨科的研究和防治重心必须随之转变，这就决定了骨科未来的发展不仅要重视与基础医学的结合，而且要充分利用先进的科学技术成果。

一、骨科学的发展历史

骨科，在祖国传统医学中称为伤科，至近代才称为骨伤科。早在周朝即有疡医，“疡”可分为“金疡”和“折疡”，前者指刀伤，后者指骨折。汉代华佗创五禽戏，其与现代体疗的原理很相近。唐代孙思邈在《千金要方》中详细描述了下颌关节脱位的复位方法；蔺道人所著《仙授理伤续断秘方》为我国第一部骨折学著作，详细介绍了骨折复位及固定的治疗方法。元代除金疮肿科之外，还设立了正骨科，危亦林所著《世医得效方》对正骨科的麻醉，肘、髋、膝、踝、足关节脱臼的认识和复位方法，以及脊柱骨折的悬吊复位方法等，均有明确的叙述，并且远早于西方学者所述。明代的《金疮秘传禁方》记载了用银线来缝合伤口,《证治准绳》对骨折有精辟的描述。清代的《医宗金鉴·正骨心法要旨》总结了前人的治疗手法,重新划分为"摸、按、端、提、按、摩、推、拿"八法,而且还有关于器械和支具的记载。自1840年,西医随西方文化逐渐传入中国,赵竹泉的《伤科大成》随之问世,这是骨科学的重要著作。

中华人民共和国成立后,骨科学得到快速、巨大的发展,许多医学院附属医院、省/市级医院、解放军总部及各军区/战区总医院纷纷建立骨科。1944年,方先之教授创立天津骨科医院,并担任首任院长;1957年,孟继懋教授任新建成的积水潭医院院长,并创建了我国较大的创伤骨科医院;1956年,屠开元教授带领上海急症外科医院相关专家收治骨科及颅脑创伤患者。各地医院纷纷建立起的骨科亟须大量的骨科医师。1953年,方先之教授在天津骨科医院创办骨科进修班,至1968年共举办15期,培训骨科医师600余人,遍布全国,天津骨科医院自此一直坚持开办培训班。北京积水潭医院每年也举办骨科进修班,为全国医院培训骨科医师。同时,各省纷纷建立了骨科中心,举办骨科进修班,极大地促进了骨科人才队伍的发展。

二、骨科学的发展现状

骨科学的发展经历了由粗略走向精细的轨迹,随着材料学、生物力学的发展,以及生物材料、光线技术、激光技术的发展和成熟,骨科学已成为当今医学中发展非常活跃的一个学科。21世纪以来,中国的骨科事业开始与世界发达国家同步发展,并在骨科各个亚专科领域取得了很大的进步。下文针对骨科基础、创伤骨科、脊柱外科、关节外科、关节镜外科、足踝外科、肿瘤骨科等领域的发展现状做简要回顾。

1. 骨科基础　20世纪下半叶,以分子生物学、细胞分子生物学为核心的现代生物学的发展逐渐形成了生命科学的理论基础,骨科学的基础研究正是以此为理论基础。

近40年来，尽管骨折治疗技术有了很大的进步，但是骨折延迟愈合和不愈合时有发生。正常情况下，骨愈合是一个复杂的生理过程，其间发生的许多细胞和分子水平现象并不是很明确，促进骨愈合的作用机制也有待进一步深入研究。有关骨愈合的研究既是目前的研究热点，也是未来的研究方向。

近年来，骨科生物力学的相关议题在骨科各研究领域中得到持续的发展，同时亦有诸多令人振奋的新发现。得益于时代的变迁和设备的改良，骨科的研究范围变得越来越广泛，相关的议题从微观上可至细胞的力学刺激响应，从宏观上可至肢体的动作分析。骨科生物力学是一门研究范围相当广泛的学科，其研究目的是促进临床手术技术、手术器械及人工置入物的进步，如骨折固定模式、人工关节组件设计、义肢等均是骨科生物力学对临床的重要贡献。

2. 创伤骨科　随着人类社会的快速发展，创伤已成为极其严重的医学问题和社会问题，同时也是骨科的常见问题。骨折的治疗原则主要体现在从生物学和机械力学两方面进行骨结构重建，将生物固定与机械固定，以及髓内固定与髓外固定相结合。随着基础医学的发展，人们对骨折治疗的认识已经从强调坚强内固定、绝对稳定和解剖学复位，上升为强调保留局部软组织血供及相对稳定的生物学内固定和解剖排列。近年来，创伤骨科日益趋向微创化，适合微创的内固定系统[如锁定加压钢板(locking compression plate，LCP)、微创内固定系统(less invasive stabilization system，LISS)、微创经皮钢板固定(minimally invasive percutaneous plate osteosynthesis，MIPPO)、非扩髓股骨髓内针(unreamed femoral nail，UFN)、非扩髓胫骨髓内针(unreamed tibial nail，UTN)等]被广泛应用，微创技术日益得到推广和普及，骨科导航系统也逐渐开始应用于临床。

进一步提高创伤治疗的临床效果、促进骨折迅速愈合及加速关节功能尽早恢复，将是21世纪创伤骨科的主要研究课题。

3. 脊柱外科　脊柱外科是骨科迅速发展的热点领域之一。

临床医师逐渐认识到，脊柱固定融合会导致邻近节段椎间盘的退变，因此，出现了脊柱的非融合技术、前路人工椎间盘、后路可活动固定技术等。同时，微创手术的发展也很快，如微创下椎间盘突出切除、脊柱内固定置入、椎管狭窄减压、齿突骨折螺钉置入固定等。

随着脊柱内固定技术的快速发展，对于先前认为难以施行手术治疗的疾病（如上颈椎手术或枕颈部手术、转移性脊柱肿瘤等），目前可采用积极的外科治疗方法。这与手术器械的发展及影像学技术、监护技术、导航技术等的应用密切相关。脊柱内置入物的广泛应用对于重建脊柱稳定性，以及促进脊柱植骨融合、骨愈合及矫正畸形有非常重要的作用。

脊柱外科取得了惊人的进展，一些重要的诊断标准、治疗原则和治疗手段也在不断更新中，而且朝着更科学的方向迈进。先进的诊疗设备和手术器械的更新及优秀脊柱外科专业医师的不断涌现，使脊柱外科在某些治疗领域已接近或达到国际先进水平。

4. 关节外科　全球有超过 2 亿人罹患关节炎，每年的医疗费用更是超过 1000 亿美元。国际上使用所谓的“5D”来描述此类患者，即痛苦（discomfort）、致残（disability）、死亡（death）、经济损失（dollar lost）和药物不良反应（drug reaction）。为此，世界卫生组织启动了“骨与关节的十年（2001—2010 年）”活动，主要内容是提高大众对骨关节病日益增加社会负担的认识，通过教育加强患者的自理能力，改进骨关节病的诊断和治疗措施，开展对骨关节病的预防、诊断及治疗方面的研究。目前关节外科的主要治疗对象是晚期骨关节病患者，这类患者唯有进行人工关节置换才能重建关节功能、减轻痛苦。目前，我国在人工关节置换方面也取得了较大的进展，例如，人工关节松动、感染等问题的出现促进了翻修技术的发展；关节外科的微创手术，除了关节镜下膝关节疾病的手术指征增多以外，髋、肩、踝、肘关节的镜下手术也在逐渐开展中。

经过数十年的发展，目前全髋关节置换术已被普遍掌握。随着全髋关节置换术的广泛应用，进行翻修手术的患者数量也在逐年增多，这主要与假体松动、高分子塑料（聚乙烯）假体出现磨损、骨溶解、骨折、关节脱位等因素有关。临床医师在对手术失败的原因进行深入探讨并提出相应的预防措施后，对这些问题的处理措施（如应用组合式翻修假体、打压植骨/结构性植骨修复翻修术中骨磨损等）也有了较大的进展，并取得了较好的效果。此外，人工膝关节置换术、人工肩关节置换术、人工全肘关节置换术、人工踝关节置换术等手术病例在我国均较以往有明显的增加，其在临床上的应用也越来越多。

此外，人工关节置换术还是一种对终极关节疾病唯一有效的治疗手段，但仍然存在一些影响其被人们彻底接受的问题（如骨溶解、感染等），这也是目前可预见的、未来需要共同努力解决的问题。

5. 关节镜外科　关节外科中发展活跃的另一分支为关节镜外科，关节镜手术是骨科技术的重大进步。尽管关节镜手术已有相当长的时间，但是近 30 年来才取得飞速的发展，有些原本需要开放关节的手术，目前绝大部分可以在关节镜下完成。由于手术设备的改进，手术关节也从先前的膝关节发展到髋关节、肩关节、肘关节、踝关节、腕关节，甚至是掌指关节和指间关节，而且关节镜技术已经开始应用于关节以外疾病的诊断和处理中，极大地扩展了关节镜的使用范围。随着关节镜器械的不断改进、操作技术的不断提高及基础研究的不断深入，关节镜外科必将有更大的发展。

目前，现代关节镜微创外科技术随着激光、超声、射频技术的开发已更加趋于完善，可以实现关节内更加精细和复杂的手术。关节镜技术已成为现代微创外科的重要组成部分。

6. 足踝外科　足踝部是人体站立和行走的支撑部位，其结构和功能相对独立，因而，足踝外科学在我国已经成为一门相对独立的骨科分支学科。随着诊断方法的变革、手术技术的更新及器械设施的专业化，近年来足踝外科也取得了快速的发展，其中关节镜手术的应用、关节置换及畸形矫正是目前的研究热点。

随着关节镜技术的普及与推广，近年来关节镜技术在足踝外科领域得到了广泛的应用。关节镜手术作为一项外科技术，在诊断和治疗踝关节、距下关节、第一跖趾关节及部分关节外伤疾病方面起到越来越重要的作用。近年来，到医院接受足踝畸形矫治的患者也越来越多。即便是一些看似简单的疾病，其治疗方法也是层出不穷，既有传统的开放手术，也有较新的微创手术。在矫治理念上，人们在追求矫治效果的同时，还追求美容效果。因此，在众多的治疗方法中，哪种手术效果更好、如何根据患者的具体情况选择合适的治疗方法等问题，都是目前足踝外科领域经常讨论的话题。

7. *肿瘤骨科*　原发恶性骨肿瘤的发病率虽然不高，但由于其具有发病年龄相对较年轻、恶性度高、转移早等特点，严重危害人类的健康。对于恶性四肢骨肿瘤患者，截肢并不能延长其生存期，因此，对于肿瘤没有突破肌间隔的恶性骨肿瘤患者，目前普遍倾向于采用综合保肢的治疗措施，即在有效化学治疗（简称“化疗”）和放射治疗（简称“放疗”）的基础上，通过瘤段切除及功能重建等手术方式，彻底切除肿瘤组织，保存患者的肢体及其功能。

在恶性肿瘤保肢手术中，肿瘤广泛切除后骨重建技术的进步是增加保肢手术范围、改善肢体功能及减少手术并发症的关键。冷冻异体移植治疗骨肿瘤的研究显示，深低温保存异体骨具有许多优点。随着肿瘤学的发展，骨肿瘤的化疗手段也有了很大的进步。如今，对恶性肿瘤患者的化疗不再是一种辅助性、姑息性的治疗，而是挽救患者生命的主要措施。另外，恶性骨肿瘤的生物治疗是目前很有应用前景的研究方向。生物治疗的主要措施包括免疫治疗、基因治疗、端粒和端粒酶活性调控、阻断新生血管生成、肿瘤浸润和转移的防治等。

近年来，随着肺癌、前列腺癌、乳腺癌、肾癌、甲状腺癌等疾病发病率的大幅度增长，以及治疗手段的进步和治疗效果的提高，这些患者的生存期大大延长，如何减轻其痛苦、提高其生活质量、延长其寿命及减少相关并发症的发生，是每个肿瘤骨科医师必须认真对待和深入研究的新课题。

三、展望

骨科学研究范围广泛，专业不断细化，新的研究领域不断出现，仅凭一人之才智难以考虑到方方面面。但是展望未来，在以信息技术、生命科学为特征和先导的时代，现代骨科学的迅速发展既是挑战，也是机遇。未来骨科学应该朝着数字化、精准化、智能化、微创化的方向发展。

展望未来，将有更多骨科领域的教学、科研及临床应用可以充分利用"数字化虚拟人体"这种基础研究框架。在基础医学领域，对骨形态发生蛋白（bone morphogenetic protein，BMP）的基础和临床研究将进一步深入。随着分子生物学科的飞速发展，应用分子生物学的方法进行骨科疾病的治疗越来越受到重视，基因治疗将很快成为骨科疾病治疗的新领域。组织工程研究的开展预示医学将超越组织与器官移植的旧模式，进入人工制造组织和器官的新时代。但是迄今为止，能进入临床应用的组织工程化组织构建极为有限，有待进一步的努力突破。

总之，未来骨科医师的双手将从传统开刀手术中解脱出来，进入操控内镜和微创器械的微创手术时代，走向由骨科医师指挥机器人来完成手术的极微创或无创时代。

（邵增务　胡斌武）

第二节　运动系统生物力学特征

运动系统是人体重要的力学支柱，包括骨、软骨、肌肉、韧带等组织，其主要功能是承载身体负荷、执行运动功能。正常的运动系统具有良好的生物力学特征，以维持其正常的功能运行。了解运动系统的生物力学特征对临床医师认识和理解疾病、选择和设计手术方案及指导康复治疗具有重要意义。运动系统各组成部分的生物力学特征存在较大的差异，本节分别针对骨、骨骼肌、肌腱、关节 4 个部分进行介绍。

一、骨的生物力学特征

骨组织主要由骨细胞、有机纤维、黏蛋白、无机结晶体和水组成。骨组织具有较好的弹性和坚固性。胶原纤维与黏蛋白结合形成网状支架，使骨具有弹性和抗张能力。羟基磷灰石颗粒牢固地附着于网状支架表面，使骨具有坚固性和抗压能力。胶原纤维平行有序地排列并与基质结成片状骨板，这是形成骨皮质的基本单元；胶原纤维与基质黏附交错，形成棒状骨小梁，这是形成骨松质的基本单元。

骨的生物力学特征由骨量和骨组织的几何结构决定，同时受年龄、性别、部位等因素的影响。人体在运动时，骨骼承受不同方式的载荷，包括拉伸载荷、压缩载荷、弯曲载荷、剪切载荷、扭转载荷、复合载荷等。当中等量载荷以不同方式施加于骨时，骨可出现适应性变形；当载荷去除时，骨的原有形状和几何结构便可逐渐恢复。一般可将骨的变形分为拉伸、压缩、弯曲、剪切和扭转 5 种基本形式。

然而，如果骨骼系统遭受严重创伤，超出其所能承受的范围，则会出现严重的变形，并可能发生骨折。骨折的常见原因包括直接暴力、间接暴力、肌肉牵拉、积累劳损及骨骼疾病等。影响骨组织的抵抗力和变形的主要因素包括骨组织所承受力的大小、力的方向和力的作用点，以及骨组织的自身特点。骨所承受的力越大，引起的骨的变形就越严重，且更易引起骨的断裂。

机械应力刺激对骨的强度维持和功能重建具有重要意义。骨的形态结构和组织结构具有适应性和可塑性。Wolff 定律提出，随着骨受到的应力情况的改变，骨组织可以通过自身修复改变其力学性能和几何构造，从而实现内部结构和外部形状的再造。研究表明，适宜范围内的应力刺激对维持骨小梁的连续性具有积极作用，应力过高或过低都会导致骨组织吸收加快，造成骨组织萎缩。适宜大小的机械应力可以协助维持成骨细胞和破骨细胞功能的动态平衡，有利于保护骨组织的强度；相反，制动或活动减少时，骨组织会因为缺少应力刺激而出现骨膜下骨质吸收，骨的强度亦随之降低。如瘫痪的患者，由于骨组织长期缺乏应力刺激，骨吸收加快，易导致骨质疏松。另外，失重也可造成骨量丢失。

二、骨骼肌的生物力学特征

肌肉是人体运动系统的重要组成部分，其最大力量与肌肉形态、肌肉横截面积有关。肌肉的生物力学性能十分复杂，它与组成肌肉的各种成分的力学特性有关。运动状态不同，骨骼肌的生物力学特征也各不相同。

肌肉是躯体运动的驱动者。当肌肉受到神经冲动刺激时，肌纤维在腺苷三磷酸(adenosine triphosphate，ATP)和 Ca^{2+} 的激动下，肌球蛋白与肌动蛋白的横桥结合，从而产生肌肉收缩。神经活动可通过单一刺激、重复刺激或其他刺激模式来控制肌肉。单一刺激时，肌肉张力快速上升，之后在一段时间内下降至基线水平，通常这段时间<200 ms，称为肌肉单收缩，即肌肉对单一神经刺激做出的收缩反应。如果第一次神经刺激产生的肌肉收缩反应已恢复至基线水平，肌膜处于静息状态，而后出现第二次神经刺激时，肌肉收缩力不会增加，只是进行另一次肌肉单收缩。但是，如果神经刺激的频率加快，在前一刺激引起的收缩未恢复至基线水平之前，下一刺激又发生了，此时引起的张力强度比单收缩时更高。随着刺激频率的加快，肌肉张力表现为综合效应，即高频率的刺激可使肌肉张力达到最大值并保持此水平，称为强直收缩。强直收缩所产生的张力比单收缩所产生的张力要高出数倍，这是中枢神经系统通过改变刺激频率来改变肌肉收缩力的有效调控机制。机体通过有序的募集运动单位和调节刺激频率，使肌肉获得最佳的收缩效果，并产生肢体运动。

(一)骨骼肌的分类

骨骼肌是产生动作的动力来源，肌肉之间的协调运动对运动系统的功能至关重要。按骨骼肌在运动中作用的不同，可分为原动肌、拮抗肌、固定肌和协同肌。

1. 原动肌　在运动的发动和维持中起主动作用的肌肉称为原动肌。

2. 拮抗肌　收缩方向与运动方向相反，或发动和维持相反运动的肌肉，称为拮抗肌。原动肌收缩时，拮抗肌协调地放松或做适当的离心收缩，以保持关节活动的稳定性，提高动作的精确性。

3. 固定肌　为了协助原动肌稳定地发挥动力作用，而将肌肉近端附着的骨骼进行充分固定的肌肉，称为固定肌。

4. 协同肌　完成某一特定动作时，除原动肌收缩外，还需要其他肌肉的收缩，以加强这一特定动作，这些辅助动作完成的肌肉，称为协同肌。

（二）骨骼肌收缩形式的分类

骨骼肌的两端附着于骨骼上，随着肌纤维的缩短或延长，肢体可产生复杂的功能活动。肌肉的收缩形式主要包括等张收缩、等长收缩和等速收缩。

1. 等张收缩　在肌肉收缩时，肌纤维的长度发生改变，张力基本维持不变，可产生关节运动。此类肌肉收缩根据肌肉纤维长度变化的方向不同可分为以下 2 种。

（1）等张向心性收缩：肌肉收缩时肌纤维向肌腹中央收缩，长度变短，肌肉的附着点相互接近，如肱二头肌收缩引起肘关节屈曲。

（2）等张离心性收缩：肌肉收缩时肌纤维变长，肌肉附着点相互远离，此时的肌肉收缩是为了控制肢体的运动速度。例如，下蹲时股四头肌收缩但其长度延长，其作用是控制下蹲的速度。

2. 等长收缩　肌肉收缩时整个肌纤维的长度基本不变，表现为肌肉张力增高，而不产生关节运动。

3. 等速收缩　肌肉收缩时产生的张力可变，但关节运动速度不变。等速收缩也可分为向心性收缩和离心性收缩。等速收缩产生的运动称为等速运动。

三、肌腱的生物力学特征

肌腱由平行排列的胶原蛋白纤维组成，是机体软组织中拉伸强度最强的组织之一。肌腱的生物力学特征主要由胶原纤维结构、胶原与其他细胞外基质之间的相互作用决定。骨-肌腱-肌肉结构复合体的生物力学特征由肌腱、肌腱与骨附着处、肌腱与肌肉交界处三者的力学性质共同决定。肌腱同样具有与时间和过程相关的弹性特征，即肌腱的伸长不仅与受力的大小有关，也与所受力的作用时间及过程有关。这种黏弹性反映了胶原的固有性质及胶原与其他细胞外基质之间相互作用的特点。

四、关节的生物力学特征

关节是指骨与骨之间的连接，在产生运动、承载负荷过程中起重要作用。关节面有一层光滑的关节软骨。关节软骨富有弹性，可减少摩擦，并缓冲运动过程中的冲击和震荡。关节的生物力学特征与关节的解剖结构密切相关。关节的稳定性由关节面、韧带和附着肌群共同维持。由于不同关节的结构不同，分析其具体生物力学特点时不能一概而论。认识关节畸形、关节运动损伤疾病时，必须结合关节的解剖结构和生物力学特征。

（邵增务　张　硕）

第三节　骨科物理检查

运动系统包括脊柱和四肢的骨、关节、肌、肌腱、筋膜、滑膜、神经、血管、淋巴等组织和器官，运动系统外科学临床上常称为矫形外科学或骨科学。物理检查又称“体格检查”，是临床最基本、最主要的检查方法。运动系统的位置相对表浅，因此，临床物理检查尤为重要。某些疾病通过单一检查通常难以做出正确的诊断，需要结合病史、物理检查及其他辅助检查结果进行综合分析和判断。

一、检查顺序和要求

(一)检查顺序

进行物理检查时要按照视诊、触诊、叩诊、动诊、量诊的顺序进行。注意事项:①先健侧后患侧;②先健处后患处;③先主动后被动。

(二)检查要求

1. 充分暴露、两侧对比　充分暴露检查部位是为了全面了解病变情况,同时便于两侧对比。

2. 检查要全面、反复、轻柔、到位

(1)全面:不可忽视全身检查,不能放过任何异常体征。

(2)反复:进行每一次主动、被动或对抗运动等检查时都应重复几次。

(3)轻柔:进行检查操作时动作要轻柔。

(4)到位:检查关节活动范围时,应达到最大限度,但不可超过此限度。检查肌力时肌收缩时间应至少为 5 s,以明确有无肌力减弱。

二、各部位检查

(一)肩部检查

1. 视诊　肩的正常外形呈圆弧形,两侧对称。三角肌萎缩或肩关节脱位后弧度变平,称为方肩。先天性高位肩胛患者的患侧明显高于健侧。斜方肌瘫痪表现为垂肩,肩胛骨内上角稍升高。前锯肌瘫痪的患者向前平举上肢时表现为翼状肩胛。

2. 触诊　锁骨位置表浅,全长均可触及。喙突尖与肩峰和肱骨大结节形成等边三角,称为肩三角。骨折、脱位时此三角会有异常改变。

3. 动诊和量诊 检查肩关节活动范围时,须先将肩胛骨下角固定。肩关节的运动包括内收、外展、前屈、后伸、内旋和外旋。不同运动肩关节的正常活动范围:外展为80°~90°,内收为20°~40°,前屈为70°~90°,后伸为40°,内旋为45°~70°,外旋为45°~60°。肩外展超过90°时称为上举。

4. 特殊检查

(1)Dugas征:肩关节前脱位时肘部内收受限,伤侧的手搭在对侧肩上,肘部则不能贴近胸壁,或者肘部贴近胸部时,手不能搭到对侧肩,为Dugas征阳性。

(2)痛弧:冈上肌腱有病损时,肩外展60°~120°时有疼痛,此范围以外无疼痛。该方法常用于肩周炎的检查。

(二)肘部检查

1. 视诊 正常肘关节完全伸直时,肱骨内、外上髁与尺骨鹰嘴在一条直线上;肘关节完全屈曲时,这3个骨突构成一个等腰三角形,称为肘后三角。肘关节脱位时,这3点之间的关系会发生改变,而肱骨髁上骨折时,3点之间的关系不变。前臂充分旋后时,上臂与前臂之间有10°~15°的外翻角,又称"提携角",该角减小时称为肘内翻,增大时称为肘外翻。肘关节伸直时,鹰嘴的桡侧有一小凹陷,为肱桡关节所在的部位,桡骨头骨折或肘关节肿胀时此凹陷消失,并有压痛。桡骨头脱位的患者在此部位可见到异常骨突,旋转前臂时可触及突出的桡骨头转动。肘关节积液或积血时,可见鹰嘴之上肱三头肌腱的两侧胀满。化脓性关节炎或结核性关节炎患者的肘关节肿胀严重,呈梭形。

2. 触诊 肘部慢性劳损常见的部位在肱骨内、外上髁处。肱骨外上髁炎时,局部有明显压痛。

3. 动诊和量诊 肘关节屈伸运动通常以完全伸直为中立位0°。活动范围:屈曲为135°~150°,伸为0°,可有5°~10°的过伸。在肘关节完全伸直位时,如果出现异常的侧方运动,则提示侧副韧带断裂或肱骨内、外上髁骨折。

4. 特殊检查　Mills 征为常见的特殊检查指征。患者肘部伸直，腕部屈曲，将前臂旋前时，肱骨外上髁处疼痛，则为阳性。常见于肱骨外上髁炎，俗称“网球肘”。

(三)腕部检查

腕关节包括桡尺骨远端、腕骨掌骨基底、桡腕关节、腕中关节、腕掌关节及有关的软组织。前臂的肌腱及腱鞘均经过腕部。

1. 视诊　腕背侧的鼻烟窝深部是手舟骨，手舟骨骨折时该部位肿胀。腕关节结核和类风湿关节炎表现为全关节肿胀。腕背皮下半球形肿物多为腱鞘囊肿。月骨脱位后腕背或掌侧肿胀，握拳时可见第 3 掌骨头向近侧回缩(正常时较突出)。

2. 触诊　手舟骨骨折时鼻烟窝有压痛，正常时桡骨茎突比尺骨茎突低 1 cm，当桡骨远端骨折时这种关系有所改变。腱鞘囊肿常发生于手腕背部，为圆形、质韧、囊性感明显的肿物。

3. 动诊和量诊　通常以第 3 掌骨与前臂纵轴成一直线为腕关节中立位 0°。正常活动范围：背伸为 35°～60°，掌屈为 50°～60°，桡偏为 25°～30°，尺偏为 30°～40°。

4. 特殊检查

(1)Finkelsein 试验：患者拇指握于掌心，使腕关节被动尺偏，桡骨茎突处疼痛为阳性，见于桡骨茎突狭窄性腱鞘炎。

(2)腕关节尺侧挤压试验：腕关节中立位，使之被动向尺侧偏并挤压，下尺桡关节疼痛为阳性。多见于腕三角软骨损伤或尺骨茎突骨折。

(四)手部检查

1. 视诊　常见的畸形有并指、多指、巨指(多由脂肪瘤、淋巴瘤、血管瘤等引起)。钮孔状畸形见于手指近指间关节背面伸肌腱中央束断裂；鹅颈畸形是由手内在肌萎缩或作用过强导致；爪形手是前臂肌群缺血性挛缩的结果；梭形指多由结核、内生软骨瘤或指间关节损伤导致；类风湿关节炎呈双侧多发性掌指、指间和腕关节肿大，晚期掌指关节尺偏。

2. 触诊　手部瘢痕检查需配合动诊，观察其是否与肌腱、神经粘连。

3. 动诊和量诊　手指各关节完全伸直为中立位 0°。活动范围：掌指关节屈为 60°～90°，伸为 0°，过伸为 20°；近指间关节屈为 90°，伸为 0°；远指间关节屈为 60°～90°，伸为 0°。手的休息位：腕关节背伸为 10°～15°，示指至小指呈半握拳状，拇指部分外展，拇指尖接近示指远指间关节。手的功能位：腕关节背伸为 20°～35°，拇指外展、对掌，其他手指略分开，掌指关节及近指间关节半屈曲，而远指间关节微屈曲，相当于握小球的体位。外伤后固定为功能位。手指常发生屈肌腱鞘炎，屈伸时患者可听到弹响，称为弹响指或扳机指。

(五)脊柱检查

脊柱由 7 个颈椎、12 个胸椎、5 个腰椎、5 个骶椎、4 个尾椎构成。常见的脊柱疾病多发生于颈椎和腰椎。

1. 视诊　脊柱居体轴的中央，并有颈、胸、腰段的生理弯曲。脊柱侧凸如继发于神经纤维瘤，皮肤常可见黄褐斑，此为该病的诊断依据之一。腰骶部如有丛毛征或膨出则是脊柱裂的表现。常见的脊柱畸形包括角状后凸（如结核、肿瘤、骨折等）、圆弧状后凸（如强直性脊柱炎等）及侧凸（如特发性脊柱侧凸、先天性脊柱侧凸、椎间盘突出症等）。另外，尚有先天性肌性斜颈等。腰扭伤或腰椎结核的患者常以双手扶腰行走；腰椎间盘突出症的患者，行走时身体常向前侧方倾斜。

2. 触诊　棘突上压痛常见于棘上韧带损伤、棘突骨折；棘间韧带压痛常见于棘间韧带损伤；腰背肌压痛常见于腰肌劳损；腰部肌痉挛常见于腰椎结核、急性腰扭伤及腰椎滑脱症。

3. 叩诊　脊柱疾病（如结核、肿瘤、脊柱炎等）患者，以手指（或握拳）、叩诊锤叩打局部时可出现深部疼痛，而压痛不明显或较轻,可与浅部韧带损伤进行鉴别。

4. *动诊和量诊* 脊柱中立位是身体直立,目视前方。颈段活动范围:前屈及后伸均为45°,侧屈为45°。腰段活动范围:前屈为45°,后伸为20°,侧屈为30°。腰椎间盘突出症患者,脊柱侧屈及前屈受限;脊柱结核或强直性脊柱炎患者,脊柱各个方向的活动均受限制,可失去正常的运动曲线。

5. 特殊检查

(1)Eaton试验:患者坐位,检查者一手将患者头部推向健侧,另一手握住患者腕部向外下牵引,如出现患肢疼痛、麻木感为阳性。见于颈椎病。

(2)Spurlin试验:患者端坐,头后仰并偏向患侧,用手掌在其头顶加压,如出现颈痛并向患手放射为阳性。见于颈椎病。

(3)幼儿脊柱活动检查法:患儿取俯卧位,检查者双手抓住患儿双踝上提,如有椎旁肌痉挛,则脊柱生理前凸消失,呈板样强直,此为阳性。常见于脊柱结核。

(4)拾物试验:在地上放一物品,嘱患儿去拾,如有竖脊肌痉挛,患儿拾物时只能屈曲两侧膝、髋关节而不能弯腰。多见于下胸椎及腰椎病变。

(5)髋关节过伸试验:患者取俯卧位,检查者一手压于患者骶部,另一手将患者的患侧膝关节屈至90°,握住踝部,向上提起,使髋关节过伸,此时必扭动骶髂关节,如有疼痛即为阳性。此试验可同时检查髋关节及骶髂关节病变。

(6)骶髂关节扭转试验:患者取仰卧位,屈健侧髋、膝并用双手环抱,患侧大腿垂于床沿外。检查者一手按患者的健侧膝,另一手压其患侧膝关节,出现骶髂关节痛者为阳性,说明有腰骶关节病变。

(7)腰骶关节过伸试验:患者取俯卧位,检查者的前臂插于患者两大腿的前侧,另一手压住其腰部,将患者大腿向上抬,若骶髂关节有病变,即有疼痛感。

(8)直腿抬高试验(Lasegue征):患者取仰卧位,检查者一手托患者的足跟，另一手保持其膝关节伸直，缓慢抬高其患肢，如在60°范围内即出现坐骨神经放射痛，即为直腿抬高试验阳性。检查结果为阳性时，缓慢放低患肢，待放射痛消失后，再将踝关节被动背伸，如再次出现放射痛，即为直腿抬高加强试验（Bragard 征）阳性。此两项试验阳性为腰椎间盘突出症的主要诊断依据。

（六）骨盆和髋部检查

1. 视诊　髋关节有慢性感染时，常呈屈曲内收畸形；髋关节后脱位时，常呈屈曲内收内旋畸形；股骨颈及转子间骨折时，伤肢呈外旋畸形。

2. 触诊　先天性髋关节脱位和股骨头缺血性坏死的患者多有内收肌挛缩，可触及其紧张的内收肌。骨折的患者有局部肿胀及压痛感。髋关节感染性疾病患者局部多有红、肿、发热及压痛。

3. 叩诊　髋部有骨折或炎症时，检查者握拳，轻叩患者的大转子或在其下肢伸直位叩击足跟部时，可引起髋关节疼痛。

4. 动诊和量诊　髋关节中立位 0°为髋膝伸直，髌骨向上。正常活动范围：屈为 130°～140°，伸为 0°，过伸可达 15°；内收为 20°～30°，外展为 30°～45°；内旋为 40°～50°，外旋为 30°～40°。臀肌挛缩症的患者，双膝并拢不能下蹲，活动髋关节时会出现弹响，常称为弹响髋。发生股骨颈骨折、髋关节脱位、髋关节结核或化脓性关节炎导致的股骨头破坏时，大转子向上移位。测定方法包括：①Shoemaker 线。正常时，大转子尖与髂前上棘的连线延伸，在脐上与腹中线相交，大转子上移后，该延线与腹中线相交在脐下。②Nelaton 线。患者侧卧、半屈髋，在髂前上棘和坐骨结节之间画线，正常时此线通过大转子尖。③Bryant 三角。患者仰卧，从髂前上棘垂直向下向大转子尖各画一线，再从大转子尖向近侧画一水平线，此 3 条线构成一个三角形。大转子上移时，患侧的底边比健侧缩短。

5. 特殊检查

（1）滚动试验：患者取仰卧位，检查者将一手掌置于患者大腿上轻轻使其反复滚动，急性关节炎时可引起疼痛或滚动受限。

(2)“4”字试验：患者取仰卧位，健肢伸直，患侧髋与膝关节屈曲，大腿外展、外旋，并将小腿置于健侧大腿上，形成一个“4”字。检查者一手固定患者的骨盆，另一手下压其患肢，若出现疼痛即为阳性。见于骶髂关节及髋关节内病变或内收肌痉挛的患者。

(3)托马斯征：患者取仰卧位，充分屈曲健侧髋、膝，腰部贴于床面，若患肢自动抬高并离开床面，或者迫使患肢与床面接触而腰部前凸时，即为托马斯征阳性。见于髋部病变和腰肌挛缩。

(4)骨盆挤压分离试验：患者取仰卧位，从双侧髂前上棘处对向挤压或向后外分离骨盆，出现骨盆疼痛即为阳性，见于骨盆骨折。应注意检查时手法要轻柔。

(5)单足独立试验：患者背向检查者，健肢屈髋、屈膝上提，用患肢站立，如健侧骨盆及臀褶下降即为阳性。多见于臀中、小肌麻痹，髋关节脱位及陈旧性股骨颈骨折等。

(6)艾利斯征：患者取仰卧位，屈髋、屈膝，两足平行放于床面，足跟对齐，观察双膝的高度，如一侧膝比另一侧高，即为阳性。见于髋关节脱位、股骨或胫骨短缩。

(七)膝部检查

膝关节是人体最复杂的关节，由内/外侧韧带、关节囊、半月板及周围软组织保持其稳定。

1. 视诊　检查时患者立正姿势站立，若两踝能并拢而两膝不能互相接触，则为膝内翻，俗称“O 形腿”。若两膝并拢而两踝不能接触，则为膝外翻，俗称“X 形腿”。关节积液或滑膜增厚时，髌韧带两侧的凹陷消失。

2. 触诊　触诊的顺序为先检查患者的膝关节前侧，然后让患者俯卧位，检查其膝后侧。髌骨前方若出现囊性肿物，多为髌前滑囊炎。膝前外侧有囊性肿物，多为半月板囊肿；膝后部的肿物多为腘窝囊肿。髌骨下缘的平面正是关节间隙，关节间隙有压痛点，可以考虑为半月板损伤处或有骨赘处。

内侧副韧带的压痛点通常不在关节间隙，而在股骨内上髁结节处，外侧副韧带的压痛点在腓骨头上方。髌骨上方的压痛点代表髌上囊的病灶处。

3. 动诊和量诊　膝伸直为中立位0°。正常活动范围：屈为120°～150°，伸为0°，过伸为5°～10°。一般情况下，伸直痛是关节面病变的表现，屈曲痛是膝关节水肿或滑膜炎的表现。当膝关节处于向外翻的压力下，并做膝关节屈曲动作时，若产生外侧疼痛，则说明股骨外侧髁和外侧半月板有病变。反之，内翻同时有屈曲疼痛者，病变在股骨内侧髁或内侧半月板。

4. 特殊检查

(1)侧方应力试验：患者取仰卧位，将膝关节置于完全伸直位，分别做膝关节的被动外翻和内翻检查，并与健侧对比。若超出正常外翻或内翻范围，则为阳性，提示有内侧或外侧副韧带损伤。

(2)抽屉试验：患者取仰卧位，屈膝90°，检查者轻坐于患者的患侧足背上(起固定作用)，双手握住其小腿上段，向后推，再向前拉。前交叉韧带断裂时，可向前拉0.5 cm以上；后交叉韧带断裂时，可向后推0.5 cm以上。将膝置于屈曲10°～15°位进行试验(Lachman试验)，则可升高本试验的阳性率，有利于判断前交叉韧带的前内束或后外束是否有损伤。

(3)麦氏试验：患者取仰卧位，检查者一手按住患膝，另一手握住患侧踝部，将膝关节完全屈曲，足踝抵住臀部，然后将小腿极度外展外旋或内收内旋。在保持这种应力的情况下，逐渐伸直患肢，在伸直过程中若能听到或感觉到响声，或者出现疼痛，即为阳性。提示半月板病变。

(4)浮髌试验：患者取仰卧位，伸膝，放松股四头肌，检查者一手放于患者的髌骨近侧，将髌上囊的液体挤向关节腔，同时另一手的示指、中指急速下压。若感到髌骨碰击股骨髁部时，则为浮髌试验阳性。只有在出现中等量(50 ml)积液时，浮髌试验才呈阳性。

(八)踝和足部检查

1. 视诊　观察双足大小和外形是否正常、一致。常见的畸形包括马蹄内翻足、高弓足、平足、踇外翻等。外伤时踝及足均有明显肿胀。

2. 触诊　一般在足背第1、2跖骨之间可触及足背动脉的搏动,可以反映足和下肢的血液循环状态。跟痛症多在足跟跟骨前下方偏内侧。足内翻时踝疼痛,而足外翻时没有疼痛,若压痛点在外踝,可推断病变在外踝的韧带上。

3. 动诊和量诊　踝关节中立位为小腿与足外缘垂直。正常活动范围:背伸为20°～30°,跖屈为40°～50°,足内、外翻活动主要在胫距关节,内收、外展活动在跗跖关节和跖间关节,范围很小。跖趾关节的中立位为足与地面平行。正常活动范围:背伸为30°～40°,跖屈为30°～40°。

三、其他检查

(一)上肢神经检查

1. 桡神经　肘关节以上部位出现损伤时,可出现垂腕畸形,手背“虎口”区皮肤麻木,掌指关节不能伸直。肘关节以下的桡神经深支损伤时,因桡侧腕长伸肌功能仍存在,因此无垂腕畸形。单纯浅支损伤可发生于前臂下1/3,仅有拇指背侧及手桡侧感觉障碍。

2. 正中神经　正中神经损伤后,鱼际瘫痪,桡侧3个半手指掌侧皮肤感觉消失,不能用拇指和示指捡起一根细针。若损伤水平高于肘关节,还可表现为前臂旋前和拇指、示指的指间关节不能屈曲。若有陈旧性损伤,还可出现鱼际萎缩,拇指伸直与其他手指在同一水平面上,且不能对掌,称为平手或猿手畸形。

3. 尺神经　尺神经损伤后,尺侧腕屈肌瘫痪,患者抗阻力屈腕时,在腕部掌尺侧无法触及。若有陈旧性损伤,可出现典型的爪形手，小鱼际和骨间肌萎缩，小指和环指指间关节屈曲，掌指关节过伸。

4. 腋神经　腋神经损伤后，三角肌瘫痪，臂不能外展，肩部感觉丧失。如三角肌萎缩，则可出现方肩畸形，常见于肱骨外科颈骨折、肩关节脱位或使用腋杖不当。

5. 腱反射

(1)肱二头肌反射(C_5、C_6)：患者屈肘 90°，检查者手握其肘部，拇指置于肱二头肌腱上，用叩诊锤轻叩该指，可感到该肌收缩和肘关节屈曲。

(2)肱三头肌反射(C_6、C_7)：患者屈肘 60°，用叩诊锤轻叩肱三头肌腱，可见肱三头肌收缩及伸肘。

(二)下肢神经检查

1. 坐骨神经　坐骨神经损伤后，下肢后侧、小腿前外侧、足底和足背外侧皮肤感觉障碍，不能屈伸足踝各关节。损伤平面高者尚不能主动屈膝。

2. 胫神经　胫神经损伤后，仰趾畸形，不能主动跖屈踝关节，足底皮肤感觉障碍。

3. 腓总神经　腓总神经损伤后，足下垂内翻，不能主动背伸和外翻，小腿外侧及足背皮肤感觉障碍。

4. 腱反射

(1)膝反射：患者取仰卧位，下肢肌肉放松。检查者一手托腘窝部使膝半屈，另一手以叩诊锤轻叩髌腱，可见股四头肌收缩并有小腿上弹。

(2)踝反射或跟腱反射：患者取仰卧位，肌肉放松，两髋膝屈曲，两大腿外展。检查者一手掌抵足底使足轻度背伸，另一手以叩诊锤轻叩跟腱，可见小腿屈肌收缩及足跖屈。

(三)脊髓损伤检查

脊髓损伤检查包括感觉、运动、反射和自主神经检查。

1. 感觉检查　检查时必须在安静、温暖的环境下进行，并向患者说明检查方法，取得其配合。

(1)浅感觉：包括皮肤和黏膜的触觉、痛觉及温度觉。

1)触觉：用棉絮轻触患者的皮肤或黏膜，自躯干至四肢上端，逐次向下。

2)痛觉：用锐针轻刺皮肤，询问患者有无痛感及疼痛的程度。检查时不要遗留空白区。

3)温度觉：分别用盛冷(5～10 ℃)、热(40～45 ℃)水的试管轻触患者皮肤，询问其感受(冷或热)。

(2)深感觉：轻轻掰动患者的手指或足趾，做被动伸、屈动作，询问患者是否觉察到运动及其移动的方向，或者让患者闭目，然后将其肢体放在某位置上，询问其能否说出肢体的位置。

2. 运动检查

(1)肌容积：观察肌肉有无萎缩及肥大，测量肢体周径，判断肌肉的营养状况。

(2)肌张力：指静息状态下肌肉的紧张度。

1)肌张力增高：触摸肌肉时有坚实感，做被动检查时阻力增加。可表现为2个方面：①痉挛性，指在被动运动开始时阻力较大，终末时突感减弱，称为折刀现象，见于锥体束损伤者；②强直性，指一组拮抗肌的张力增加，做被动运动时，伸肌与屈肌肌力同等增加，如同弯曲铅管，称为铅管样强直，见于锥体外系损伤者。如患者在强直性肌张力增加的基础上伴有震颤，在做被动运动时可出现齿轮顿挫样感觉，故称齿轮样强直。

2)肌张力减低：触诊肌肉松软，被动运动时肌张力减低，可表现为关节过伸，见于周围神经病变和脊髓灰质前角病变。

(3)肌力：指肌肉主动收缩的力量。

1)肌力评级标准：目前通用的是Code六级分法。①0级，肌力完全消失，无活动；②1级，肌肉能收缩，关节不活动；③2级，肌肉能收缩，关节稍有活动，但不能对抗肢体重力；④3级，能对抗肢体重力使关节活动，但不能抗拒外来阻力；⑤4级，能对抗外来阻力使关节活动,但肌力较弱;⑥5级,肌力正常。

2)肌力检查法:在关节主动运动时施加阻力与所测肌肉对抗,测量其肌力,并进行双侧对比。

3)轻瘫试验:当肌力减弱不明显,用上述方法无法检出时可用此法估测,包括上肢轻瘫试验、下肢轻瘫试验和单足站立试验。

(4)共济运动检查:当脊髓后索、小脑等器官发生病变时可出现共济失调。常用的检查方法包括指鼻试验、快复轮替试验、跟膝胫试验和 Romberg 征。

3. 反射检查 反射是机体对感受刺激引起的不随意运动的定型反应,是神经活动的基本形式。完成每个反射必经反射弧,包括感受器、传入神经、反射中枢、传出神经和效应器。反射弧的任何部位中断或受抑制均可致反射消失或减弱。

(1)浅反射:指刺激体表感受器(如皮肤、黏膜等)引起的反射。浅反射消失或减弱表示反射弧中断或抑制。

1)腹壁反射:用钝针在上、中、下腹皮肤上轻划。正常者可见同侧腹肌收缩。腹壁反射减弱或消失,提示肋间神经或相应的脊髓节段损伤。上腹部定位于 $T_7 \sim T_8$,中腹部定位于 $T_9 \sim T_{10}$,下腹部定位于 $T_{11} \sim T_{12}$。腹壁反射减弱还可见于老年人及皮下脂肪过厚、腹壁松弛者等。

2)提睾反射:用钝针划大腿内侧上 1/3 皮肤,正常时同侧睾丸上提。提睾反射减弱或消失提示生殖股神经或 $L_1 \sim L_2$ 节段损伤。提睾反射在正常人群中亦可双侧不对称。

3)肛门反射:针刺肛门周围皮肤,肛门皮肤出现皱缩或直肠指检时感到肛门括约肌收缩。肛门反射减弱或消失说明双侧锥体束或马尾神经均有损伤,单侧锥体束或马尾神经损伤时肛门反射仍然存在。

4)球海绵体肌反射:用拇、示指两指挤压阴茎头或阴蒂,或牵拉插在膀胱内的蕈状导尿管,球海绵体肌和肛门外括约肌收缩。肛门反射、肛周感觉、球海绵体肌反射和屈趾肌自主运动的消失,合称为脊髓损伤四征。

5)跖反射:用手指轻划足底外侧,如足跖和足向跖面屈曲,则为阳性。反射减弱或消失提示坐骨神经或 $S_1 \sim S_2$ 节段损伤。

(2)深反射:指刺激肌肉、肌腱、骨膜和关节的本体感受器而引起的反射。深反射减弱或消失表示反射弧抑制或中断。深反射亢进通常由上运动神经元病变导致,如锥体束损伤可导致脊髓反射弧的抑制释放。深反射对称性改变不一定是神经系统病损导致,而不对称性改变(如一侧增强、减弱或消失)则是神经系统损伤的重要体征。

1)肱二头肌反射:患者屈肘,检查者一手托患者肘部,拇指置于其肱二头肌肌腱上,用叩诊槌叩击拇指,阳性表现为肱二头肌收缩、前臂屈曲。若反射减弱或消失,则提示肌皮神经或 $C_5 \sim C_6$ 损伤。

2)肱三头肌反射:患者肘略屈,检查者叩击患者肱三头肌肌腱起始部,阳性表现为肱三头肌收缩、前臂伸展。若反射减弱或消失,则提示桡神经或 $C_6 \sim C_7$ 受损。

3)桡骨膜反射:患者肘微屈,前臂旋后,检查者轻击桡骨外下1/3,阳性表现为肱桡肌、肱二头肌、肱三头肌、旋前圆肌收缩,前臂屈曲,腕指背伸。若反射减弱或消失,则提示正中神经、桡神经和肌皮神经或 $C_5 \sim C_8$ 损伤。

4)膝反射:患者膝略屈,检查者叩击其髌韧带,阳性表现为股四头肌收缩,膝关节伸展。若反射减弱或消失,则提示股神经或 $L_2 \sim L_4$ 损伤。

5)跟腱反射:患者取仰卧位,髋外展外旋,检查者一手托其足跟,叩击跟腱,阳性表现为腓肠肌收缩、踝关节跖屈。若反射减弱或消失,则提示坐骨神经或 $S_1 \sim S_2$ 损伤。

6)髌阵挛和踝阵挛:腱反射亢进的表现,在锥体束损伤时出现。

(3)逆转反射:又称“倒错反射”,指某肌腱反射消失而其拮抗肌或邻近肌腱反射出现或亢进的特殊现象。逆转反射是因刺激部位的深感觉传导在脊髓前角细胞发生扩散作用而引起的拮抗肌反射性收缩。引起该反射的脊髓病变部位和正常部位是密切邻近的,特别是对颈膨大和腰膨大的病变定位有重要意义,如合并锥体束损伤，该反射更加明显。

1）肱二头肌逆转反射：同肱二头肌反射叩击法，阳性表现为不出现肱二头肌反射征象，而出现肱三头肌反射（伸肘），提示 $C_5 \sim C_6$ 损伤。

2）肱三头肌逆转反射：同肱三头肌反射叩击法，阳性表现为不出现肱三头肌反射征象，而出现肱二头肌反射（屈肘），提示 $C_7 \sim C_8$ 损伤。

3）桡骨膜逆转反射：同桡骨膜反射叩击法，阳性表现为不出现桡骨膜反射征象，而出现屈腕动作，提示 $C_5 \sim C_6$ 损伤。

4）膝逆转反射：同膝反射叩击法（必须坐位），阳性表现为不出现膝反射征象，而出现小腿屈曲，提示 $L_2 \sim L_4$ 损伤。

5）跟腱逆转反射：同跟腱反射叩击法（必须跪位），阳性表现为不出现跟腱反射征象，而出现足背伸，提示 $S_1 \sim S_2$ 损伤。

（4）病理反射：指当中枢神经系统损伤，主要是锥体束损伤，对脊髓的抑制作用丧失而出现的异常反射。病理反射出现表示皮质运动区或锥体束损伤。当一侧病理征阳性，伴有深反射亢进、浅反射减弱或消失时，提示锥体束或皮质运动区损伤。病理反射阴性，而深、浅反射均减弱或消失，常提示周围神经损伤或肌病。病理反射阴性、深反射正常、浅反射活跃，常提示神经功能性障碍。

1）Hoffmann 征：前臂旋前，掌面向下，检查者向掌侧弹拨中指指甲，阳性为拇指和其他各指迅速屈曲。该病理反射阳性偶见于正常人，无病理意义，仅在反应强烈或双侧明显不对称时才具有临床意义。

2）Babinski 征：检查者以锐器在患者足底外侧缘自后向前快速划，阳性为踇趾背伸，余趾外展呈扇形分开。该病理反射阳性可发生于 1 岁以下的婴儿，在深睡眠或昏迷状态中出现，通常为双侧，也可在末梢神经疾病等情况下出现。

3）Chaddock 征：检查者以锐器自外踝处由后向前快速划过，阳性为踇趾背伸。

4）Oppenheim 征：检查者用拇指沿胫骨自上而下擦过，阳性为踇趾背伸。

5)Gordon 征：检查者用手挤压腓肠肌，阳性为踇趾背伸。

(5)脊髓自动反射：又称“防御性反射”，指脊髓横贯性损害，脊髓与大脑联系中断，刺激脊髓损伤平面以下皮肤或剧烈跖屈诸趾，引起屈髋、屈膝和踝关节背伸的现象。

4. 自主神经检查

(1)皮肤情况：注意观察皮肤的色泽、温度、汗液分泌及营养状况。如自主神经有刺激性病变时，可表现为皮肤发红、发热、潮湿、过度角化及脱皮等；如有破坏性病损时，可表现为皮肤发绀、冰凉、干燥、菲薄，或指甲变脆、毛发脱落，重者可出现皮肤营养性溃疡。

(2)括约肌功能：肛门及膀胱的括约肌直接受骶髓的低级自主中枢控制。当骶髓或低位脊髓损伤时，可出现大小便潴留；当高位脊髓损伤时，可出现尿失禁、大便秘结或失禁。

(3)性功能：当自主神经的低级中枢发生病损时，可出现勃起功能障碍(俗称“阳痿”)或月经失调。

(4)皮肤划痕试验：用光滑小木签的钝头在皮肤上划线，数秒后如出现先白后红的条纹为正常，若划后出现白色线条，则为阳性，是由毛细血管痉挛(交感神经兴奋)导致。

(5)总体反射：为脊髓自动反射的一部分，除髋、膝、踝关节屈曲外，还可出现不自主地排尿、排便，以及损伤平面以下皮肤出汗、反射性充血和竖毛反射等自主神经损伤的表现。

(邵增务　吴　蔚)

第四节　骨科影像学检查

一、骨与关节的正常影像学表现

(一)管状骨

管状骨，又称“长骨”，主要存在于四肢，呈长管状，可分为一体两端。体又称“骨干”，其外周部骨质致密，中央为容纳骨髓的骨髓腔；两端较膨大，称为骺。骺的表面有关节软骨附着，形成关节面，与相邻骨的关节面构成运动灵活的关节，以完成较大范围的运动。

在X线片上，骨膜不能辨认。骨皮质为密致骨，密度均匀致密，在骨干中段最厚，向两端逐渐变薄。骨皮质内缘与骨松质连续，外缘光整，在肌腱韧带附着处可出现隆起或凹凸不平。骨松质显示为网络样骨纹理，密度低于骨皮质。骨髓腔因骨皮质和骨小梁的遮盖而显示不清，骨髓腔的骨干段可显示为边界不清且较为透亮的带状区（图 1-4-1）。

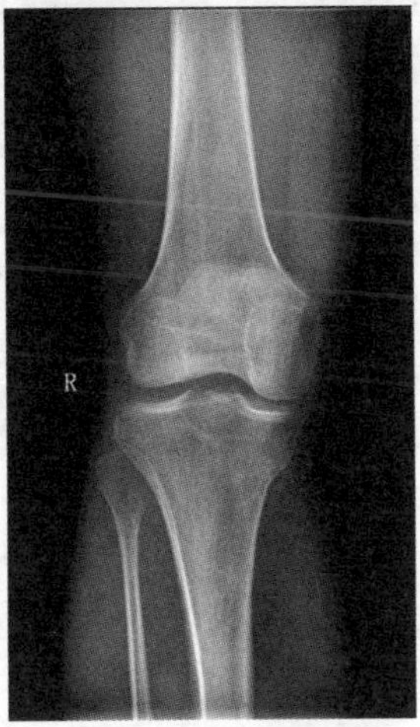

图 1-4-1 **正常骨松质和骨皮质**

在计算机体层成像（computed tomography，CT）上，骨皮质表现为致密的线状或带状影，而骨小梁表现为致密的网状影。

在磁共振成像（magnetic resonance imaging，MRI）上，T_1 加权像上黄骨髓表现为与皮下脂肪相似的高信号，红骨髓信号介于皮下脂肪和肌肉之间；T_2 加权像上，红、黄骨髓信号相似，其信号高于肌肉而低于水（图 1-4-2）。儿童期，骨髓中脂肪与造血细胞混合分布，T_1 信号可不均匀，呈斑片状高低混杂信号。成年人上述部位的红骨髓均可转换为黄骨髓，脊椎内红骨髓成分中可含脂肪团，表现为 T_1 信号类圆形高信号区，类似于椎体血管瘤，应注意鉴别。由于骨皮质中自由水质子含量很低，因此，在任何序列上都表现为低信号。

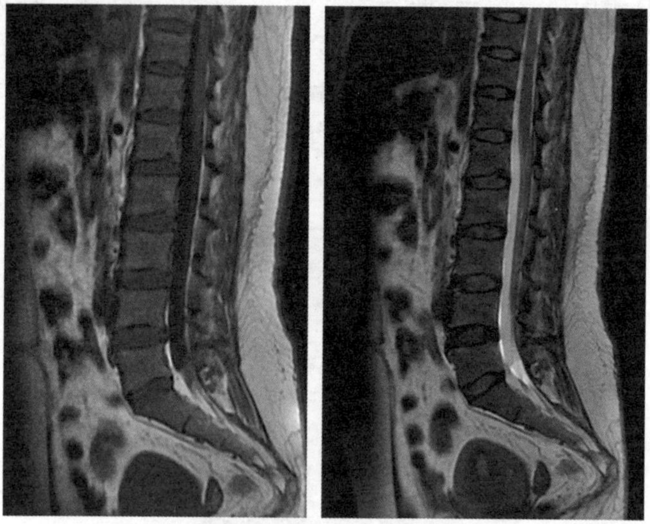
A　　B

图 1-4-2　**正常长骨的 T_1 序列和 T_2 序列**

注：A. T_1 加权像；B. T_2 加权像。

（二）滑膜关节

滑膜关节一般由关节面、关节囊和关节腔 3 部分构成。关节面是 2 个以上相邻骨的接触面，一个略凸，称为关节头；另一个略凹，称为关节窝。关节面上覆盖一层光滑的软骨，可减少运动时的摩擦。软骨有弹性，还能减缓运动时的震动和冲击。关节囊是很坚韧的一种结缔组织，牢固地把相邻两骨联系起来。关节囊外层为纤维层，内层为滑膜层，滑膜层可分泌滑液，减少运动时的摩擦。关节腔是关节软骨和关节囊围成的狭窄间隙，正常时只含少量滑液。

在X线片上，滑膜关节由骨性关节面、关节间隙和关节囊构成。X线片上所见的关节面实际上是关节软骨深层的菲薄钙化带及其下的薄层致密骨质，可称为骨性关节面。关节间隙是两个相对骨端的骨性关节面之间的透亮间隙，由于关节软骨与其他软组织密度一致而不能辨别，X线片上显示的关节间隙实际上代表关节骨端的关节软骨和解剖学上真正的关节腔。

在CT上可以很好地显示关节骨端和骨性关节面，后者表现为线样高密度影，关节软骨常不能显示。在适当的窗宽和窗位时，可见关节囊、周围肌肉和囊外韧带的断面，这些结构均呈中等密度影。正常关节腔内的少量液体在CT上难以辨认。关节间隙为关节骨端间的低密度影。

在MRI上，T_1加权像和弥散加权成像的关节软骨呈介于肌肉和脂肪之间的中等信号强度，T_2加权像上关节软骨为相对低信号，与高信号关节内液体形成对比。正常滑膜很薄，常规MRI难以识别，有时在较粗厚的纤维性关节囊的衬托下，滑膜可表现为菲薄的低信号结构。

二、骨与关节的异常影像学表现

(一)骨骼基本病变的X线片表现

1. *骨质疏松* 骨质疏松是指由多种原因导致的骨密度和骨质量下降，骨微结构破坏，造成骨脆性增加，从而容易发生骨折的全身性骨病。骨质疏松的X线片主要表现是骨密度降低，在长骨可见骨小梁变细、数量减少、间隙增宽及骨皮质变薄和分层现象。有的骨质疏松在弥漫性骨质密度减低的基础上，出现散在分布的数毫米大小的点状透亮区，其边界可清楚或模糊，易误认为骨质破坏。在椎体骨质疏松严重时，椎体内结构消失，椎体变扁，其上下缘内凹，椎间隙增宽，呈双凸状，椎体呈双凹状，常因轻微外伤而压缩成楔状。

X线片上出现骨质疏松征象比较晚，骨内钙盐丢失30%～50%时才能显示阳性X线征象，且不能准确衡量骨量丢失的程度。近年来有更为常用的检查方法，如定量CT、双光子吸收法、双能X线吸收法等。还有学者利用MRI和超声来测量骨矿的含量。

2. *骨质软化*　骨质软化是指单位体积内类骨质钙化不足。骨的有机成分(如钙盐)含量降低，骨质变软。组织学变化主要是未钙化的骨样组织增多，骨骼失去硬度，变软、变形，尤以负重部位为著。

骨质软化的X线片表现与骨质疏松有类似之处，如骨密度减低、骨皮质变薄、骨小梁减少并变细等；不同之处在于，在骨质软化中，骨小梁和骨皮质因含大量未钙化的骨样组织而边缘模糊。由于骨质软化，承重骨骼常发生各种变形，在儿童可见干骺端和骨骺的改变，此外，还可见假骨折线，表现为宽为1～2 mm的规则透明线，与骨皮质垂直，边缘稍致密，好发于耻骨支、肱骨、股骨上段和胫骨。

3. *骨质破坏*　骨质破坏是指原有骨结构吸收、消失，被炎症、肿瘤或其他病理组织代替。X线片表现为局部骨质结构缺失，呈斑片状或虫蚀状骨破坏灶。一般认为，发生良性或慢性骨质破坏性病变时，其边缘清楚锐利，而发生恶性肿瘤或急性炎症时，骨质破坏区边缘不规则。因此，观察骨质破坏的形状、边缘、大小和数目并进行综合分析，有利于辅助定性诊断。骨质破坏可见于很多疾病，如炎症、肉芽肿、肿瘤或瘤样病变等，这些疾病各有各的特点。例如，炎症急性期或恶性肿瘤患者，骨质破坏常发展迅速，轮廓多不规则，边界模糊，称为溶骨性破坏，而炎症慢性期或良性骨肿瘤患者，骨质破坏进展缓慢，边界清楚，有时在骨破坏区边缘还可见一致密的骨质增生硬化带围绕。骨质破坏靠近骨外膜时，一方面，骨质破坏区不断向周围扩大；另一方面，骨膜下新生骨不断形成，从而造成骨轮廓的膨胀，称为膨胀性骨质破坏(图1-4-3)。

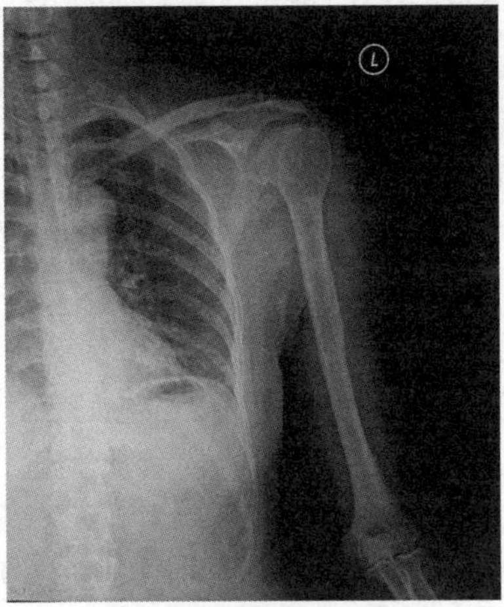

图 1-4-3　膨胀性骨质破坏

骨质破坏可通过 X 线检查进行鉴别诊断。骨质破坏的 X 线片表现为病区骨密度减低，正常骨结构破坏和消失。该表现的特点根据疾病的性质和病程发展阶段的不同而不同，可单独存在，也可以多种形式同时存在，具体表现如下。

（1）囊样破坏：为大小不一的圆形、卵圆形或肥皂泡样的骨的密度减低区域，一般边缘清楚，如骨关节病中关节软骨下骨质的小囊样密度减低区，内含滑膜液、纤维组织或肉芽组织。骨松质的病变常发现较早，而骨干病变需至骨皮质内面造成破坏时才能被发现。

（2）地图样破坏：骨密度减低区的范围较大，边缘清楚，形态弯曲不整，形如地图，发展缓慢，侵蚀能力不大，通常骨破坏在先，临床症状出现在后，如良性软骨肿瘤等。

（3）虫蚀样破坏：为多数较小的洞样密度减低区，边缘模糊，缺损不规则，似被虫蚀，可以互相融合。病变较活动，对骨侵蚀较快，如骨感染性病变、恶性肿瘤等。

（4）侵蚀样破坏：无数小洞样密度减低区互相融合在一起，边缘模糊不清使病变区域和四周正常骨组织不易分辨，如溶骨性恶性肿瘤等。

(5)穿凿样破坏：小范围骨密度减低区，边缘清楚，周围硬化。多位于骨和关节面边缘，如痛风患者的痛风石导致的骨破坏。大面积破坏呈洞孔样，可见于颅骨结核、嗜酸性肉芽肿、骨干结核瘘管等。

(6)骨质糜烂：骨表面皮质消失，如甲状旁腺功能亢进症患者的指骨骨膜下骨质糜烂。腹主动脉压迫所产生的腰椎前缘的凹陷缺损，有时虽范围较大，亦可视之为骨质糜烂。

(7)骨质吸收：局部骨组织完全消失，如麻风、硬皮病、银屑病(俗称"牛皮癣")等的短管骨末端(指簇)骨质消失。

(8)骨膨胀：髓腔病变(如良/恶性肿瘤，包括骨囊肿)均可在破坏骨质的同时，对称地或偏心地向外膨胀。若膨胀不明显而骨皮质被侵蚀，则为恶性；若膨胀显著而骨皮质仅变薄以致破裂，则为良性。骨质破坏若接近骨外膜，可同时刺激骨膜新骨的生长，形如骨向外膨胀，如骨良性肿瘤、类肿瘤疾病、指骨结核(骨气臌)等。

4. *骨质增生硬化*　骨质增生硬化是指由于骨质增生，使构成关节的软骨、椎间盘、韧带等软组织出现变性、退化，关节边缘形成骨刺，滑膜肥厚，从而出现骨质塌陷，随后则出现软骨下骨硬化的现象。

骨质增生硬化的X线片表现为骨质密度增高，伴有或不伴有骨骼的增大、变形，骨小梁增粗、增多、密集，骨皮质增厚，这些变化均会导致受累骨密度增高，甚至难以区分骨皮质和骨松质，这种X线片征象为骨质硬化。骨质硬化并不意味着骨无机成分的比例增高。

5. *骨膜反应*　因骨膜受刺激，骨膜内层成骨细胞活动增加所引起的骨膜增生可形成骨膜新生骨，称为骨膜反应。凡有骨膜反应者，说明其骨内或体内必有病变。X线片显示为骨皮质外面局限性或广泛性的层状、带状、放射状、花边状、毛刷状或三角形高密度影。因骨肉瘤或炎症反应等疾病引起骨膜增生的病变进展时，一侧或四周骨皮质被浸润和破坏，其表面骨外膜被掀起，切面上可见肿瘤上、下两端的骨皮质与掀起的骨外膜之间形成三角形隆起，其间堆积了由骨外膜产生的新生骨。此三角称为Codman三角，又称"骨膜三角"（图1-4-4）。

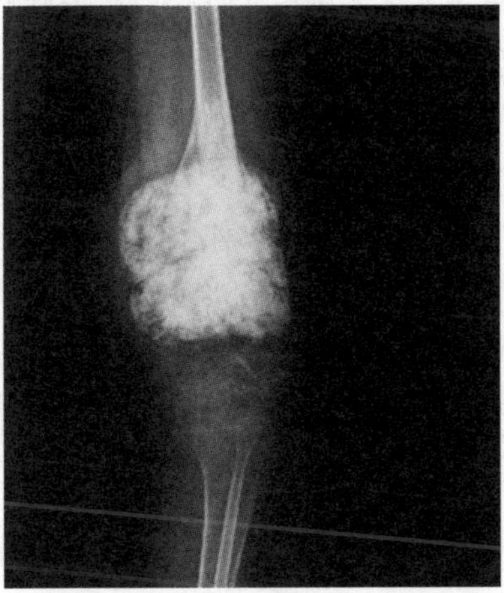

图1-4-4　典型的Codman三角

6. 软骨钙化　软骨钙化是指软骨基质钙化，标志着骨内或骨外有软骨组织或瘤软骨的存在，可分为生理性钙化和病理性钙化。在X线片上，软骨钙化表现为大小不同的环形或半环形高密度影，钙化可融合成片状而呈蜂窝状影。

7. 骨质坏死　骨质坏死是指骨组织局部代谢的停止，坏死的骨质称为死骨（sequestrum）。形成死骨的主要原因是血液供应的中断。骨质局限密度增高为死骨，早期骨小梁和钙质含量无任何变化，在X线片上也无异常表现。骨质局限性密度增高。死骨的形态不一，并随时间延长而逐渐被吸收。

（二）关节基本病变的X线片表现

1. 关节肿胀　关节肿胀的基本X线片表现为周围软组织膨

隆，脂肪垫和肌肉间脂肪层移位变形或模糊消失，整个关节区密度增高。出现大量关节积液时常可见关节间隙增宽。

2. 关节破坏　关节破坏是由关节软骨及其下方的骨质被病理组织侵袭、代替导致，常见于各种急/慢性关节感染、肿瘤及痛风等疾病。X线片表现：当破坏只累及关节软骨时，仅见关节间隙狭窄；当破坏累及关节面骨质时，可出现相应的骨破坏和缺损。

3. 关节退行性改变　关节退行性改变是指由关节软骨的变性、坏死、剥落及关节周边部骨质增生导致的关节功能退化和活动障碍。在氟骨症发生过程中常伴有关节退行性改变。X线片主要表现为关节间隙变窄、关节边缘骨赘、关节面硬化等。晚期重症患者的关节间隙明显狭窄，可有关节面的融合等。

4. 关节强直　关节强直是指人体关节因炎症、骨折、出血、长期制动及滑膜切除等原因引起内部粘连等病理状态，关节失去主动及被动活动，从而导致关节屈伸不利、僵硬、发挺的一种状态。

在X线片上，骨性强直是指关节破坏后，关节骨端由骨组织连接。X线片表现为关节间隙明显变窄或消失，有骨小梁关节连接两侧骨端。纤维性强直常见于急性化脓性关节炎愈合后，X线片可见狭窄的关节间隙，但无骨小梁贯穿。常见于骨结核。

（邵增务　邓享誉）

第二章

常见骨与关节损伤

第一节　骨折概述

骨的完整性破坏或连续性中断称为骨折。异常负荷或局部应力超出骨的承受极限时，可发生骨折。外力可通过直接作用（如撞击）或间接作用（如传导、杠杆、旋转、肌肉收缩等）造成受力部位或受力部位远处骨折。

一、骨折的分类

不同能量的外力可造成不同程度的骨损伤。低能量外力仅造成轻微骨折，骨的连续性中断，但仍保持完整性，如裂纹骨折、儿童多见的青枝骨折等；高能量外力不仅造成骨的完整性、连续性丧失，还可形成大范围骨缺损，合并关节损伤、开放伤、多发伤等。骨肿瘤、转移性骨肿瘤、骨质疏松症、骨髓炎等疾病破坏骨质后，骨受到较小的应力即可发生骨折，即病理性骨折。

不同形式的外力可造成不同类型的骨折。压应力可导致椎体压缩性骨折；弯曲力与挤压力协同作用可形成横行或斜行骨折；拉伸力和扭曲力协同作用可引起螺旋形骨折；高能量冲击力可造成粉碎性骨折；反复性低能量应力负荷可引起应力性或疲劳性骨折。多数骨折有移位发生，可分为成角移位、侧方移位（远端确定方向）、缩短移位、分离移位、旋转移位等。

骨折既有传统的分类，也可以根据国际内固定研究协会（Association for the Study of Internal Fixation，AO/ASIF）的推

荐对骨折的解剖部位、节段、类型及分组等进行准确分类(AO 分型)。传统分类有以下 3 种。

(一)按骨折处是否与外界相通分类

1. 闭合性骨折　闭合性骨折指没有出现骨折处皮肤、黏膜或骨膜破裂,骨折端不与外界相通。

2. 开放性骨折　开放性骨折指骨折处皮肤、黏膜或骨膜破裂,骨折端与外界相通。

(二)按骨折程度及形态分类

1. 不完全骨折　不完全骨折包括裂纹骨折和青枝骨折。裂纹骨折指骨质出现裂缝,但无移位,多见于板状骨(如颅骨、肩胛骨等);青枝骨折指骨质与骨膜部分断裂,可有成角畸形,甚至仅表现为骨皮质劈裂,与青嫩的树枝折断时相似,多见于儿童。

2. 完全骨折　完全骨折可根据骨折线方向详细地划分为横行骨折、斜行骨折、螺旋形骨折、粉碎性骨折、嵌插骨折、压缩性骨折、骨骺分离等。可根据骨折线是否超过 1 条分为简单骨折和复杂骨折。

(三)按复位后或复位联合适当外固定后是否容易移位分类

1. 稳定性骨折　稳定性骨折指在生理外力作用下骨折端不易发生移位或复位后经过适当外固定不易发生再移位的骨折。上文提到的裂缝骨折和青枝骨折等不完全骨折、横行骨折及压缩性骨折均属于稳定性骨折。

2. 不稳定性骨折　不稳定性骨折指在生理外力作用下骨折端易发生移位或复位后经过适当外固定仍容易发生再移位的骨折,如长斜行骨折、螺旋形骨折及粉碎性骨折等。

二、骨折的临床表现

骨折局部出现疼痛,移动时加重,触诊时有局限性压痛和轴向叩击痛。骨折可导致局部血管损伤出血，并形成血肿、皮下瘀斑，周围血肿、软组织水肿发生后可出现局部肿胀、张力性水疱，严重时可阻碍静脉回流，出现骨筋膜隔室综合征，甚至导致动脉供血受阻。骨折后，肢体活动功能可部分丧失或完全丧失。

骨折患者可因出血、软组织或脏器损伤、疼痛等原因出现的有效循环血量锐减而发生休克。骨折后一般体温正常，通常不超过 38 ℃，合并开放性损伤时，若出血、持续性发热，则提示感染的可能。

骨折可出现专有体征，如骨折段移位可导致畸形，肢体无关节的部位出现反常活动，骨折端互相摩擦可出现骨擦音或骨擦感等。对于这些体征不可强行检查，以免加重伤情。若发现 1 种专有体征，即可诊断骨折，但专有体征均不出现时，不能排除骨折。

三、骨折常用的影像学检查

（一）X 线检查

通过 X 线检查对骨折情况进行判断必不可少，须拍摄损伤部位的正侧位并包括邻近关节，必要时应拍摄特殊位置或健侧对应部位以辅助对比。

（二）CT 检查

CT 检查对于判断复杂骨折或深部损伤的骨折程度及移位情况具有优势，如对髋关节、骨盆、脊柱等的骨折，可通过 CT 检查以进行伤情判断及三维重现。

（三）MRI 检查

MRI 检查可以了解损伤部位及周围软组织的病理变化，如明确脊柱骨折是否合并脊髓损伤、膝关节半月板损伤、韧带损伤等。MRI 检查是 X 线检查和 CT 检查无法代替的。

四、骨折现场急救处理

骨折现场急救处理的目的是用简单而有效的方法抢救患者生命，保护其患肢，安全、迅速地运送患者，以使患者获得更妥善的治疗。对骨折患者进行处理前要注意气道、呼吸、循环及肢体血供情况。

（一）抢救生命

休克状态时先抗休克；颅脑损伤导致昏迷时，要注意保持呼吸道通畅；对可疑骨折患者应按骨折处理。

（二）创口包扎

开放创口出血时，用纱布覆盖创口，再用绷带压迫包扎；大血管出血时，可使用止血带并记录时间；骨折端外露后被污染且未压迫血管、神经时，可直接包扎，待清创后复位，若自行复位，应交接具体情况。

（三）妥善固定

寻找夹板、木棍等物品做外固定。可将受伤的上肢绑在胸部，受伤的下肢与健侧绑定。

（四）迅速转运

立即送往就近的医院进行治疗。

五、骨折愈合过程

骨具有较强的修复能力，骨折愈合不同于瘢痕修复的一般创伤性愈合，基本可以恢复原有的结构和力学性能。

（一）骨折愈合的自然过程

1．血肿炎症机化期（骨折后2周内）　骨折后，损伤部位血管破裂、出血，形成血肿。伤后 6～8 h，血肿形成凝血块，与坏死组织一起诱导局部无菌性炎症反应。接下来，单核细胞侵入坏死区后形成破骨细胞，以清除坏死的组织和血肿，毛细血管内皮细胞和成纤维细胞增生，从而形成富含毛细血管的肉芽组织(机化)。骨折处和髓腔内的肉芽组织内成纤维细胞合成并分泌大量胶原纤维，形成纤维骨痂。同时，在促成骨细胞因子的作用下，骨折断端内外骨膜生发层内骨原细胞向成骨方向转化或激活，成骨细胞增生、分化，成骨细胞级联机制被启动。

2. 骨痂形成期(骨折后 4～8 周)　骨折后 24 h 内，骨折端附近的骨内外膜开始增生、肥厚，新生血管长入骨膜深层，增生的成骨细胞合成并分泌骨基质，形成骨样组织并钙化形成新网状骨，在骨皮质内外分别向骨折处汇合，形成内外骨痂，包裹骨折端附近的骨皮质和骨折处的纤维骨痂(膜内成骨)。而骨折、髓腔内的纤维骨痂转化为软骨组织，成骨细胞随毛细血管侵入软骨基质，软骨细胞变性、凋亡，软骨基质钙化成骨，形成环状骨痂、髓腔内骨痂，即连接骨痂(软骨内成骨)。连接骨痂与两端内外骨痂相连，形成桥梁骨痂，桥梁骨痂汇合后不断钙化，即原始骨痂。其中，膜内成骨快于软骨内成骨，骨外膜快于骨内膜，因此，临床治疗时应避免产生较大的血肿并保护骨外膜，以使骨折较快地愈合。

3. 骨痂塑形期(骨折后 8～12 周)　在破骨细胞与成骨细胞的相互作用下，原始骨痂内的死骨逐渐吸收，新生骨小梁逐渐增粗且排列规则，应力轴线上或以外的骨小梁按照 Wolf 定律不断加强或吸收，通过再塑形以适应生物力学的需求。最终，原始骨痂被坚强板层骨替代，骨折处髓腔再通，骨结构、强度逐渐恢复至正常。

(二)骨折愈合环境及影响愈合的因素

1. 骨折愈合环境

(1)血供情况：骨折处的组织损伤情况会影响血供，骨折愈合快慢与血供破坏程度有关。血供破坏不多时，骨痂可不断形成和增殖。创伤、手术、射线照射、基础疾病等因素会加重血供破坏，造成营养和氧供障碍，延迟骨折愈合。

(2)微环境：包括局部损伤组织中各种细胞、细胞外基质成分、细胞因子等的相互作用，还包括微动和应力、氧张力、pH、脂质过氧化物及一氧化氮等理化因素。

(3)参与骨折愈合的细胞因子：这些细胞因子可发挥自分泌、旁分泌、内分泌的作用，主要包括骨形态发生蛋白(bone morphogenetic protein，BMP)、转化生长因子-β(transforming growth factor-β，TGF-β)、胰岛素样生长因子(insulin-like growth factor，IGF)、成纤维细胞生长因子(fibroblast growth factor，FGF)、血小板衍生生长因子(platelet derived growth factor，PDGF)、表皮生长因子(epidermal growth factor，EGF)、血管内皮生长因子(vascular endothelial growth factor，VEGF)等。

2. 影响骨折愈合的因素

(1)全身因素：如年龄、健康状况等。

(2)局部因素：如骨折类型和数量、骨折处血供、软组织损伤、感染、软组织嵌入等。

(3)医源性因素：如反复多次的手法复位、不当的切开或复位(如骨膜剥离广泛)、过度牵引(断端间隙超过 0.2 cm)、固定不稳定、不当的清创(如碎骨片摘除过多)、过早或不当的功能锻炼、大剂量放疗、骨水泥放热或占位效应等。

(三)骨折愈合的形式

1. 一期愈合(直接愈合)　当骨断端紧密接触、血供损害较少、骨质无吸收时，骨折断端可通过哈弗斯系统重建而直接发生连接，坏死骨被吸收的同时可被新生板层骨替代，无内外骨痂形成，达到皮质骨间的直接愈合。多见于长骨骨折行坚强内固定时，或者某些嵌插骨折和干骺端或椎体骨折的断端骨面交错造成直接接触时。

2. 二期愈合(间接愈合)　在骨折后保守治疗或未获坚强内外固定时，骨折端先形成过渡性的内外骨痂或纤维软骨(原始骨痂)，并在应力下经过塑形改建的过程。临床多见的是二期愈合。

(四)骨折愈合的标准

1. 局部标准　局部无反常活动,无压痛及纵向叩击痛。

2. 影像学标准　X线片显示骨折线模糊,有连续性骨痂通过骨折线。

六、骨折相关治疗

强调微创技术、重视功能康复是现代骨折治疗的指导思想。

(一)复位

复位的目的是使移位骨折段恢复或接近正常的解剖结构,以求最大限度地恢复功能而非复位。解剖复位是骨折固定和功能锻炼的良好基础,功能复位是基本要求。

1. 复位标准　对于累及关节的骨折,为防止术后创伤性关节炎的发生,应力争达到解剖复位,而对于某些不具备条件的骨折(如粉碎性骨折),不可片面追求解剖复位。

各部位功能复位的标准依据其结构特点和功能需求而定(表2-1-1)。例如,肱骨干稍有畸形,对功能影响不大,而前臂尺桡骨双骨折就要求对位、对线都要好,否则将影响前臂的旋转功能。

表 2-1-1　功能复位须遵守的标准

类型	条件	标准
旋转、分离移位	骨折	必须完全复位
缩短移位	成人下肢骨折	允许 1 cm 以内的缩短
	成人上肢骨折	允许 2 cm 以内的缩短
	儿童下肢骨折且无骨骺损伤	允许 2 cm 以内的缩短
成角移位	有生理弧度的骨干骨折且成角与其弧度一致	允许 10°以内的成角

续表

类型	条件	标准
	侧方成角(垂直于关节活动方向)	必须完全复位
侧方移位	长骨干骨折	骨折端对位应至少达 1/3
	干骺端骨折	对位应不少于 3/4

2. *复位方法* 根据骨折的不同部位和类型,可采取闭合复位或切开复位。

(1)闭合复位:多数骨折都可以通过闭合复位获得满意的效果。

(2)切开复位:切开复位容易达到解剖复位,无论内固定还是外固定均相对牢固且便于护理,但是对骨膜和周围软组织损伤较大,而且会影响血供,机体因抵抗力降低而易于感染,还可能发生内固定物产生的无菌性炎症,通常需要二次手术取出内固定物。切开复位的适应证如下。

1)骨折断端间有肌肉、肌腱等软组织嵌入。

2)关节内骨折,手法复位后对位不理想,影响关节功能。

3)手法复位和外固定难以维持骨折复位,达不到功能复位的标准。

4)骨折后并发主要的神经、血管损伤,在处理神经、血管时可同时行切开复位。

5)对于多发性骨折患者,为便于护理及治疗、避免并发症,可选择适当部位行切开复位。

6)骨折畸形愈合及骨不愈合。

(二)固定

合理而稳定的固定是骨折愈合的关键。固定方式可分为外固定和内固定。

1. 外固定　常用的外固定器材有石膏绷带、小夹板、牵引、支具(如外展架)、外固定器等。

2. 内固定　内固定的目的是通过金属或可降解材料固定骨折处，给予临时支撑，使患肢功能迅速恢复，并尽可能地完全得到恢复。常用的内固定器材包括各种接骨板、螺钉、髓内针、骨圆针(如斯氏针、克氏针等)、钢丝、可降解材料等。近年来，内固定器材的发展非常迅速，从普通钢板到有限接触钢板和锁定钢板，以及脊柱骨折内固定用的钉棒系统等。

进行内固定时，国际上推荐生物学内固定(bio-logical osteosynthesis，BO)原则。根据BO的思想，后来逐渐发展出微创钢板内固定术(minimally invasive plating osteosynthesis，MIPO)、微创内固定系统(less invasive stabilization system，LISS)。BO的原则：①远离骨折部位进行复位，以保护骨折局部软组织的附着；②保护血供，不以牺牲骨折部的血供来强求粉碎骨折块的解剖复位；③使用低弹性模量、生物相容性好的内固定器材；④减少内固定物与骨之间的接触面积；⑤尽可能缩短手术暴露时间。

(三)功能锻炼

功能锻炼是骨折治疗的重要部分，应在医务人员的指导下，充分发挥患者的积极性，遵循动静结合、整体与局部结合、主动与被动结合、阶段性与持续性结合的原则，尽早进行功能锻炼(表2-1-2)。

表2-1-2　骨折治疗各期功能锻炼方案

阶段	目的	建议
早期 (伤后1～2周)	促进患肢血液循环，消除肿胀，防止肌萎缩	患肢肌肉做舒缩活动，骨折处上下关节暂不活动，而身体其他各关节均应进行功能锻炼

续表

阶段	目的	建议
中期 （伤后2周后）	促进骨痂形成、塑形	在医务人员的帮助下，或者借助功能康复器逐步活动骨折处的上下关节，注意动作要缓慢、轻柔，逐渐增加活动次数、运动幅度和力量
晚期 （已达临床愈合标准、固定已拆除）	消除肢体肿胀和关节僵硬，尽快恢复各关节的正常活动范围和肌力	加强患肢关节的主动活动，并辅以各种物理治疗和药物治疗

（四）辅助治疗

辅助治疗对骨折愈合很重要，不仅包括传统的物理治疗、中医治疗及使用现代生物制剂的药物治疗，还包括职业康复治疗师、营养师、社会工作者及心理学工作者的参与，以为患者提供各种康复指导。

七、骨折并发症

骨折常由严重的创伤导致，有时其伴有或导致的重要组织、器官损伤比骨折本身更为严重，甚至可能危及患者生命。

（一）早期并发症

1. 休克　多为失血性休克，特别是发生于骨盆、股骨干的骨折，易导致患者出现重要器官的损伤，或者因大出血导致休克。

2. 感染　多见于开放性骨折，当创口是因刀伤、枪伤等由外向内形成时，感染概率会更高。

3. 重要内脏器官损伤　气胸、血胸、血气胸、肝脾破裂、膀胱或尿道损伤、直肠刺伤等均可能发生。

4. 重要血管损伤　肱动脉、腘动脉、胫前或胫后动脉损伤。

5. 神经损伤　脊髓及周围神经(如桡神经、正中神经、尺神经、腓总神经、坐骨神经等)损伤。

6. 脂肪栓塞综合征　肺和脑脂肪栓塞最常见,成人多见,好发于股骨干骨折,激素治疗最有效,可用高压氧治疗。

7. 骨筋膜隔室综合征　骨筋膜隔室内容物体积增加或容积减少导致隔室内压力增高,可阻断动脉循环,使肌肉神经缺血,形成缺血-水肿恶性循环,可急剧恶化为缺血性肌挛缩和坏疽,表现为疼痛、患指/趾屈曲无力、患处红肿热痛等,早期彻底切开筋膜减压最有效。骨筋膜隔室综合征好发于前臂掌侧和小腿后方。

(二)中晚期并发症

1. 坠积性肺炎　多由长期卧床导致。应鼓励患者咳痰、及早起床。

2. 压疮　多由长期卧床使皮肤局部受压导致。应定时翻身、按摩。

3. 下肢深静脉血栓形成　多由长期制动导致。可按摩肌肉以达到预防效果,或者制动并使用抗凝治疗。

4. 骨化性肌炎　多由血肿机化导致,以肘部多见。

5. 创伤性关节炎　多由未达到解剖复位而畸形愈合导致。

6. 关节僵硬　最常见,由长期固定或未行功能锻炼而使关节内外组织纤维粘连导致。

7. 急性骨萎缩　骨折后反射性神经、血管营养不良可引起关节附近痛性骨质疏松。应尽早进行功能锻炼以预防。通过积极的锻炼或物理治疗可缓解症状。

8. 缺血性骨坏死　股骨颈、肱骨头坏死较常见。

9. 缺血性肌挛缩　最严重的并发症,骨折后血供不足,肌群因缺血、坏死、机化而形成瘢痕,组织挛缩形成畸形(如爪形手),常为骨筋膜隔室综合征的严重后果,也可由小儿生长软骨的骺板损伤造成骨发育障碍导致。

八、骨折延迟愈合、不愈合、畸形愈合及处理

骨折愈合过程中的不同阶段有不同的治疗原则，如早期以复位和维持复位为主，中期以排除不利于愈合的因素为主。不同时期如未能采取合理、有效的治疗方法，有可能出现骨折延迟愈合、不愈合及畸形愈合等情况。3种骨折愈合异常情况及处理见表2-1-3。

表2-1-3　3种骨折愈合异常情况及处理

骨折愈合异常情况	定义	病因	临床表现	特点	处理
骨折延迟愈合	骨折经过治疗，超过通常愈合所需要的时间(一般为4～8个月)，骨折断端仍未出现骨性连接	①营养不良及全身性疾病等因素 ②复位后固定不确实，引起骨折端异常活动 ③骨折端存在剪力和旋转力，以及牵引过度导致的骨折端分离	X线片显示骨折端骨痂少，多为云雾状排列紊乱的刺激性骨痂。轻度脱钙，骨折线仍明显，但无骨硬化表现	骨折愈合较慢，但仍有继续愈合的能力和可能性	针对原因适当处理，纠正存在的不合理因素
骨折不愈合	骨折经过治疗，已超过通常愈合时间，再度延长治疗时间(一般为骨折8个月后)，仍达不到骨性愈合	①骨折断端间嵌夹较多软组织 ②开放性骨折骨块丢失或清创时去除的骨片较多，造成骨缺损 ③严重损伤或治疗不当对骨的血液供应破坏较大 ④感染等因素所致	X线片表现为骨折线清晰可见，骨折断端间有宽的间隙，两断端萎缩光滑、硬化，骨髓腔被致密硬化的骨质所封闭。骨折端硬化和髓腔闭塞是先兆，骨折处可有假关节活动，可分为肥大性(骨折端加宽、过量骨痂形成)和萎缩性(骨折端没有或仅有很少的骨痂，骨端硬化或吸收)	骨折端仅以软骨或纤维组织相连，修复停止，不可能再通过延长治疗时间而达到愈合。通常萎缩性不愈合更难处理	切除硬化骨、打通骨髓腔、修复骨缺损、消灭感染灶，以促进骨折愈合。相关措施有骨移植、电磁刺激治疗、诱导成骨、高压氧治疗等

续表

骨折愈合异常情况	定义	病因	临床表现	特点	处理
骨折畸形愈合	骨折愈合后未达到功能复位的要求，存在成角、旋转、重叠或短缩畸形者	①骨折复位不佳 ②固定不牢固或过早地拆除固定 ③受肌肉牵拉、肢体重量和不恰当负重的影响	存在成角、旋转、重叠或短缩畸形	不影响功能的畸形不一定需要矫正	儿童、畸形较轻、对功能影响不大者可不予处理。明显影响功能者需行矫正手术

（熊鑫茗　肖稷恒　胡益强）

第二节　开放性骨折

一、概述

开放性骨折是指骨折端及其周围血肿通过刺破的皮肤和周围软组织与外界相连通。开放性骨折是比较严重的骨折类型，其病因较多，包括切割伤、撕裂伤（图 2-2-1）、枪弹伤等。患者不仅会出现局部肿胀、疼痛、功能障碍等症状，还会出现发热、休克等全身症状。很多开放性骨折都是多发损伤的一部分，需要多科室协同治疗。重症监护技术的进步、抗生素的使用、彻底清创、骨折急诊固定及早期软组织覆盖等措施有效提高了开放性骨折的治疗效果。然而，开放性骨折术后截肢、感染及肢体功能下降的发生率仍然很高，仍是创伤骨科医师面临的主要挑战之一。

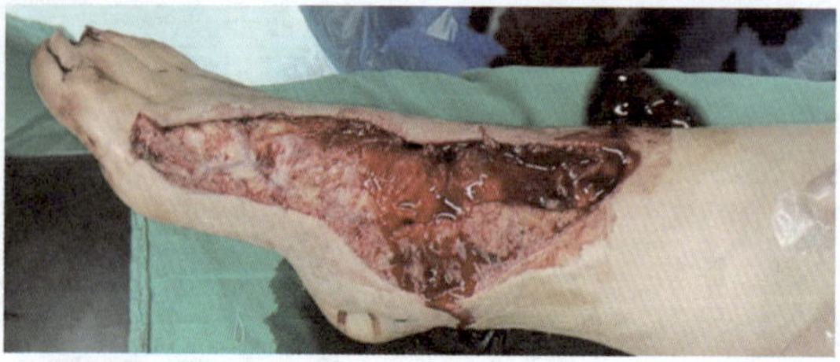

图 2-2-1 （踝关节）开放性骨折
注：大量软组织缺损和胫骨外露。

二、临床表现

（一）全身症状

1. 休克　多见于多发性骨折、股骨骨折、骨盆骨折及严重的开放性骨折。患者常因骨折大量出血、重要脏器或软组织广泛性损伤，以及剧烈疼痛、恐惧等多种因素引起有效循环血量锐减，从而导致休克。

2. 发热　骨折后一般体温正常，只有在严重损伤、存在大量内出血而血肿被吸收时，体温才可能略有升高，但通常不超过 38 ℃。开放性骨折如出现持续性发热，应考虑感染的可能。

（二）局部症状

1. 疼痛与压痛　所有骨折均有疼痛，移动患肢时疼痛程度加重。骨折处有局限性压痛和纵向叩击痛。

2. 局部肿胀与出血　软组织因受伤而发生水肿，导致患肢显著肿胀，可产生张力性水疱。同时，皮肤、骨髓、骨膜及周围软组织内的血管破裂，从而引起出血。外伤后由于血红蛋白分解，皮下瘀斑可变为紫色、青色或黄色。

3. 功能障碍　骨折后，肢体可能出现畸形、反常活动、骨擦音及骨擦感等体征，可导致肢体部分或全部活动功能丧失。

三、体格检查

体格检查的内容：①检查患肢有无畸形、反常活动、骨擦音或骨擦感；②仔细检查皮肤受损情况，判断骨折部位是否与外界相通；③检查毛细血管充盈、静脉灌注及外周动脉搏动情况，判断有无血管损伤；④检查患者的感觉及运动情况，了解有无神经、关节损伤。

四、影像学检查

X 线检查为开放性骨折最基本的检查手段，可以了解骨折的部位、损伤的类型及严重程度，必要时可行 CT 或 MRI 检查。若评估血管受损情况可行 B 超检查或血管造影。正、侧位 X 线片是适当评估骨折情况最简单的方法，获得的 X 线片应该包括肢体骨折部位的上下关节。是否行特殊 X 线检查（如斜位像、入口/出口像等）应通过损伤程度判断。X 线片能帮助医师诊断皮下气体或软组织气体的隐蔽性骨折。因为穿透伤或钝器伤导致了短暂的真空现象（能量在通过软组织时被消散所致），所以空气可以被患肢的软组织吸入。这些气体也可以由产气荚膜梭菌和肠病原体（如大肠埃希菌）产生。骨折早期的 X 线片呈现软组织中存在空气或气体，则强烈提示开放性骨折的存在。如果患者情况稳定，应行 CT 等检查。肢体损伤的 CT 检查应该在开放性骨折的早期处理结束后进行。理想情况是在患者进行头部或腹部检查时同步进行肢体 CT 检查，这样可以避免不必要的反复检查。

五、Gustilo-Anderson 分型

根据损伤部位和损伤程度的不同，开放性骨折的个体差异很大。一般只有在手术室清创结束时才能完成详细的检查。开放性骨折分型的重要性在于它可以使手术医师针对患者情况与科学机构的结果进行对比。对患者伤口进行清创之时正是对开放

性骨折进行分型最合适的时间。Gustilo-Anderson 创伤分型系统(表 2-2-1)已被临床广泛接受和应用。

表 2-2-1 开放性骨折的 Gustilo-Anderson 分型

类型	伤口	污染程度	软组织损伤	骨损伤
Ⅰ型	<1 cm	清洁	轻微	简单骨折，不粉碎
Ⅱ型	1～10 cm	中度	中度，伴有肌损伤	中度粉碎
ⅢA 型	1～10 cm	重度	重度，伴有挤压伤	粉碎，可有软组织附着
ⅢB 型	>10 cm	重度	重度，需要软组织重建	中重度粉碎
ⅢC 型	>10 cm	重度	重度，伴有血管损伤	中重度粉碎，软组织覆盖少

六、诊断

大多数情况下，开放性骨折的诊断非常明确，患者在骨折部位的上方或附近通常存在一个流血的伤口。在某些情况下，骨折部位可能会因为严重的软组织缺失而暴露在外，这就十分确定开放性骨折的存在。然而，并不是所有的骨折都有明显的表现。对无明显表现的骨折进行及时、正确的诊断和治疗依赖于医师对患者的仔细检查、患者对病史特征的详细描述，以及医师对影像学资料的准确理解及较好的临床判断。

在对开放性骨折进行详细评估之前，应先稳定患者情绪，并对潜在的、威胁患者生命的损伤进行评估。一旦患者情况稳定，就需要对相关损伤进行彻底、系统的探查，然后尽快仔细检查四肢以诊断患者是否有骨折或脱位。

检查医师需记录患者每个肢体的神经和血管功能。手术医师应记录通过毛细血管充盈、静脉灌注和外周动脉搏状态所反映的患者的肢体循环状态，同时应细致地检查患者肢体周围神经的功能状态，因为疼痛和夹板固定可能会导致继发性肌肉痉挛，所以对伤肢运动功能的检查比较困难。检查医师应对比正常肢体与患肢，并精确记录结果。骨折肢体的小刺伤和深部擦破伤，应首先考虑其与骨折相通的可能性。需要注意的是，捻发音（由开放性创伤或气性坏疽产生的气体形成皮下气肿而引起）和波动（软组织剥脱和内部脱套形成）的存在是广泛软组织损伤的体征，而且这种损伤可能牵涉整个肢体。

七、鉴别诊断

（一）闭合性骨折

闭合性骨折患者的骨折处皮肤或黏膜完整，不与外界相通。此类骨折没有污染，软组织损伤较轻，感染风险较低。

（二）病理性骨折

病理性骨折通常是由低能量损伤导致的骨折，同样有骨折的相关临床表现，常见原因是骨折处原发性或转移性骨肿瘤、骨质疏松或内分泌紊乱等。

八、治疗

开放性骨折的治疗目的是实现软组织早期愈合和骨折愈合，避免感染、不愈合、关节僵硬等并发症的发生。感染是导致骨折延迟愈合和不愈合、软组织重建失败甚至截肢的最主要因素。导致开放性骨折感染的常见致病菌包括金黄色葡萄球菌、铜绿假单胞菌、变形杆菌和大肠埃希菌。当发生损伤时，这些微生物并未与外界隔离，因此，对清创术前和术后的伤口行细菌培养意义不大。

（一）评估伤情

一旦发生开放性骨折，必须紧急处理。首先应评估患者的伤情,包括全身状况和局部状况,注意一定要对血管、神经进行反复评估,包括动脉搏动、关节活动及毛细血管回流情况等。

(二)止血治疗

开放性骨折会导致出血,如果出血量过多,患者会陷入休克状态,须尽快止血治疗。注意要将患肢抬高,并进行加压包扎。如果血液持续浸透,须使用止血带止血。

(三)镇静、镇痛

如果患者不能耐受疼痛,必须行镇静、镇痛治疗,可以注射阿片类药物(如吗啡和芬太尼)。如果镇痛效果不好,需加用镇静药物(如异丙酚、咪达唑仑等)。如果条件允许,可行周围神经阻滞。

(四)彻底清创

一定要对创面进行彻底清洗,并使用无菌敷料覆盖好,接着使用石膏或夹板做好固定。为了防止感染的发生,患者必须注射破伤风免疫球蛋白,也可使用破伤风抗毒素。

(五)骨折固定

重建肢体力线、恢复其长度、实现骨折的稳定固定非常重要。这项措施可以消除神经肌肉的扭曲状态,增加静脉回流,消除水肿,减轻炎症反应,减轻疼痛,有利于伤口护理和患者的早期活动。稳定的固定还可以消除因存有积血而易造成感染的死腔。

外固定架、髓内钉和钢板螺钉系统是 3 种常见的骨折固定系统。先前外固定架一直被认为是治疗开放性骨折的主要器械,但随着早期闭合创面技术的发展和高效抗生素的出现,髓内钉和钢板螺钉系统已经在开放性骨折的治疗中得到了广泛的应用。医师应该根据伤口的性质和大小、骨折的类型、创面的污染程度、患者的内科合并症及可迅速闭合伤口的措施仔细选择合适的固定物。

(六)软组织重建

除良好的清创外，决定开放性骨折疗效的另一重要因素是通过足够的软组织覆盖，迅速将开放性骨折转化为闭合性骨折。伤口开放有很多缺点，它会引起组织干燥和组织间液丢失，并导致多种耐药细菌的感染，预后较差。因此，从最初的软组织评估、清创到最后的软组织重建，都需要修复重建技术。

对于有感染风险的开放性骨折，不要一期闭合伤口。在进行彻底的清创后，一期闭合一些小的、干净的伤口是可行的。对于存在大面积污染创面且需要二次清创的患者，不要一期闭合伤口，可遵循重建步骤中的阶梯式延期闭合伤口原则，在第二次或第三次清创后，如果创面健康才可以闭合伤口。软组织重建的下一步是植皮，尤其适用于创面仅有小的皮肤缺损或骨折处有足够软组织覆盖的患者。对于清创后存在骨骼、肌腱和神经血管束外露的患者，应行转移皮瓣覆盖创面。

综上所述，开放性骨折主要是由高能量暴力造成的，患者的骨及软组织都发生严重创伤，常并发感染，可造成残疾，一定要尽快救治。务必保证清创彻底，要由经验丰富的医师行清创术，术后应做好固定工作。在伤口彻底愈合之前，患者必须卧床休息，减少活动。

典型病例

患者，男，58岁，劳动时不慎被跳板砸伤右小腿，导致局部畸形、出血(图2-2-2)。未经处置紧急送院。

查体：胫骨远端前内侧见不规则创口，长约10 cm；皮缘轻度挫伤，轻度污染，有渗血；骨质外露，骨膜剥离；Gustilo-Anderson Ⅱ型。完善相关检查后，明确诊断(图2-2-3)。行急诊清创术及骨折外固定术(图2-2-4)。二期行左胫骨骨折内固定术(图2-2-5)。术后伤口及骨折愈合情况良好，3个月后恢复正常行走功能。

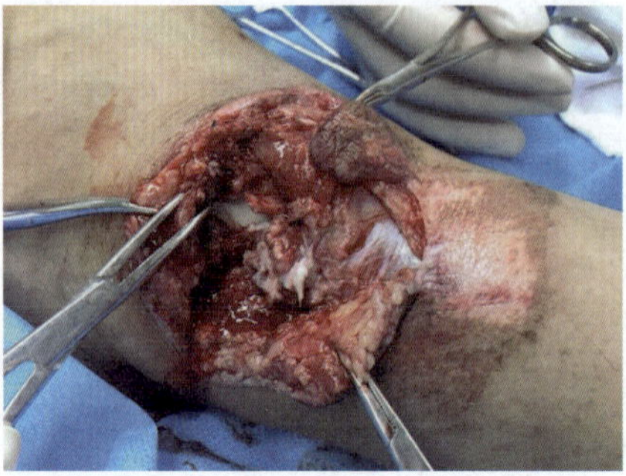

图 2-2-2　右小腿开放性骨折

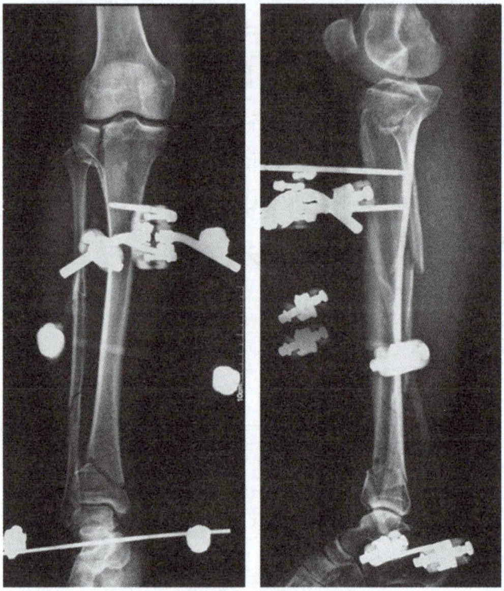

图 2-2-3　X 线片示右胫骨开放性骨折、腓骨闭合性骨折

注：A. 正位 X 线片；B. 侧位 X 线片。

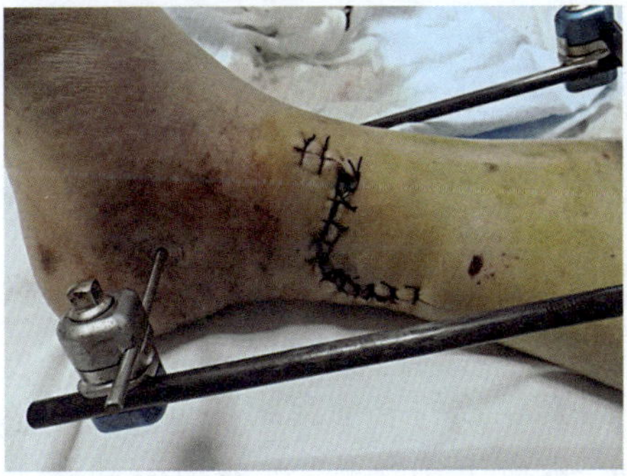

图 2-2-4　术中行彻底清创术及骨折外固定术

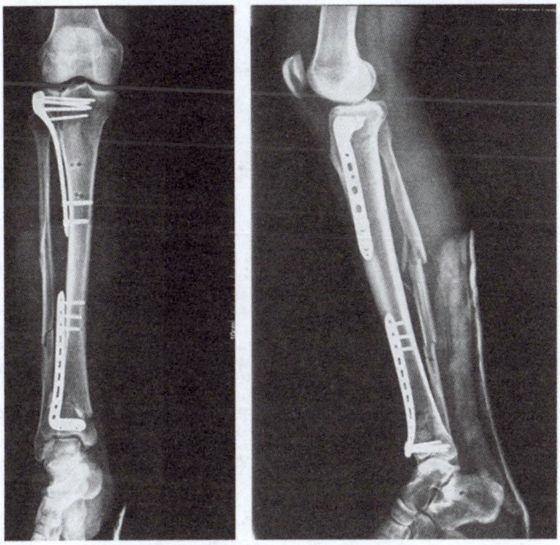

A　　B

图 2-2-5　右胫骨骨折内固定术 X 线片

注：A. 胫腓骨正位 X 线片；B. 胫腓骨侧位 X 线片。

（冯晓波）

第三节 上肢骨、关节损伤

一、肩袖损伤

肩袖是由冈上肌、冈下肌、肩胛下肌和小圆肌的肌腱包绕在肱骨头前、上、后方共同组成的一组袖套样结构。由外伤、慢性撞击磨损、退变等因素导致的肩袖组织部分或全层撕裂统称为肩袖损伤。好发于40岁以上中年人、重体力劳动者及长期从事以上肢力量为主的体育运动者。

(一)临床表现

常见症状为肩部疼痛和无力。疼痛多发生于上臂和肩部的侧面和前面。压痛部位多位于肱骨大结节或肩峰下。患者常因疼痛避免使用患侧手臂,这会进一步加重肩部无力、僵硬甚至肌肉萎缩。日常生活中进行如梳头、手臂上举过头顶等动作时疼痛加重,甚至无法完成。夜间痛常见,患者常因患侧疼痛而难以入眠,或者在睡眠中突然惊醒,严重影响其生活质量。肩袖损伤者,通常主动活动受限明显,肩部外展与前举范围均$<45°$,但被动活动范围可无明显受限,若合并肩周炎则主、被动活动均受限,这在临床上并不少见。亦有少数肩袖完全撕裂者,其功能受限及疼痛程度并不明显,仅有无力感。典型体征包括臂坠落试验阳性、肩部撞击试验阳性、疼痛弧阳性等,盂肱关节主动或被动活动时关节内有摩擦感。

(二)影像学检查

1. X线检查　早期可排除骨折,晚期可出现肱骨大结节囊变或骨质增生硬化等改变。

2. MRI检查　需要在至少2个平面进行评估,对肩袖损伤的部位、程度等有重要的诊断意义。MRI检查还可以辅助判断脂肪浸润等情况，对选择手术修复方式有重要的指导意义。

3. *B超检查*　B超检查的优势在于方便、安全、费用低，而且可以结合患者的肩部活动，动态评估其肩袖损伤情况，可作为MRI检查的有益补充。

（三）诊断

有肩部外伤史、肩部疼痛伴肱骨大结节近侧或肩峰下区域压痛的患者，若同时合并存在上述典型阳性体征，均应考虑肩袖损伤的可能性，应行患肩X线检查、MRI检查和B超检查，以辅助诊断。

（四）鉴别诊断

1. *肩周炎*　俗称“冻结肩”“凝肩”或“五十肩”等，临床上非常常见。临床表现主要为肩关节僵硬同时伴有疼痛及活动受限。因症状类似且发病年龄接近，其与肩袖损伤非常容易混淆，但其特点以活动受限更为突出，表现为肩关节各个方向上的主、被动活动均受限。当然，肩袖损伤与冻结肩可以合并存在，因此，MRI或B超检查有重要的鉴别诊断意义。值得一提的是，肩周炎为自限性疾病，自然病程为6个月至2年(中位时间为12个月)，多数患者通过保守治疗可痊愈，预后良好。

2. *肩峰下滑囊炎*　由于局部损伤或撞击等原因引起肩峰下滑囊反应性增生，出现非感染性炎症渗出，在肩峰下形成滑囊炎、关节积液等。因其与肩袖损伤的病理部位邻近，症状相似，因而临床上容易混淆。通常需要借助MRI或B超检查进行鉴别。

3. *肱二头肌长头肌腱炎*　由于肱二头肌长头肌腱部位的充血、炎症而出现的局部明显疼痛和压痛，在抬肩活动时疼痛会加重，但不会出现抬肩无力的情况，并且痛点(结节间沟)比较固定。肩袖损伤的疼痛部位在肩关节周围均有分布，特别是在肩关节前侧、外侧及后侧按压时，会有疼痛加重的表现。此外，肩袖损伤者抬肩无力非常常见，特别是在抬肩60°～120°时会明显无力。因此，两者之间鉴别的重点在症状和体征上。

(五)治疗

1. 保守治疗　损伤的肌腱应得到充分的休息，并加强健侧肩部肌肉的锻炼。患者应避免做推压动作，而代之以牵拉活动。局部可使用膏药等外用药物治疗。疼痛较重者可口服非甾体抗炎药。

2. 手术治疗　如果损伤较重、肩袖完全撕裂，或者经保守治疗3～6个月效果不佳，可在关节镜下行微创治疗，效果较好。

典型病例

患者，男，61岁，因不慎摔伤致右肩关节疼痛及活动受限1月余入院。

查体：患者肩关节活动受限明显，Jobe征(＋)、臂坠落试验(＋)、疼痛弧(＋)。行MRI检查示右肩袖损伤(完全撕裂)(图2-3-1 A、B)。因保守治疗无效，选择关节镜下微创手术治疗。术中查见右肩袖完全撕裂，明显回缩(图2-3-1 C)，在肩关节镜下行肩袖修复术，修复效果满意(图2-3-1 D)。术后复查X线片修复效果满意(图2-3-1 E、F)。患者术后恢复良好。

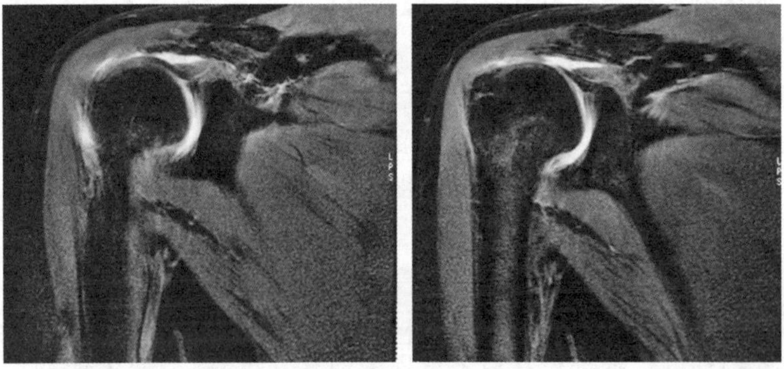

A　　B

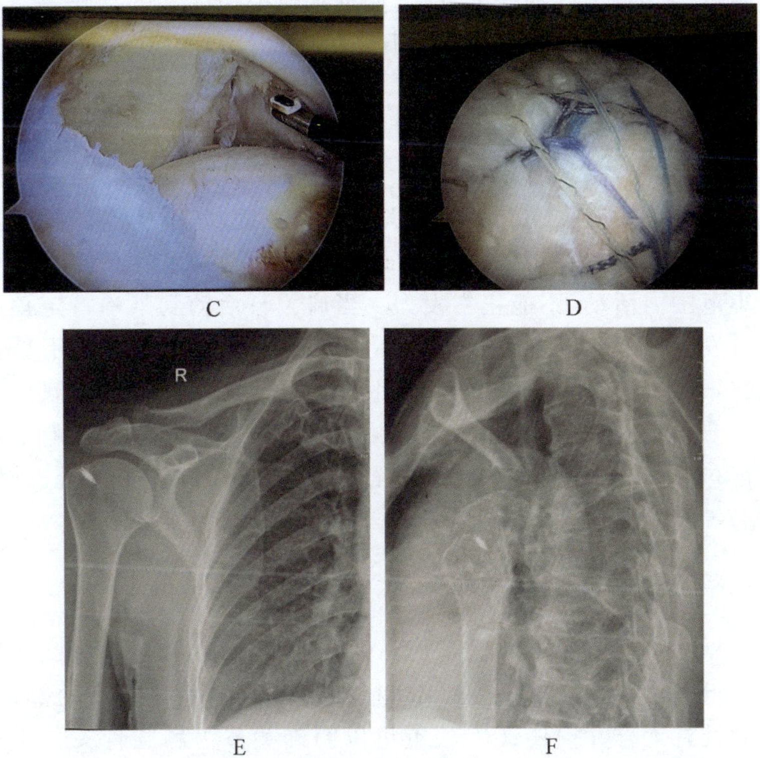

图 2-3-1　肩袖损伤(完全撕裂)术前、术中及术后影像学表现

注：A、B. 术前 MRI 示肩袖完全撕裂；C. 关节镜术中示肩袖完全撕裂回缩；D. 关节镜术中示肩袖修复满意；E、F. 术后复查 X 线片示肩袖修复效果满意。

二、肩关节盂唇损伤

盂唇是围绕在肩关节窝周围的软骨状凸缘，质地密实，作为稳定肩部的肩关节囊和韧带的锚点。肩关节盂唇损伤好发于 20～50 岁的中青年人群，多见于运动损伤，如发生于碰撞类或接触类体育运动(橄榄球)、投掷类体育运动(棒球或垒球)及涉及反复过顶动作的体育运动(游泳或排球)等。肩部和手臂遭受暴力牵引也会导致盂唇损伤的发生，如滑水时握住绳索的动作等。最常见的盂唇损伤包括 Bankart 损伤（前下盂唇）和 SLAP 损伤（上盂唇）。

（一）临床表现

肩关节盂唇损伤和其他肩关节损伤在症状上并无特异性，常见症状为肩关节疼痛，因疼痛而产生活动受限，患者只能在无痛的小范围内活动，不能正常发力。当肩关节活动到某一特定角度时可发生嵌顿、交锁、弹响等症状。其中 SLAP 损伤发生不稳及脱位罕见，而 Bankart 损伤有易脱位倾向，患者常不能控制自己的关节，甚至在不经意间发生肩关节前脱位。有参考意义的临床体征包括旋转挤压试验、Speed 征、Neer 征、O'Brien 试验、恐惧试验等。

（二）影像学检查

X 线检查对肩关节盂唇损伤的诊断价值不大，对临床疑似患者可行 MRI 和 CT 检查。MRI 检查可以明确盂唇损伤的部位、程度及有无合并损伤；CT 检查可以明确关节盂和肱骨头骨质缺损情况。

（三）诊断

高发人群运动后出现肩关节疼痛、交锁、弹响、不稳定等症状，尤其是伴有 1 项或多项临床体征阳性者，强烈建议其行 MRI 和 CT 检查以进一步明确诊断。

（四）鉴别诊断

1. *肩关节撞击综合征*　又称“肩峰下疼痛弧综合征”，主要是肩关节外展活动时，肩峰下间隙内结构与喙肩弓之间反复摩擦、撞击而产生的一种慢性肩部疼痛综合征，是中年以上人群的常见病。该病包括肩峰下滑囊炎、冈上肌腱炎、冈上肌腱钙化、肩袖断裂、肱二头肌长头腱鞘炎、肱二头肌长头断裂等。其共同的临床特征是肩关节主动外展活动时有一疼痛弧，而被动活动疼痛明显减轻甚至完全不痛。该症状需要与肩关节盂唇损伤发生后肩关节活动到特定角度的关节嵌顿、弹响、交锁、不稳定等症状鉴别。

2. 肩部神经卡压综合征　包括肩胛上神经、肩胛下神经、肩胛背神经卡压等引起的临床综合征，局部神经卡压通常由肩胛骨骨折或盂肱关节损伤、肩袖损伤或肩关节脱位等急性损伤导致。其他原因有肿瘤、盂肱关节结节样囊肿及肩胛上切迹纤维化等。

3. 其他原因引起的肩关节不稳定　除损伤导致的结构性肩关节不稳定(肩关节盂唇损伤，伴或不伴有骨性缺损等)外，其他可能引起肩关节不稳定的因素包括发育性因素、关节囊或韧带过度松弛及肩周围肌肉麻痹等。这些因素导致的肩关节不稳定在临床上表现类似，需要仔细鉴别，通常需要根据患者的病史、查体结果、影像学表现，有时甚至需要结合关节镜下所见才能完全确诊。

(五)治疗

1. SLAP 损伤　可采取服用非甾体抗炎药、休息等措施以减轻肩关节症状。若保守治疗无效，可考虑关节镜下微创修复手术治疗，可在关节镜下清理损伤的盂唇碎片，同时处理合并损伤。

2. Bankart 损伤　治疗方法因患者首次脱位的年龄而异：若患者首次脱位年龄＜30 岁，再脱位率高，建议积极微创手术；若首次脱位年龄≥30 岁，再脱位的可能性大为降低，可先保守治疗，包括休息、避免对抗性运动、口服药物、肌肉锻炼等，若保守治疗 3 个月无效或再次脱位，则需要微创手术治疗。具体的手术方式需结合关节盂唇骨性缺损面积而定：对于无明显骨性缺损者，可在关节镜下行盂唇修复、折叠缝合、收紧软组织来重建肩关节稳定性；对于合并关节盂骨性缺损＞20％者，需行骨性手术以弥补骨性缺损，手术方式包括经典或改良的 Latarjet 手术或 Bristow 手术，根据术者的熟练程度，可行开放手术或在关节镜下完成。此外，还可以采取自体或异体骨块移植的方法来填充和修补骨缺损。

典型病例

患者，男，19岁，因“3周前骑自行车时不慎摔伤致左肩关节疼痛畸形活动受限”在当地医院诊断为“左肩关节脱位”，经手法复位外固定及镇痛、活血化瘀等保守治疗，症状仍无法完全缓解，且渐感左肩关节外展受限，活动时疼痛，程度较前加重，影响日常生活学习，遂入院。

对患者行MRT检查（图2-3-2 A），以“左肩关节盂唇损伤”收入院。关节镜检查发现左肩关节盂唇Bankart损伤（图2-3-2 B），肩关节镜下行肩关节盂唇修复术（图2-3-2 C）。术后复查，恢复良好（图2-3-2 D、E）。

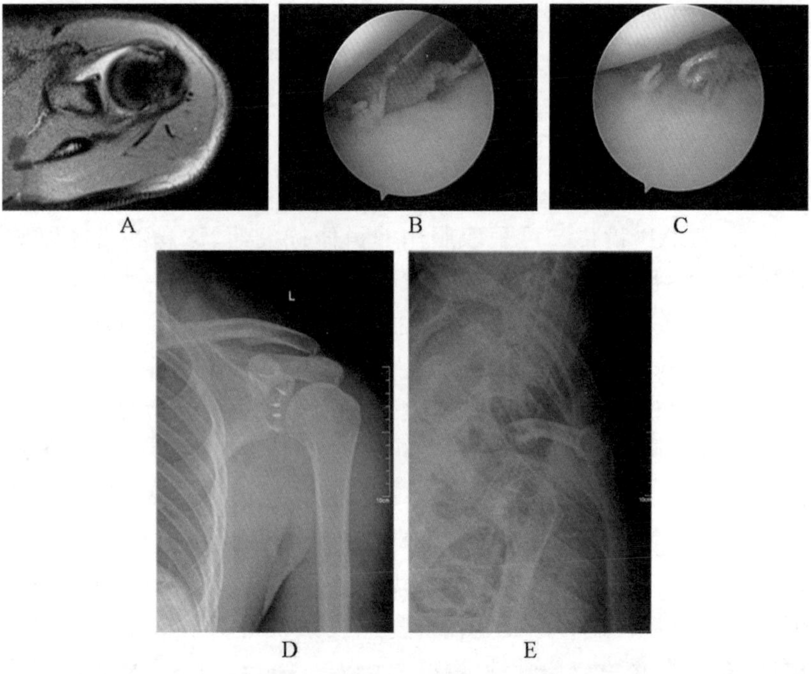

图2-3-2 肩袖盂唇损伤术前、术中及术后影像学表现

注：A. 术前MRI示盂唇撕裂；B. 关节镜术中示盂唇撕裂；C. 关节镜术中示盂唇修复后情况；D、E. 术后复查X线片示关节盂唇修复良好。

三、肱骨外上髁炎

肱骨外上髁炎，俗称“网球肘”，是肘部常见的伤病，主要由前臂伸肌长期反复牵拉引起的慢性撕拉伤所致，多见于网球、羽毛球、乒乓球、击剑运动员，或者前臂伸肌反复用力的工作者，如家庭主妇、厨师、油漆工等。有研究认为其病变不仅包括肱骨外上髁炎，还包括伸肌腱附着处的病变，如肌腱炎、滑囊炎、筋膜炎、肱桡关节滑膜炎等。

（一）临床表现

肱骨外上髁炎多数发病缓慢，初期症状仅为肘关节外侧酸胀、轻微疼痛，可向上或向下放射。手不能用力握持、拎提、拧毛巾等。典型体征为肱骨外上髁处有局限性压痛点，有时压痛点向下放射，局部无红肿，肘部屈伸活动不受影响，但前臂旋转活动时疼痛明显。严重者进行手指伸直、伸腕或持筷动作即可诱发疼痛。有些患者阴雨天感疼痛加重。

（二）影像学检查

一般不需要行影像学检查。如需检查，X 线检查即可了解肘关节骨骼是否正常、伸肌腱近端处有无钙盐沉积。

（三）诊断

具有典型的临床表现多可确诊。

（四）治疗

多数患者可采取保守治疗，包括患肢休息、局部理疗、热敷、外用膏药、针灸、按摩等。疼痛部位的封闭疗法也是简单、有效的治疗方法。其他方法包括富血小板血浆（platelet-rich plasma，PRP）注射、体外冲击波治疗等，也可获得很好的临床效果。对于上述治疗方法无效的顽固性肱骨外上髁炎患者，可考虑行关节镜微创手术治疗。

典型病例

患者,女,47岁,因右肘关节反复疼痛、活动受限3年,加重1个月入院。

查体:患者右肘关节肱骨外上髁局限性压痛,手不能持握、拎提物品及拧毛巾。患者接受过各种保守治疗,包括患肢休息、局部理疗、热敷、外用膏药、针灸按摩、局部封闭治疗等,但症状反复。近来症状复发,行MRI检查(图2-3-3 A、B),提示右肘关节腔少量积液、关节退变,肱骨髁周围肌肉及皮下软组织筋膜增厚,伸肌总腱小片高信号,考虑腱鞘炎。门诊以"顽固性右侧肱骨外上髁炎"收入院,在关节镜下行微创手术治疗(图2-3-3 C)。术后恢复满意。

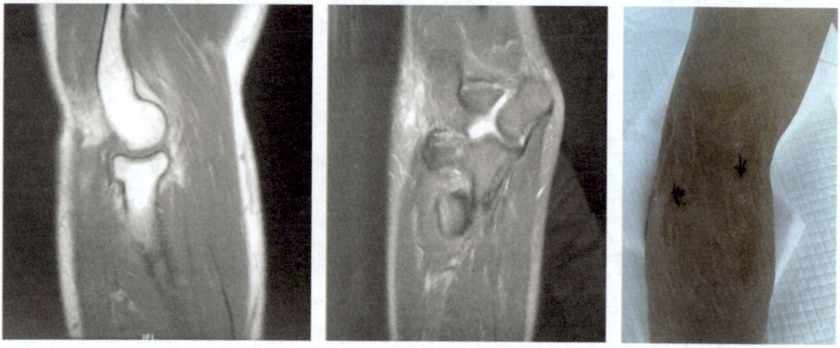

A　　B　　C

图2-3-3　肱骨外上髁炎术前MRI及手术切口

注:A、B.术前MRI示右肘关节腔少量积液、关节退变,肱骨髁周围肌肉及皮下软组织筋膜增厚,伸肌总腱小片高信号;C.关节镜微创手术切口情况。

四、桡骨头半脱位

桡骨头半脱位是由于桡骨头发育不完善,当手腕或手臂向上提拉、旋转时,薄弱的环状韧带或关节囊部分组织嵌入肱骨小头和桡骨头之间，在取消牵引力后，组织嵌顿导致桡骨头无法复位而出现的疾病。该病是低龄儿童常见的肘部损伤，常见于1～5岁儿童，男孩多于女孩，双侧均可发病，以左侧稍多见。

(一)临床表现

最常见于成人领着儿童上台阶，牵拉儿童手腕或手臂时。典型症状为牵拉动作发生后，患儿出现哭闹，肘部疼痛，肘部保持半屈曲旋前的状态，拒绝举起或活动患肢，不敢屈肘。

(二)影像学检查

一般不需要行X线检查。若医师怀疑合并骨折，或者复位后患儿仍述疼痛，拒绝举起或活动患肢时，可行X线检查。

(三)诊断

具有典型的病史和临床表现即可确诊。

(四)鉴别诊断

儿童通常无法准确地描述病史，指认疼痛部位也不明确，因此，要注意与桡骨头(颈)骨折、肱骨外髁骨折、肘部软组织损伤、下尺桡关节半脱位、锁骨骨折等鉴别。

(五)治疗

桡骨头半脱位的治疗主要依靠手法复位，无须麻醉和牵引，将肘关节在从伸到屈的过程中旋转前臂，复位成功的标志是感到肱桡关节处有轻微弹跳感。复位后，肘部及前臂能自如活动，局部疼痛明显减轻，患儿能立即抓握玩具，前臂上举无障碍。复位后可用三角巾悬吊5天，无须石膏固定。

五、锁骨骨折

锁骨骨折是最常见的骨折之一，占所有骨折的2.6%～

12.0%，占肩部骨折的44%～66%。锁骨中段骨折占所有锁骨骨折的近80%。锁骨内1/3对深层的臂丛、锁骨下静脉、腋静脉、肺尖等重要组织可以起保护作用，该部位骨折可能合并臂丛及血管损伤，应特别注意。

（一）临床表现

锁骨骨折的典型表现是头偏向患侧，患肢内收，健侧手托住患肢前臂。需检查患者有无呼吸急促及呼吸音减弱、患肢血液循环情况、患肢的感觉运动功能有无障碍等。

（二）影像学检查

锁骨前后位X线片可明确诊断及了解骨折移位和粉碎程度。CT检查可鉴别胸锁关节脱位、骨骺损伤及锁骨远端骨折是否累及关节面等。

（三）诊断

对于有明确外伤史，以及局部有压痛、骨擦感、皮肤软组织损伤、淤青肿胀、反常活动等特殊体征的患者，都要高度怀疑锁骨骨折，结合影像学表现可明确诊断。

（四）鉴别诊断

1. *肩锁关节脱位*　两者局部体征相似，肩锁关节脱位的主要损伤部位为肩锁韧带、喙锁韧带等骨连接组织，部分合并锁骨外侧端撕脱骨折。通过影像学检查可明确区分。

2. *胸锁关节脱位*　两者局部体征相似，胸锁关节脱位的主要损伤部位为胸锁韧带，部分合并锁骨内侧端撕脱骨折。通过影像学检查可明确区分。

（五）治疗

1. *非手术治疗*　无移位骨折或微小移位骨折可采取非手术

治疗，可通过前臂悬吊带及8字形绷带治疗。

2. 手术治疗　手术目的是恢复胸锁关节、肩锁关节、喙锁韧带等结构的稳定性，恢复锁骨正常形态及其吊臂的功能，尽早恢复肩关节的活动功能。

(1)锁骨近端骨折：若持续存在压迫症状，可行锁骨内侧部分切除、胸锁关节重建。

(2)锁骨中段骨折：应行钢板螺钉内固定治疗，部分简单骨折也可采用髓内钉固定。

(3)锁骨远端骨折：应行锁骨远端钢板或锁骨远端钩钢板固定，必要时重建喙锁韧带。

典型病例

患者，女，51岁，因跌倒后肩关节疼痛伴活动受限入院。

查体：肩锁骨区压痛，皮下可见瘀斑及软组织肿胀，局部骨擦感，并可见反常活动，右手血供感觉及活动暂未见异常。术前X线片见右锁骨中段骨折(图2-3-4)，完善术前检查后行骨折切开复位钢板螺钉固定(图2-3-5)。

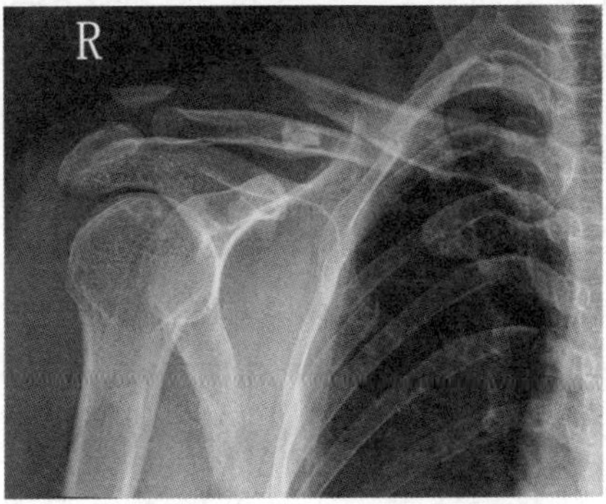

图 2-3-4　术前X线片示锁骨中段骨折、断端移位

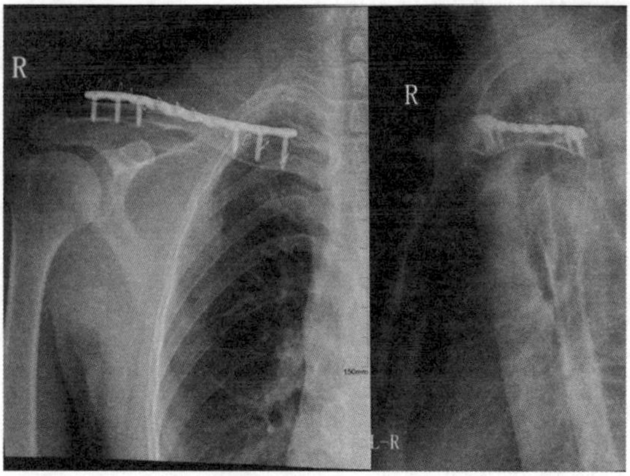

图 2-3-5 术后 X 线片示骨折复位良好(钢板螺钉固定)

六、肩胛骨骨折

肩胛骨骨折的发生率较低，占肩胛带损伤的 3%～5%，占全身所有骨折的 0.4%～1.0%。肩胛骨骨折的发生率从高到低排列依次为肩胛骨体骨折、肩胛颈骨折、肩胛盂骨折、肩峰骨折、肩胛冈骨折、喙突骨折。大多数肩胛骨骨折为混合型，涉及肩胛骨多个解剖部位。

(一)临床表现

肩胛骨骨折的典型表现是健侧手扶托患肢处于内收位，肩关节活动受限，外展时疼痛明显加重。体检时应全面评估患者的气道、肺、血管及神经功能，评估患者有无危及生命的肺挫伤、上肢循环血供障碍及臂丛损伤等。应高度警惕肩胛胸壁分离损伤，即肩胛骨和胸壁之间的连接中断，其中 94%合并臂丛损伤，88%合并血管损伤，预后极差，甚至危及患者生命，应特别注意，避免漏诊。

(二)影像学检查

肩关节正位、侧位、Y 位 X 线片见骨折线或骨折移位可明确诊断。肩胛骨 CT 检查可排除隐匿性骨折和 X 线片难以判断的肩胛盂骨折、喙突骨折等。

(三)诊断

当肩胛部遭受外伤或外伤后肩胛部出现疼痛、肿胀、反常活动、外观异常及上肢活动受限等情况时应警惕肩胛骨骨折，通过病史结合影像学检查可明确诊断。

(四)鉴别诊断

肩胛骨骨折需要与肩关节脱位相鉴别。体检时两者的疼痛部位和体征有相似之处，通过影像学检查可明确区分。

(五)治疗

1. *非手术治疗*　多数肩胛骨骨折经非手术治疗及康复锻炼可取得满意的疗效。

2. *手术治疗*　手术治疗的目的是恢复关节盂的平整、恢复肩关节的生物力学稳定性和肩上部悬吊韧带的稳定性，最大限度地恢复肩胛骨的自然外部形态。应严格把握手术指征：①肩胛胸壁分离损伤有急诊手术指征，应修复血管、探查神经并稳定肩带结构；②肩胛盂骨折累及盂肱关节、肩胛颈骨折移位＞10 mm 和成角＞45°；③肩峰骨折有可能造成肩峰下撞击综合征。

典型病例

患者，男，38 岁，因高处坠落伤后肩部疼痛伴活动受限入院。

查体：左侧肩胛部大面积皮肤瘀斑伴软组织肿胀，局部压痛伴骨擦感，肩部及左上肢活动受限。术前 X 线片见肩胛骨体部骨折累及关节盂(图 2-3-6)。完善术前检查后行后路骨折切开复位钢板螺钉内固定术(图 2-3-7)。

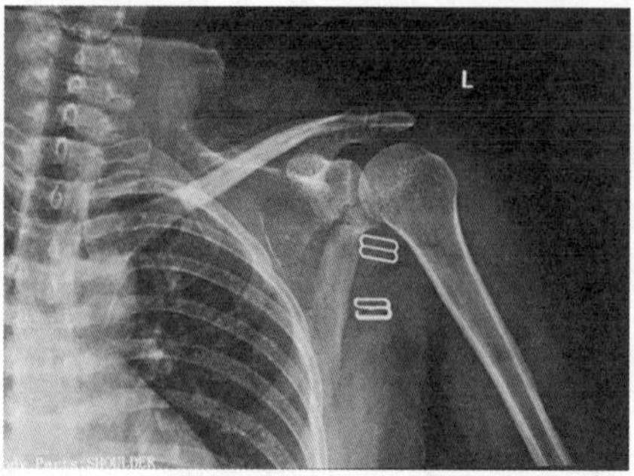

图 2-3-6　术前 X 线片示肩胛骨骨折累及关节盂

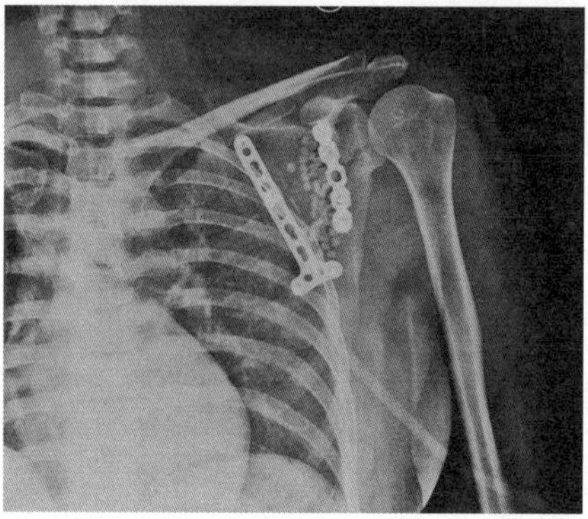

图 2-3-7　术后 X 线片(骨折行钢板螺钉内固定,局部骨缺损区域植骨)

七、肱骨近端骨折

包括肱骨外科颈及其以上部位的肱骨骨折称为肱骨近端骨折。肱骨近端骨折是常见的损伤,占所有骨折的 4%～5%和所有肱骨骨折的 45%。肱骨近端骨折一般按照 Muller AO 分型和 Neer 分型。A 型为关节外 1 处骨折,B 型为关节外 2 处骨折,C 型为关节内骨折。根据 Muller AO 分型,大部分肱骨近端骨折可被划入 A 型(66%)和 B 型(27%),其复杂程度随着年龄增长而增强。

(一)临床表现

肱骨近端骨折的典型表现是健侧手扶托患肢紧贴胸壁,伴肿痛,患肢活动受限,局部瘀斑、肿胀伴骨擦感,部分患者可见腋神经麻痹(如三角肌区域感觉障碍等)。

(二)影像学检查

肩关节正、侧位 X 线片见骨折线及骨折移位可明确诊断。肱骨近端 CT 检查有助于明确判断关节内骨折、骨折移位程度、压缩骨折及关节盂边缘骨折情况。肩关节 MRI 检查有助于判断肩袖损伤情况。

(三)诊断

外伤或跌倒后出现肩关节及其周围疼痛、肿胀伴活动受限,以及肩部和腋部见大面积皮下瘀斑等情况应怀疑肱骨近端骨折,通过影像学检查可进一步明确诊断。

(四)鉴别诊断

1. *肩胛骨骨折、锁骨骨折*　与肱骨近端骨折同属肩胛带区域,其骨折疼痛部位与肱骨近端骨折相似,通过影像学检查可明确区分。

2. *臂丛损伤*　外伤导致的臂丛损伤同样可造成患肢感觉运动障碍,结合病史及仔细查体,必要时通过神经成像及肌电图可明确区分。

(五)治疗

1. *非手术治疗*　肱骨近端无移位或轻度移位(<1 cm)可通过非手术治疗取得满意的效果。非手术治疗还适用于基础情况

较差、无法耐受麻醉或手术的患者。

2. 手术治疗　更复杂的和不稳定的骨折通常需要手术治疗。对于开放性骨折和伴有血管、神经损伤的患者，建议行急诊手术。

(1)切开复位钢板螺钉内固定：经典的手术方法，可通过胸大肌、三角肌间隙入路或经三角肌入路完成。

(2)闭合复位经皮克氏针固定：适用于骨质较好的外科颈骨折，干骺端粉碎性骨折为禁忌证。

(3)髓内钉内固定：可用于肱骨外科颈骨折、累及大结节的三部分骨折。

(4)肱骨头置换术及反肩关节置换术：适用于肱骨头粉碎性骨折，肱骨头关节面劈裂，以及压缩超过40%、肩关节功能差及肱骨头吸收的陈旧性骨折。

典型病例

患者，女，66岁，因跌倒后肩关节疼痛伴活动受限入院。

查体：右肩关节压痛、肿胀伴皮下瘀斑，右上肢及右肩活动障碍，肩部有骨擦感，右手感觉及运动尚可。术前X线片见左侧肱骨近端骨折(图2-3-8)。完善术前检查后行肱骨近端切开复位钢板螺钉内固定(图2-3-9)。

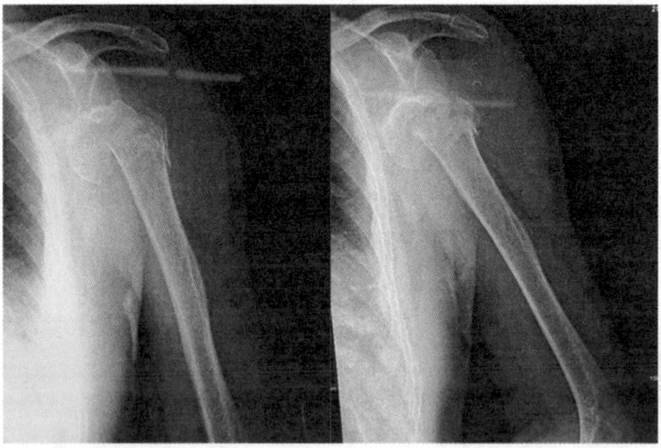

图2-3-8　术前X线片示左侧肱骨近端粉粹性骨折

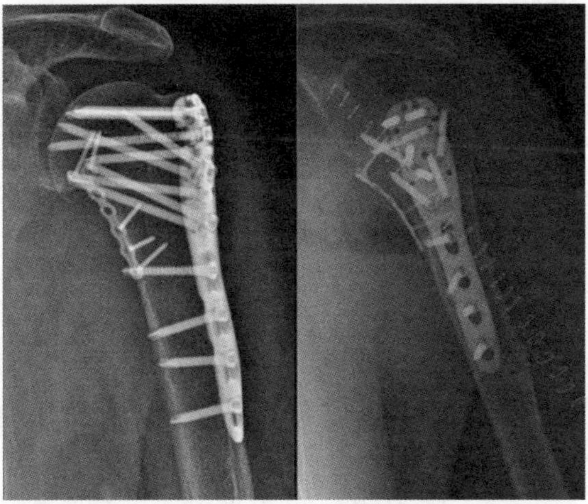

图 2-3-9　术后 X 线片(肱骨近端骨折钢板螺钉内固定)

八、肱骨干骨折

肱骨干骨折属于常见骨折,占全身骨折的 3%～5%,发病年龄呈现双峰分布,即以 20～30 岁和 60～70 岁人群多见。年轻人肱骨干骨折多由车祸伤等高能量损伤导致,老年人肱骨干骨折多由跌倒等低能量损伤导致。以中 1/3 处骨折最为常见,近 1/3 处骨折次之。肱骨干骨折易合并桡神经损伤,出现桡神经麻痹,其发病率占骨折的 12%。

(一)临床表现

肱骨干骨折的典型表现为局部疼痛、肿胀、畸形、反常活动及肢体短缩。应检查患肢尺、桡动脉搏动并与健侧肢体对比,必要时行血管彩色多普勒超声检查(简称“彩超”)。检查手部虎口区的皮肤感觉及腕关节背伸和拇指背伸功能,以判断是否存在桡神经损伤。

(二)影像学检查

肱骨正侧位X线片见骨折线或骨折移位可明确诊断,可评估骨折移位、短缩及粉碎程度。存在肩关节或肘关节疼痛及不稳定,需拍摄邻近关节X线片以排除漂浮肩及漂浮肘。CT、MRI检查及放射性核素骨显像多用于排除病理性骨折。

(三)诊断

外伤后出现上臂外观畸形、局部压痛及反常活动应怀疑肱骨干骨折。部分患者合并桡神经或血管损伤会出现患肢运动感觉及血供障碍,通过查体及影像学检查可明确诊断。

(四)鉴别诊断

肱骨干骨折需与病理性骨折鉴别。无明显外伤史出现的骨折应怀疑由肿瘤、结核、感染等引起的骨质破坏造成的病理性骨折,通过影像学及病理检查可鉴别。

(五)治疗

1. 非手术治疗　肱骨干骨折后周围肌肉丰富,血供良好,且都有一定的成角,旋转短缩都可以通过关节活动加以代偿,因此,大多数的肱骨干骨折可以通过非手术治疗获得良好的效果,非手术治疗采用手法整复、辅助超关节长臂石膏托固定。

2. 手术治疗　若存在难以复位或复位后难以维持的骨折,短缩＞3 cm、旋转畸形＞30°、成角畸形＞20°,合并血管、神经损伤的肱骨干骨折,漂浮肩、漂浮肘,病理性骨折等情况应手术治疗。

(1)骨折钢板螺钉内固定:绝大多数肱骨干骨折的复位和内固定可通过该技术治疗。根据骨折部位的不同,手术入路可采用前外侧入路、外侧入路及后侧入路。

(2)顺行或逆行髓内钉固定:肱骨干简单骨折可采用髓内钉固定。

典型病例

患者，女，35 岁，因车祸伤后左上臂疼痛及活动受限入院。

查体：左上臂畸形，中段压痛伴反常活动，左手活动及感觉未见明显异常。术前 X 线片见肱骨中段螺旋形骨折（图 2-3-10），无桡神经损伤症状。完善术前检查后采用前外侧入路行骨折切开复位钢板螺钉内固定术（图 2-3-11）。

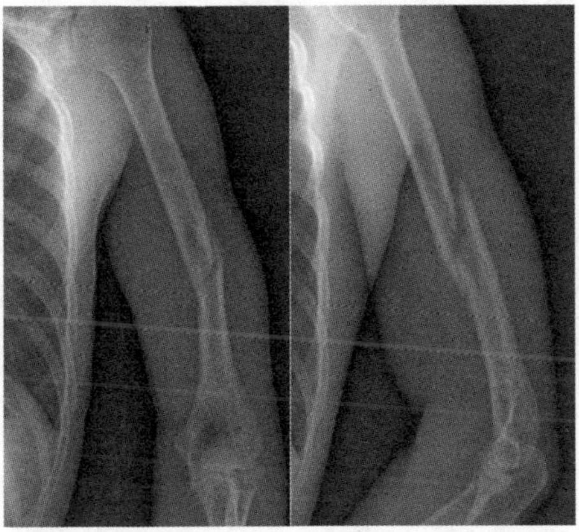

图 2-3-10 术前 X 线片示左侧肱骨中段骨折

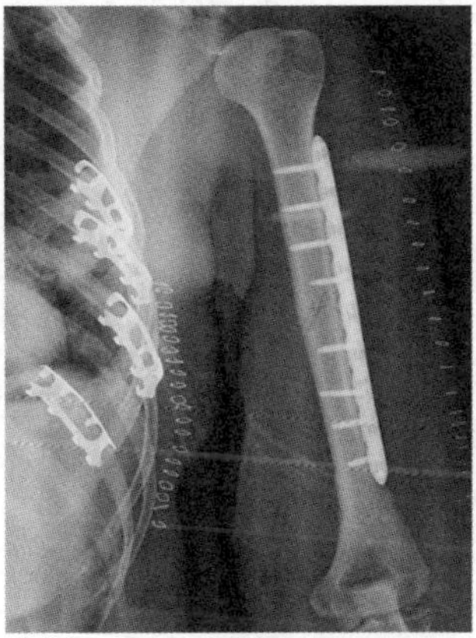

图 2-3-11 肱骨中段骨折术后 X 线片（钢板螺钉内固定术）

九、肱骨远端骨折

肱骨远端骨折较少见，占全身骨折的 2%，占所有肱骨骨折的 33%。其年龄和性别分布呈双峰，男性发病高峰在 12～19 岁，女性发病高峰人群为绝经后骨质疏松症患者。肘关节是人体最复杂的关节之一，包含肱尺关节、肱桡关节和上尺桡关节，因此，肱骨远端骨折关节内骨折的治疗要求解剖复位、坚强固定。只有早期功能锻炼，才能减少并发症的发生，尽可能地保证肘关节功能的恢复。

(一)临床表现

肱骨远端骨折的典型表现是肘关节周围肿胀严重,体表骨性标志通常不能清晰触及,肘关节活动障碍伴明显骨擦感、骨擦音,关节不稳定。严重骨折可累及肱动脉、正中神经、尺神经及桡神经。查体时应仔细检查患肢的动脉搏动和血供情况、肢体末端感觉及运动功能,明确损伤情况。

(二)影像学检查

肘关节正侧位 X 线片见骨折线及骨折移位可明确诊断。肘关节 CT 检查对评估肱骨远端骨折尤为重要,可以显示骨折的类型及细节,排除隐匿性骨折,CT 三维重建可以立体呈现骨折块的大小及移位情况,以指导手术方案。肘关节 MRI 检查可判断肘关节韧带损伤情况,便于术前制定肘关节软组织稳定结构的重建方案。

(三)诊断

外伤后肘关节肿胀活动受限,应怀疑肱骨远端骨折。部分患者合并尺神经及血管损伤会出现患肢运动、感觉及血供障碍,通过查体及影像学检查可明确诊断。

(四)鉴别诊断

1. 尺骨鹰嘴骨折　两者疼痛部位及体征相似,通过影像学检查可鉴别。

2. 桡骨近端骨折　两者疼痛部位及体征相似,通过影像学检查可鉴别。

3. 肘关节脱位　两者疼痛部位相似,肘关节脱位可同时伴有肘关节空虚等特殊体征。通过影像学检查可鉴别。

(五)治疗

1. 非手术治疗　对于无移位的关节外上髁骨折可行非手术治疗。

2. 手术治疗　对于移位的干骺端骨折及所有关节内骨折，均建议手术治疗。治疗目标是恢复稳定、有力、无痛的活动范围良好的肘关节，需要对骨折进行解剖复位并坚强固定，同时修复或重建肘关节软组织以稳定结构。手术入路可根据不同的骨折类型采用内侧入路、外侧入路、内外侧联合入路和后正中入路。

(1)骨折切开复位钢板螺钉内固定：所有累及内外侧柱的肱骨远端骨折均应采用双钢板双柱固定，采用平行放置或垂直放置钢板。

(2)侧副韧带修复或重建：影响肘关节稳定的内侧副韧带及尺骨桡侧副韧带损伤或断裂应同时修复，体部撕裂及断裂可直接缝合，止点处撕裂应行锚钉固定或自体韧带重建。

典型病例

患者，男，27岁，因高处坠落伤后左肘关节疼痛及活动受限入院。

查体：左肘关节肿胀明显，大面积皮下瘀斑伴压痛及反常活动，左手感觉运动尚可。术前X线片见肱骨远端骨折累及关节面(图2-3-12)。完善术前检查后行后正中入路骨折切开复位钢板螺钉内固定术(图2-3-13)。

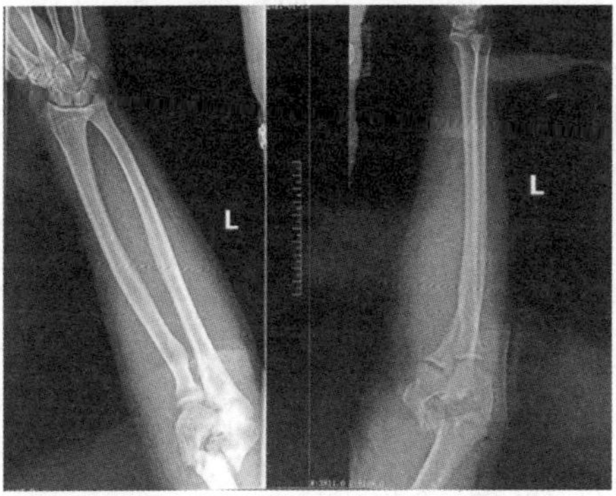

图2-3-12　术前X线片示肱骨远端髁间骨折

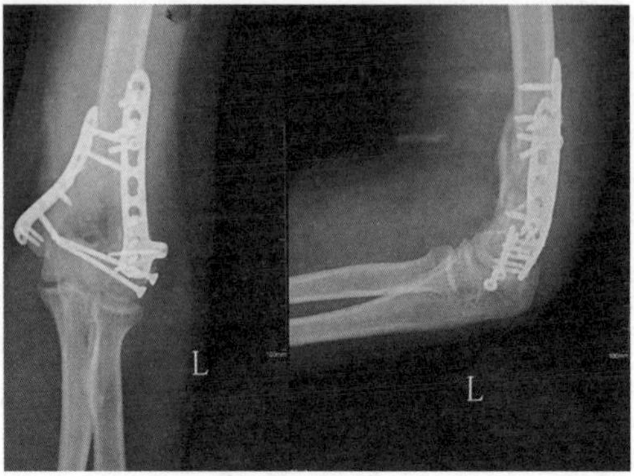

图 2-3-13 骨折钢板螺钉内固定术后 X 线片示关节面对合良好

十、桡骨头骨折

桡骨头骨折约占肘关节骨折的 20%。桡骨头是维持肘关节稳定的第二个重要结构，治疗应达到解剖复位、坚强固定、早期功能锻炼的目的，避免活动过晚造成肘关节僵硬。

(一)临床表现

桡骨头骨折的典型表现是肘部及前臂屈伸、旋转受限，尤以旋转受限为著，肘关节外侧桡骨头处压痛、肿胀。用手指按压桡骨头处同时旋转前臂，若存在骨擦音，则提示桡骨头骨折的可能。应同时检查并判断肘关节的稳定性，以排除韧带损伤。

(二)影像学检查

肘关节正、侧位 X 线片可明确诊断典型骨折。对于部分症状明显但影像学未提示的患者，需行肘关节 CT 检查。肘关节 CT 可排除隐匿性骨折，提供骨折移位及粉碎情况。肘关节 MRI 检查有助于判断肘关节周围韧带结构的损伤情况。

(三)诊断

外伤或跌倒后出现肘关节疼痛伴活动障碍应怀疑桡骨头骨折,通过影像学检查可明确诊断。

(四)鉴别诊断

1. *尺骨鹰嘴骨折和肱骨远端骨折*　与桡骨头骨折的疼痛部位及体征相似,通过影像学检查可鉴别。

2. *肘关节脱位*　与桡骨头骨折的疼痛部位相似,肘关节脱位可同时伴有肘关节空虚等特殊体征,通过影像学检查可鉴别。

(五)治疗

1. *非手术治疗*　局部麻醉下检查肘关节前臂旋转及肘关节屈伸无机械性阻碍,可行非手术治疗。支具固定1～2周后开始功能锻炼,应密切监测骨折移位情况。

2. *手术治疗*　骨折移位＞2 mm、累及关节面＞30％的骨折患者,以及前臂旋转有机械性阻挡或关节面对合不佳、关节不稳定的患者,应手术治疗。

(1)切开复位埋头螺钉内固定:多用于单纯桡骨头不累及桡骨颈的骨折。

(2)切开复位钢板螺钉内固定:累及桡骨颈的骨折多采用钢板螺钉内固定。

(3)桡骨头置换术:无法通过切开复位内固定修复的桡骨头粉碎性骨折,根据情况可采取桡骨头切除或桡骨头置换术。

典型病例

患者,男,27岁,因运动跌倒后左肘关节疼痛、活动受限入院。

查体:左肘关节肿胀、压痛,屈伸受限伴卡压,左手感觉运动暂未见异常。术前X线片见左桡骨头骨折、左肱桡关节脱位(图2-3-14)。完善术前检查后行前外侧入路骨折切开复位钢板螺钉内固定(图2-3-15)。

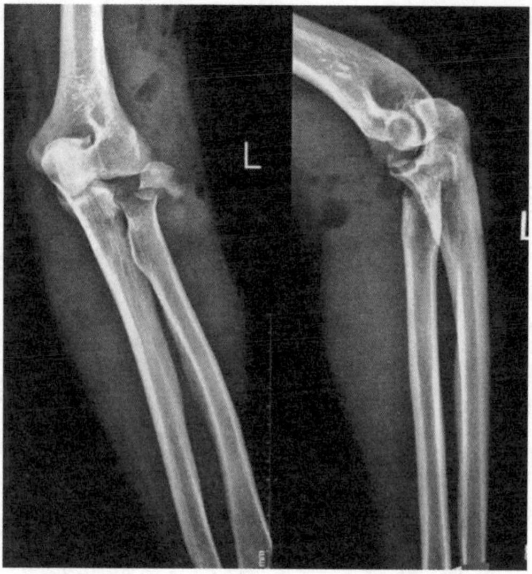

图 2-3-14　术前 X 线片示左桡骨头骨折

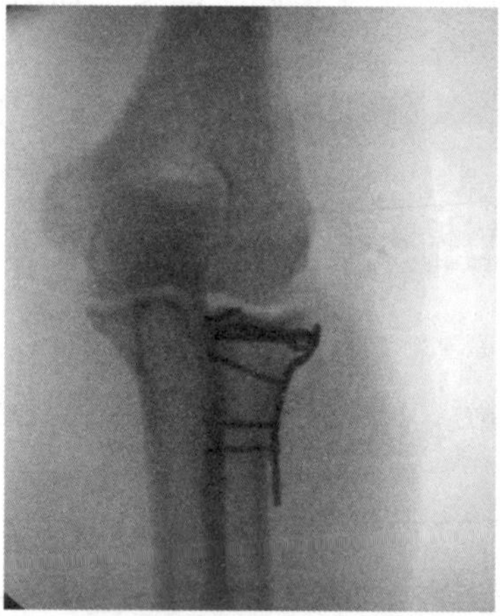

图 2-3-15　术后 X 线片示骨折复位
良好、肱桡关节复位

十一、尺骨近端骨折

尺骨近端骨折主要包括尺骨鹰嘴骨折和尺骨冠突骨折2个基本类型。大多数尺骨近端骨折需要手术治疗，尺骨鹰嘴骨折占肘关节损伤的10%左右，尺骨冠突骨折占肘关节损伤的10%～15%。年轻患者多由高能量损伤导致，老年患者多由跌倒等低能量损伤导致。尺骨近端骨折治疗的目标是解剖复位，恢复尺骨近端半圆形切迹关节面，恢复半圆形切迹长度，坚强固定，允许早期功能锻炼。

(一)临床表现

尺骨近端骨折的典型表现是患肘多处于被动屈肘位，患者常用健侧手托住患肘。肘关节周围肿胀，周围皮肤可见皮下出血或瘀斑，肘关节出现空虚感、反常活动、屈伸活动障碍，提示骨折或脱位。检查肘关节的稳定性应行肘内、外翻检查，若出现疼痛或明显不稳定，提示韧带损伤。伴前臂或腕关节疼痛者，应进一步检查下尺桡关节及骨间膜损伤(Essex-Lopresti 损伤)。检查尺神经支配区域的皮肤感觉和运动功能，以判断是否存在尺神经损伤。

(二)影像学检查

常规肘关节正、侧位X线片可基本明显诊断，并可判断骨折的累及范围及粉碎程度。伴远端疼痛者，应检查尺桡骨X线片。CT检查可发现隐匿性骨折，尤其对X线检查不易发现的冠突骨折有帮助。MRI检查可辅助判断肘关节周围韧带损伤情况。

(三)诊断

外伤后肘关节背侧肿胀、瘀斑，且关节疼痛伴活动障碍，应怀疑尺骨近端骨折。通过影像学检查可明确诊断。

(四)鉴别诊断

1. 桡骨头骨折、肱骨远端骨折　与尺骨近端骨折的疼痛部位及体征相似，通过影像学检查可鉴别。

2. 肘关节脱位　与尺骨近端骨折的疼痛部位相似，肘关节脱位同时伴有肘关节空虚等特殊体征，通过影像学检查可鉴别。

(五)治疗

1. 非手术治疗　对于无移位或关节面移位台阶＜2 mm的鹰嘴骨折，可行非手术治疗，患肢使用石膏或支具固定。对于Ⅰ型冠突尖骨折和Ⅱ型冠突骨折但桡骨头完整、韧带完整者，可行非手术治疗。

2. 手术治疗　鹰嘴骨折累及关节面，关节面移位台阶＞2 mm需要采取切开复位内固定。Ⅲ型冠突骨折为冠突基底部骨折，需行切开复位内固定。

(1)尺骨鹰嘴切开复位钢板螺钉内固定：鹰嘴长斜行骨折或粉碎性骨折多采用钢板螺钉固定，简单骨折也可应用。

(2)尺骨鹰嘴克氏针张力带固定：简单或短斜行鹰嘴骨折可行克氏针张力带固定。

(3)尺骨冠突骨折：根据不同类型的骨折，可采用前方入路、内侧入路及后方入路行切开复位内固定，常用固定方式为克氏针固定、前内侧解剖钢板固定等。

(4)肘关节韧带修复及尺神经松解：对于骨折合并肘关节侧副韧带损伤者，应行侧副韧带修复或重建。对于有尺神经麻痹者，应行尺神经松解及修复。

典型病例

患者，男，45岁，因摔伤后左肘关节疼痛伴活动受限入院。

查体：左肘关节背侧皮肤软组织大面积瘀斑，软组织压痛伴肿胀，肘关节活动受限，鹰嘴区可触及骨擦感。术前X线片见左尺骨鹰嘴骨折(图 2-3-16),完善术前检查后行骨折切开复位钢丝张力带固定(图 2-3-17)。

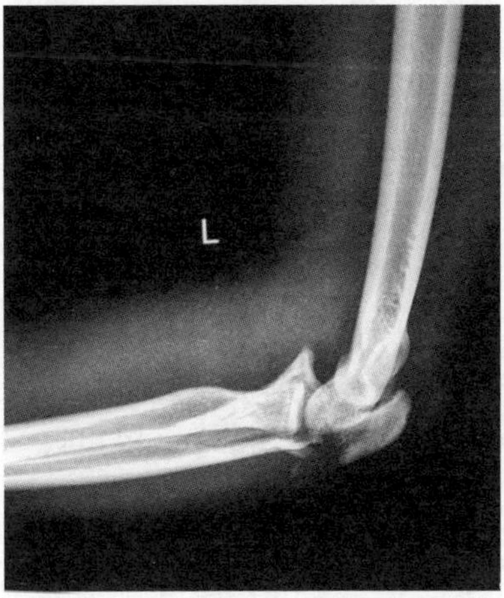

图 2-3-16　术前 X 线片示尺骨鹰嘴骨折、断端移位

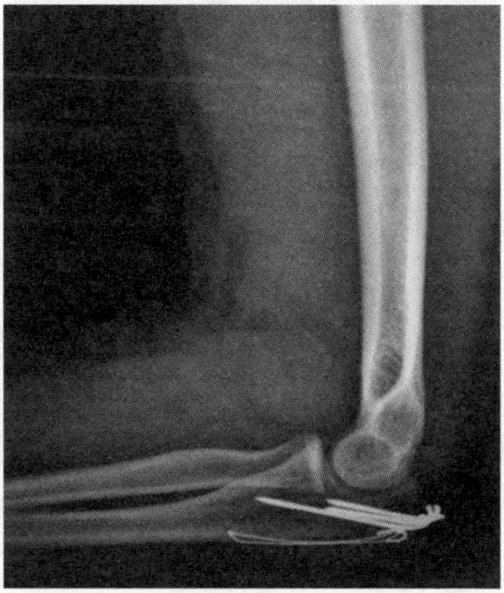

图 2-3-17　术后 X 线片示骨折复位良好(克氏针钢丝张力带固定)

十二、尺桡骨骨干骨折

尺桡骨骨干骨折相对较少见,占全身骨折的 0.9%左右,男女比例约为 2.7∶1.0,尺桡骨开放性骨折的发生率较高,仅次于胫骨干开放性骨折。尺骨、桡骨作为一个功能单位共同发挥作用,应将两者的连接关系视为一个关节,因此,前臂骨干骨折应按照关节内骨折处理。治疗目的是解剖复位、坚强固定、早期功能锻炼。钢板螺钉固定是首选方案。

(一)临床表现

尺桡骨骨干骨折的典型表现是前臂肿胀、畸形、疼痛,出现手和前臂功能障碍。需要仔细检查正中神经、桡神经、尺神经支配区域的感觉和运动功能。需特别注意前臂的皮肤和软组织张力，警惕前臂骨筋膜隔室综合征的可能。

(二)影像学检查

尺桡骨正、侧位X线片见骨折线或骨折移位可明确诊断。X线片应包含邻近腕关节和肘关节，以排除合并损伤。CT检查可提供骨折的类型和粉碎程度。

(三)诊断

外伤后出现前臂外观畸形、局部压痛及反常活动，应怀疑尺桡骨骨干骨折。部分患者合并桡神经或血管损伤，可出现患肢运动、感觉及血供障碍，通过查体及影像学检查可明确诊断。

(四)鉴别诊断

尺桡骨骨干骨折需要与病理性骨折相鉴别。无明显外伤史而出现的骨折应怀疑由肿瘤、结核、感染等引起的骨质破坏造成的病理性骨折，通过影像学及病理检查可鉴别。

(五)治疗

1. 非手术治疗　成人前臂骨折应视为关节内骨折，除无移位的闭合性单纯远端2/3尺骨骨折可行非手术治疗外，其余均应采取手术治疗。

2. 手术治疗　手术治疗的目的是恢复尺桡骨长度和弧度，恢复上、下尺桡关节的正常解剖关系，恢复桡骨的旋转轴线，坚强内固定，允许早期功能锻炼。

(1)单纯桡骨干骨折：可采用掌侧或背侧入路，行钢板螺钉内固定。

(2)单纯尺骨干骨折：延背侧尺骨脊入路，行钢板螺钉内固定。

(3)尺桡骨双骨折：采用双切口，行钢板螺钉内固定，注意切口间皮桥距离，避免皮瓣缺血性坏死。

典型病例

患者，女，80 岁，因跌倒后前臂肿胀伴活动受限入院。

查体：右前臂高度肿胀合并张力性水疱，中段压痛伴骨擦感，明显反常活动，左手指感觉、运动未见明显障碍。术前 X 线片见左尺桡骨骨干骨折（图 2-3-18）。完善术前检查后行骨折切开复位钢板螺钉内固定（图 2-3-19）。

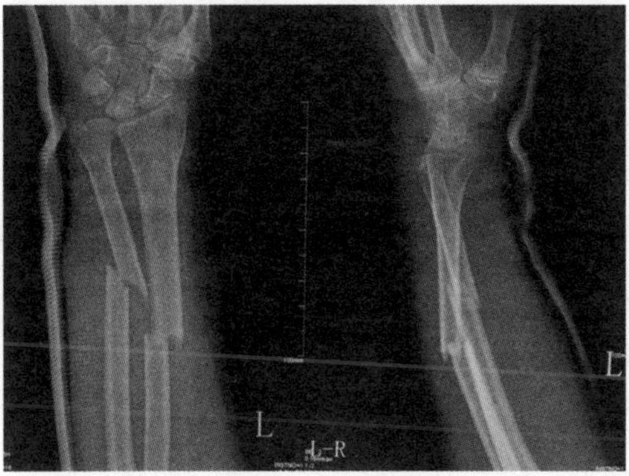

图 2-3-18　术前 X 线片示左尺桡骨骨干双骨折

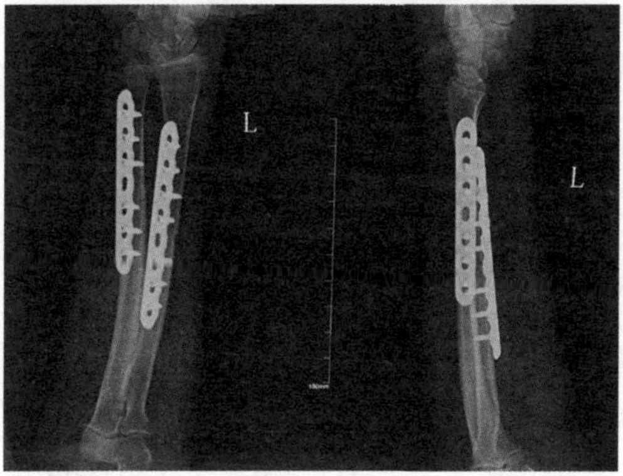

图 2-3-19　术后 X 线片示骨折对位对线良好（钢板螺钉内固定）

十三、桡骨远端骨折

桡骨远端骨折是指距离桡腕关节面约 2.5 cm 以内的骨折。桡骨远端骨折是骨科最常见的骨折，约占骨科急诊患者的 17%，常见于年轻男性和老年女性，年龄分布峰值为 5～14 岁和 60～69 岁。简单骨折非手术治疗的效果良好，复杂骨折非手术治疗的效果欠佳，可能出现疼痛、畸形及关节僵硬等并发症，因此，应积极手术治疗。

(一)临床表现

桡骨远端骨折的典型表现是患肢前臂远端肿胀、畸形、压痛，活动明显受限。查体时应评估桡动脉搏动、患肢末梢血供，以及桡神经和正中神经支配区域的感觉和运动功能。

(二)影像学检查

腕关节正、侧位 X 线片见骨折线及骨折移位情况可明确诊断。腕关节 CT 检查可提供骨折类型、粉碎程度及关节面累及情况，对手术方案的制定尤为重要。腕关节 MRI 检查有助于判断下尺桡关节韧带损伤情况。

(三)诊断

外伤或跌倒后出现腕关节畸形、肿胀压痛伴活动障碍者应怀疑桡骨远端骨折，通过影像学检查可明确诊断。

(四)鉴别诊断

1. 腕骨骨折　两者的疼痛部位及体征相似，但腕骨骨折一般无腕关节畸形，通过影像学检查可鉴别。

2. 下尺桡关节及三角纤维软骨复合体(triangular fibrocartilage complex，TFCC)损伤　与桡骨远端骨折的疼痛部位相似，下尺桡关节及 TFCC 损伤的主要损伤部位为骨连接组织，通过

MRI检查可鉴别。

(五)治疗

1. *非手术治疗*　无移位骨折和骨折手法复位后达到复位标准者可采取非手术治疗,使用前臂支具或石膏托固定4～6周。复位标准为复位后即时X线片正位片观尺偏角≥15°,正位片观桡骨茎突高度超过尺骨茎突≥7 mm,侧位片观背侧成角＜15°或掌侧成角＜20°,关节面台阶＜2 mm。

2. *手术治疗*　对于无法达到复位标准的骨折,应采取手术治疗。手术目的是恢复关节面平整及相邻关节面之间的吻合关系,重建关节稳定性,恢复无痛、活动功能良好的腕关节。

(1)经皮克氏针固定:对于干骺端简单骨折,可采用手法复位后辅助克氏针固定。

(2)外固定架治疗:对于关节面粉碎严重、无法通过切开复位内固定修复的骨折,可手法整复后行跨腕关节外固定架固定。

(3)切开复位钢板螺钉内固定:大多数骨折可通过掌侧入路完成治疗。但单纯背侧关节面移位、桡骨茎突剪切骨折、复杂关节内骨折无法单一入路完成复位的骨折,可单独或联合应用背侧入路完成复位内固定。

典型病例

患者,女,67岁,因行走跌倒后腕关节疼痛入院。

查体:右腕关节外观明显畸形,活动受限,局部肿胀伴压痛,手指感觉运动尚可。术前X线片示右桡骨远端骨折累及关节面及下尺桡关节(图2-3-20)。完善术前检查后行掌侧入路骨折切开复位钢板螺钉内固定术(图2-3-21)。

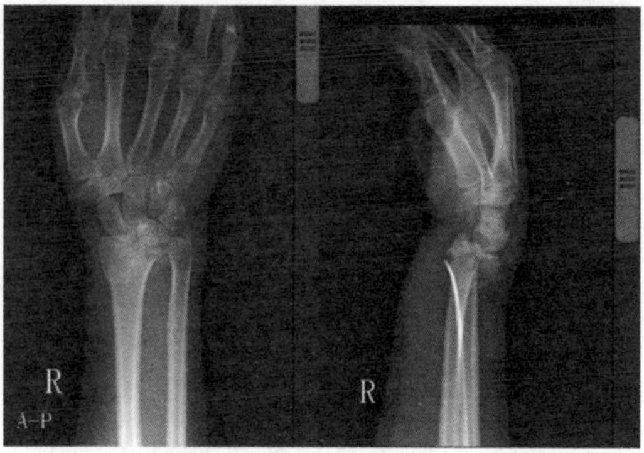

图 2-3-20　术前腕关节正、侧位 X 线片示桡骨远端骨折累及关节面

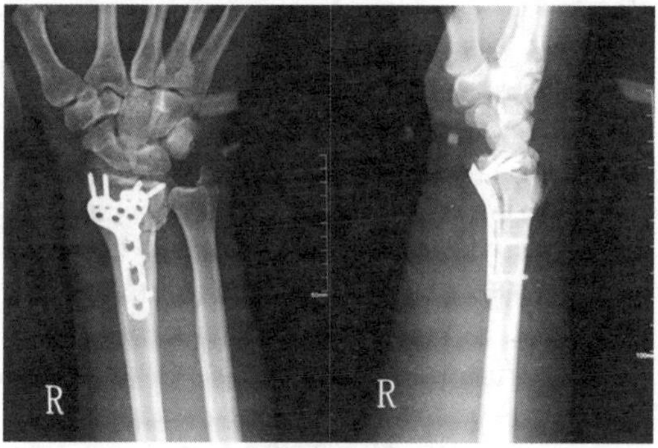

图 2-3-21　术后腕关节正、侧位 X 线片

（何　宇　雷　鸣）

第四节　下肢骨、关节损伤

一、髋关节盂唇损伤

髋关节盂唇的功能是增加髋关节的稳定性，同时封闭髋关

节，避免髋臼液外漏。导致髋关节盂唇损伤的原因有很多，包括运动损伤、创伤、年龄、髋关节结构发育异常等，以运动损伤和训练伤最为常见。

（一）临床表现

髋关节盂唇损伤通常表现为进行剧烈运动的年轻患者在运动后出现腹股沟区疼痛。髋关节盂唇损伤的典型症状是活动后腹股沟区疼痛或大转子附近髋关节后方区域疼痛，疼痛位置相对固定，部分患者可出现关节弹响或交锁。

大部分患者的髋关节活动度正常，少数患者髋关节活动受限，以屈曲和内旋受限为主。阳性体征包括做屈髋内收内旋试验（FADIR 试验）和屈髋外展外旋试验（FABER 试验）时腹股沟区前方疼痛，做后外侧撞击试验时髋后方疼痛等。

（二）影像学检查

盂唇损伤的 MRI 征象包括盂唇形状不规则、非三角形盂唇、不伴隐窝的盂唇增厚、盂唇在 T_1 加权像信号增强、盂唇与髋臼缘分离等。

（三）鉴别诊断

需要与髋关节撞击综合征、髋关节滑膜炎、圆韧带损伤、软骨损伤等疾病鉴别。

（四）治疗

无明显症状的盂唇损伤可以观察或行非手术治疗。手术治疗包括开放手术和髋关节镜手术，后者创伤小、恢复快，已成为治疗髋臼盂唇损伤的主要手段。髋关节盂唇损伤患者初期可采用非手术治疗，包括休息、限制髋关节运动、使用非甾体抗炎药及髋关节腔局部封闭治疗等。非手术治疗无效的髋关节盂唇损伤患者，可考虑关节镜手术。

典型病例

患者，男，24 岁，因外伤后右髋关节疼痛 7 月余入院。

术前 MRI 检查如图 2-4-1 所示，行右髋关节镜下盂唇修复术（图 2-4-2）。

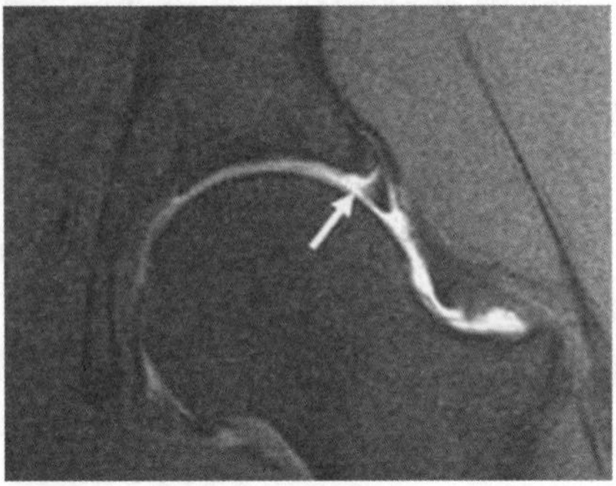

图 2-4-1　术前 MRI 示右髋关节盂唇损伤

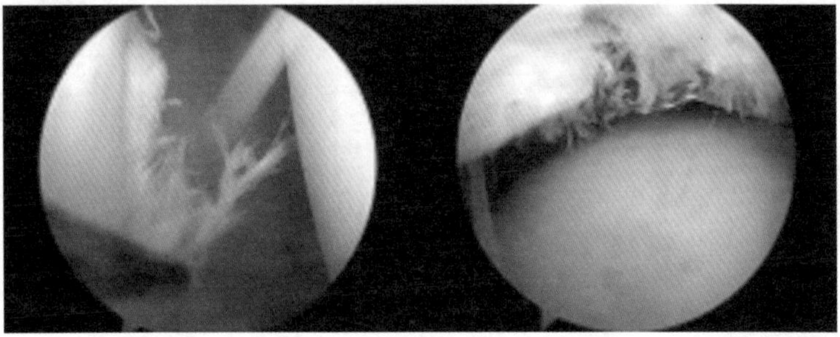

图 2-4-2　关节镜下见盂唇撕裂并行盂唇缝合修复术

二、髋关节撞击征

形态有改变的髋关节，即股骨和/或髋臼解剖学异常，在髋关节运动终末期发生股骨近端和髋臼边缘的异常碰撞，导致髋臼盂唇和/或相邻的髋臼软骨的损害，从而引发髋关节疼痛症状和髋关节屈曲时内旋受限。撞击因素不解除，损害将持续发展并最终导致髋关节炎。

(一)临床表现

患者的典型主诉是隐匿起病的腹股沟疼痛，疼痛随活动加重，与体位有关。

髋关节压痛不明显，通常内旋受限。髋关节撞击试验可诱发疼痛。

(二)影像学检查

1. X线检查　可评估髋臼是否加深、髋臼是否突出或后倾。

2. CT检查　有助于进一步评估骨性结构。

3. MRI检查　可评估盂唇与软骨损伤。

(三)鉴别诊断

需要与股骨头坏死、先天性髋关节发育不良、髋关节骨关节炎鉴别。

(四)治疗

临床多通过运动治疗、物理治疗、药物治疗及手术治疗等方式进行治疗。

典型病例

患者，男，54岁，因右髋关节疼痛不适8月余入院。

CT示髋臼撞击(图2-4-3)。行关节镜下股骨头颈部成形十盂唇修复术(图2-4-4)。

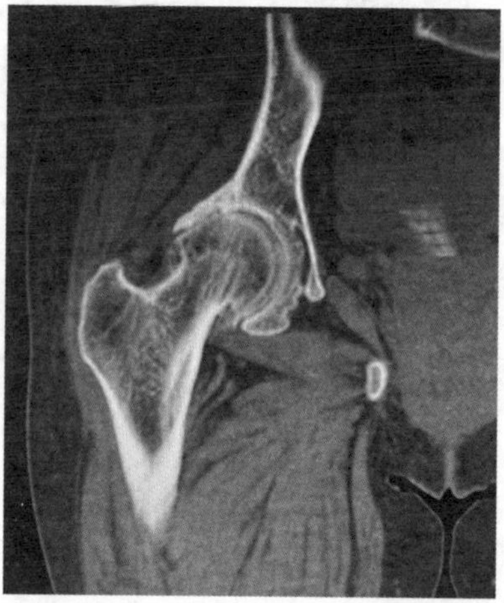

图 2-4-3　术前 CT 示髋关节撞击

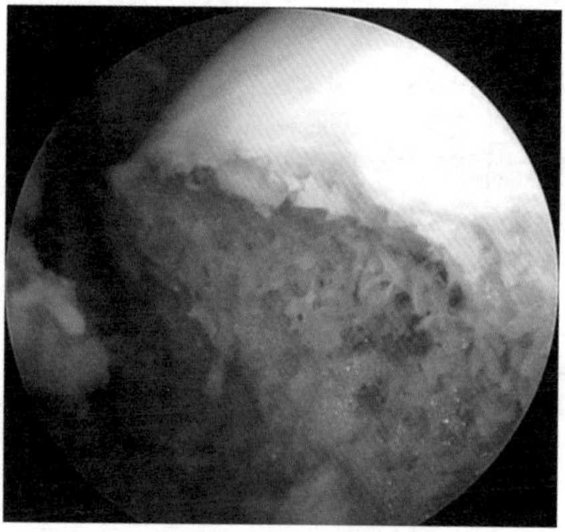

图 2-4-4　关节镜下见髋关节撞击并行股骨头颈区成形术

三、髋关节骨折脱位

髋关节是人体最大的杵臼关节，周围有坚强的韧带及肌肉保护，因此十分稳定，只有在遭受巨大的暴力时才会发生脱位。

(一)分类

根据股骨头与髋臼的相对关系,可以分为以下 3 种类型。

1. *髋关节后脱位* 股骨头脱位出位于 Nelaton 线之后者为后脱位,常见于驾驶员在膝关节屈曲状态、遭受由前向后的暴力导致。此型最常见,约占 89%,Thompson 和 Epstein 分型又可进一步分为Ⅰ~Ⅴ型,其中Ⅴ型因伴有股骨头骨折,可同时使用 Pipkin 分型。

2. *髋关节前脱位* 股骨头脱位出位于 Nelaton 线之前者为前脱位,多因髋关节极度外展、外旋时,大转子顶撞髋臼缘形成杠杆作用,使股骨头自髂股韧带与耻股韧带之间的薄弱区穿破关节囊而脱出。该型相对少见。

3. *髋关节中心性脱位* 当传导暴力作用时,股骨头撞击髋臼底部,并自髋臼底突入骨盆。常合并髋臼四方区骨折。

(二)临床表现

髋关节骨折脱位的常见症状为疼痛,伴髋关节活动障碍,后脱位常见患髋关节呈屈曲、内收、内旋、短缩畸形,前脱位常见患髋呈伸直、外展、外旋畸形,中心性脱位常见患肢短缩畸形。

(三)影像学检查

大部分髋关节脱位都可以通过 X 线检查来判断,进一步行 CT 甚至 MRI 检查可以明确合并骨折的情况,以及可能的神经、血管、关节囊等软组织损伤,同时可以评估股骨头的损伤情况。

(四)鉴别诊断

需要与先天性髋关节发育不良(developmental dysplasia of the hip,DDH)鉴别。DDH 通常无外伤因素,查体髋关节活动度尚可,且活动时无明显疼痛。

(五)治疗

髋关节脱位属于急诊情况,建议在急诊完善 CT 且明确骨质情况后,尽早采用 Stimson 法或 Allis 法进行手法复位,尽管部分偏瘦体型或后壁骨折块较大的患者在非麻醉状态下也可复位,但尽快行麻醉下复位是必要的。恢复髋关节的正常对位关系后,二期处理合并骨折问题。

髋关节脱位通常合并严重的局部软组织挫裂伤,对后期髋关节的稳定性及股骨头的血供影响较大,有并发股骨头缺血性坏死的风险。围手术期应注意防治血栓相关并发症。

(六)注意事项

注意事项:①需进一步完善检查以明确有无合并骨折及神经、血管损伤;②髋关节脱位有合并股骨头缺血性坏死的风险,一方面要告知患者及其家属;另一方面要密切随访,做到早发现、早治疗。

典型病例

患者,男,57 岁,因车祸导致左髋关节后脱位伴髋臼后壁骨折入院。

急诊手术在全身麻醉下行髋关节脱位手法复位术,二期行髋臼后壁骨折切开复位内固定术(图 2-4-5)。

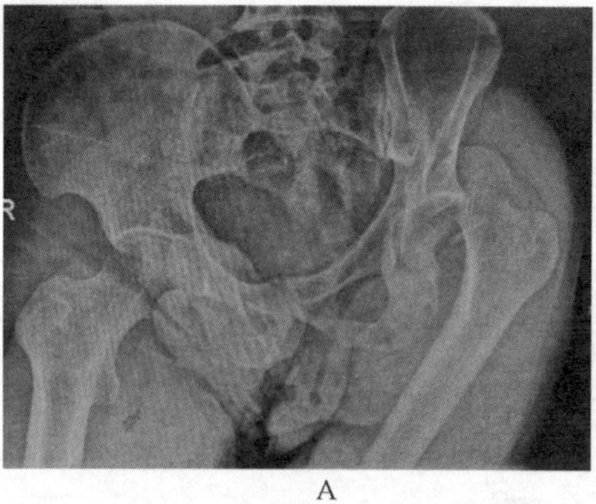

A

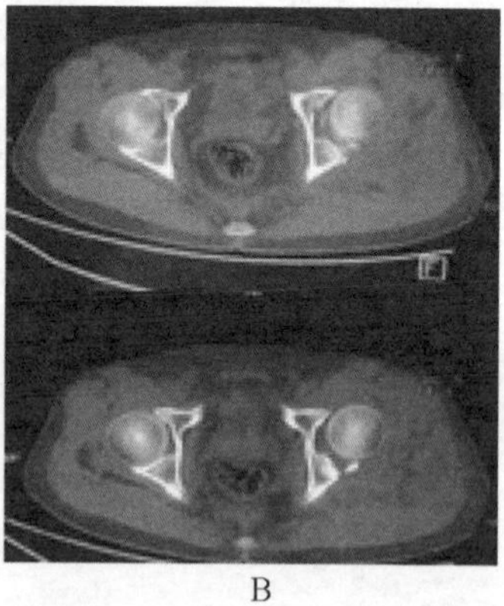

B

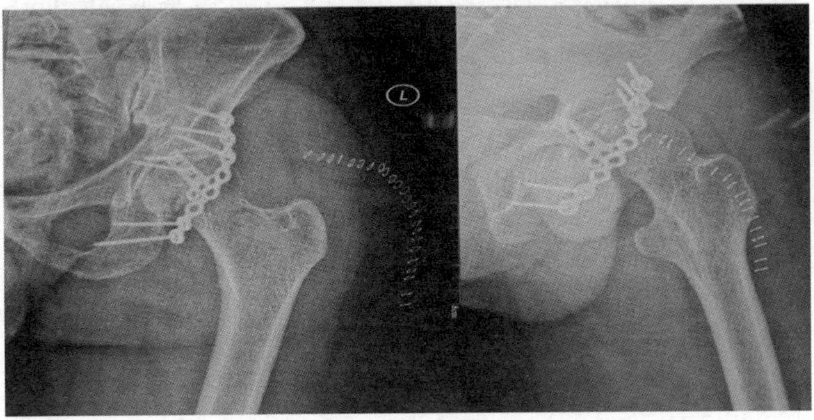

C

图 2-4-5 (左侧)髋关节后脱位合并髋臼后壁骨折术前及术后 X 线片

注:A. 术前骨盆正位 X 线片;B. 急诊复位后骨盆 CT;C. 术后左髋关节正、侧位 X 线片。

四、股骨颈骨折

股骨颈骨折是指股骨头下至股骨颈基底部之间的骨折,常见于年轻的高能量损伤患者或老年患者。

(一)分类

股骨颈骨折按照骨折的损伤和移位程度可分为 Garden Ⅰ～Ⅳ型,按照骨折线的走行方向可分为 Pauwels 1～3 型。

(二)临床表现

股骨颈骨折的常见症状为疼痛,患肢轻度屈曲外旋畸形,患侧髋关节活动障碍,局部压痛、叩击痛。

(三)影像学检查

X 线片能显示大部分股骨颈骨折的形态和类型,通常需进一步行 CT 检查以明确骨折近端后倾情况。对于部分嵌插骨折或不完全隐匿性骨折，还需要进一步行 MRI 检查以明确诊断。

(四)鉴别诊断

1. 股骨转子间骨折　股骨转子间骨折的骨折线累及转子间，进一步行 CT 检查可明确诊断。

2. 股骨颈病理性骨折　病理性骨折通常存在特定的病理基础，患者遭受轻微外力作用即可发生骨折。股骨颈病理性骨折通常需要通过进一步的 CT 和 MRI 检查，甚至是术后病理检查以明确诊断。

(五)治疗

能耐受手术的患者，应完善相关检查后尽早手术治疗。相对年轻的患者，首选经典的 3 枚空心拉力螺钉固定治疗。老年(>60 岁)患者，也可选择人工髋关节置换术。有学者认为，高龄(>70 岁)患者，可首选人工髋关节置换术。

不能耐受麻醉、手术的患者，可在局部麻醉下行克氏针固定术或外固定架固定术。保守治疗则建议通过下肢骨牵引以维持患侧髋关节外展位、固定制动，但通常预后较差。

股骨颈骨折的手术治疗需达到良好的复位(中性支撑最佳，阳性支撑次之，阴性支撑不可接受)。复位后要提供牢靠的固定，目前 3 枚平行的“倒三角”或“正三角”构型的空心拉力螺钉固定仍然是股骨颈骨折固定的“金标准”，但这样的固定方式往往会导致后期骨折愈合后的股骨颈短缩，因此，目前关于螺钉的构型研究、螺纹类型研究及新型内固定物的研发等都在进行中。

(六)注意事项

股骨颈骨折有合并股骨头坏死的风险，因此，一方面要告知患者及其家属；另一方面要密切随访，做到早发现、早治疗。

典型病例

患者，男，13 岁，因左侧股骨颈头下型骨折(图 2-4-6 A)入院。

入院后经直接前侧入路(DAA 入路)行骨折复位+空心钉内固定术(图 2-4-6 B)。术后 6 个月复查显示骨折愈合良好(图 2-4-6 C)。

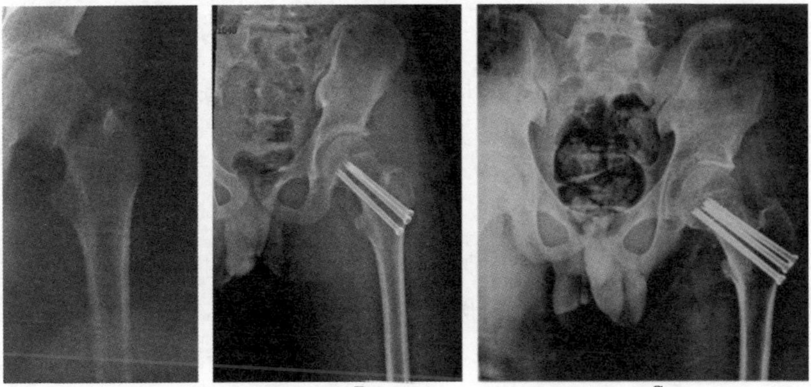

A B C

图 2-4-6 (左侧)股骨颈骨折伤后及术后 X 线片

注：A. 伤后左髋关节正位 X 线片；B. 术后左髋关节正位 X 线片；C. 术后 6 个月左髋关节正位 X 线片。

五、股骨转子间骨折

股骨转子间骨折是指股骨颈基底部到小转子水平以上的股骨近端骨折。部分逆转子间骨折，其骨折线可累及转子下区域。常见于骨质疏松的老年人，也见于高能量损伤的年轻患者。

(一)分类

目前关于股骨转子间骨折的分型，临床应用最广泛的是 AO/OTA 分型，它根据骨折是否累及大转子、小转子及骨折线的走行方向，分为 A1～A3 三种类型，其中每一型又根据骨折块的粉碎程度和移位大小分为 1～3 三个亚型。

(二)临床表现

股骨转子间骨折的常见症状为疼痛,患肢呈明显屈曲外旋畸形,常伴随患肢短缩畸形,患侧髋关节活动障碍,局部压痛、叩击痛。

(三)影像学检查

通过X线片可大致评估骨折的形态和类型,需进一步完善CT检查以明确骨折的粉碎及移位程度。

(四)鉴别诊断

需要与股骨颈骨折鉴别。股骨颈骨折的骨折线未累及转子间,进一步行CT检查可明确诊断。

(五)治疗

对于能耐受手术的患者,应完善相关检查后尽早行手术治疗。目前对于股骨转子间骨折内固定治疗的“金标准”是髓内钉固定。年轻患者首选Intertan,老年患者首选股骨近端防旋髓内钉(proximal femoral nail antirotation,PFNA),骨质疏松严重、外侧壁菲薄或粉碎的患者也可以考虑人工髋关节置换术,部分内侧壁完整、外侧壁粉碎的患者也可以考虑使用钢板内固定。

不能耐受麻醉、手术的患者,可以在局部麻醉下行克氏针固定术或外固定架固定术。保守治疗则建议通过下肢骨牵引以维持患侧髋关节外展位、固定制动,但通常预后较差。

(六)注意事项

老年转子间骨折号称老年人“人生最后一次骨折”,应尽可能地尽早手术治疗,这是防治相关并发症、改善患者预后的重要原则。目前关于老年髋部骨折综合诊疗中心、老年髋部骨折围手术期多学科协作诊疗(multi-disciplinary teamment,MDT)及老年髋部骨折“绿色通道”的建设，有望不断改善此类骨折的治疗效果。

典型病例

患者，男，79 岁，因跌倒导致左股骨转子间骨折（图 2-4-7 A）入院。入院通过牵引床复位后，行股骨近端防旋髓内钉（PFNA）内固定术（图 2-4-7 B、C）。

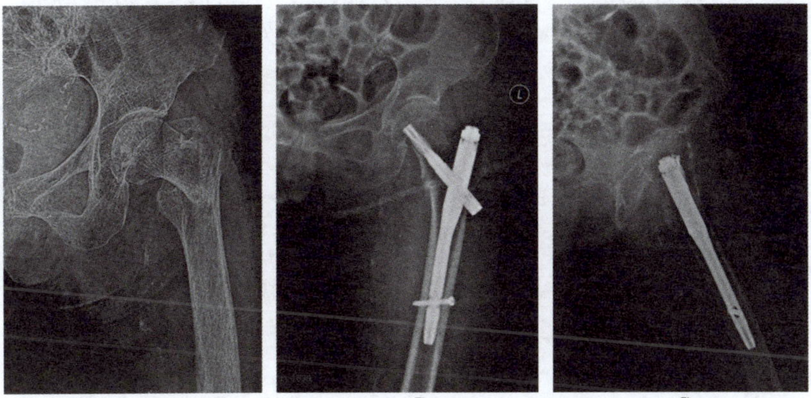

A　B　C

图 2-4-7　左侧股骨转子间骨折伤后及术后 X 线片

注：A. 伤后左髋关节正位 X 线片；B. 术后左髋关节正位 X 线片；C. 术后左髋关节侧位 X 线片。

六、股骨干骨折

股骨干骨折是指股骨小转子下 2～5 cm 至股骨髁上 2～5 cm 区域的骨质骨折。股骨干骨折的出血量较大，需要注意发生血性休克的风险。

（一）分类

目前应用最多的分型为 AO/OTA 分型，按照骨折从简单到复杂的程度可分为 A、B、C 3 型，每一型根据骨折线的形态又分为 1、2、3 三个亚型。

(二)临床表现

股骨干骨折的常见症状为疼痛,伤处肿胀、畸形,可能局部肌肉软组织挫伤明显。

(三)影像学检查

X线检查基本能明确骨折的形态。对于粉碎性骨折的患者,需要进一步行CT检查以明确各骨折块的对应关系及可能的隐匿性骨折线。

(四)鉴别诊断

股骨干骨折的诊断通常较明确,需要与病理性骨折鉴别。病理性骨折通常存在特定的病理基础,患者遭受轻微外力作用即发生骨折。病理性骨折通常需要通过进一步的CT和MRI检查,甚至是术后病理检查以明确诊断。

(五)治疗

因大腿局部软组织覆盖丰富,患者伤后应完善常规术前检查及纠正失血性休克,而后尽早手术治疗。手术固定方式分为髓内和髓外固定,但目前主流的观点更推荐采用髓内固定。围手术期应注意防治血栓相关并发症。手术操作时应维持血供,降低骨不连的发生风险。

(六)注意事项

股骨干骨折可能合并同侧股骨颈或股骨髁骨折,术前应尽可能地做好全面检查,以免漏诊。

典型病例

患者,男,28岁,因右股骨干斜行骨折(图2-4-8 A)入院。

入院后行髓内钉固定(图2-4-8 B、C)。术后8个月复查骨折愈合良好。

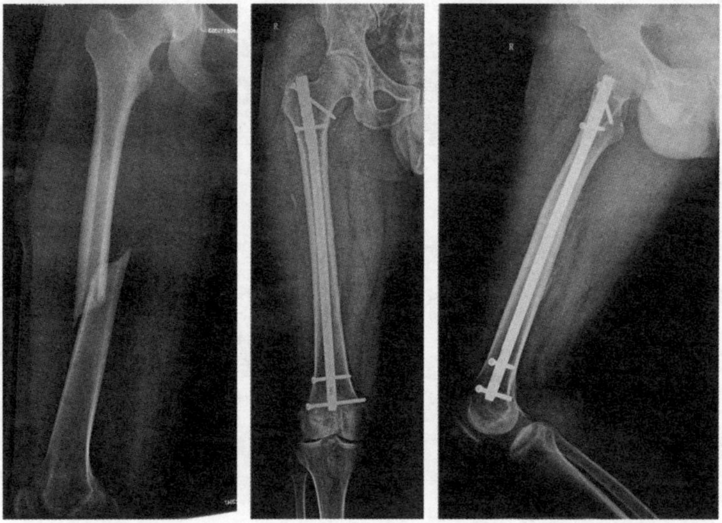

A　　B　　C

图 2-4-8　**右侧股骨干骨折伤后及术后 X 线片**

注：A. 伤后右侧股骨全长正位 X 线片；B. 术后右侧股骨全长正位 X 线片；C. 术后右侧股骨全长侧位 X 线片。

七、股骨远端骨折

股骨远端骨折是股骨髁上 2～5 cm 水平以远的股骨骨折。在这类骨折中，常合并严重的软组织损伤、骨折端粉碎、骨折线延伸到膝关节和伸膝装置等损伤，这些因素常导致治疗的复杂性，可能会发生畸形愈合、膝关节功能障碍等并发症，因此，本病是最难治的骨折之一。

（一）分类

按照关节面受累情况及股骨单髁和双髁骨折情况，AO/OTA 分型可将股骨远端骨折分为 A、B、C 3 种类型，并依据粉碎严重程度再分为 1、2、3 亚型。

(二)临床表现

股骨远端骨折的常见症状为疼痛,受伤局部肿胀、畸形,患肢活动障碍,若合并腘窝血管或神经损伤,会导致肢体远端缺血及感觉运动障碍。

(三)影像学检查

通过X线片可大致评估骨折的基本形态,进一步的CT检查为必要的检查手段,可用于评估骨折的粉碎程度及骨折块的移位方向。怀疑血管、神经损伤者,可急诊行下肢血管彩超检查。合并膝关节损伤者,可进一步行MRI检查。

(四)鉴别诊断

股骨远端骨折需要与病理性骨折鉴别。病理性骨折通常存在特定的病理基础,患者遭受轻微外力的作用即可发生骨折。病理性骨折通常需要一步的CT和MRI检查,甚至是术后病理检查以明确诊断。

(五)治疗

由于股骨远端骨折损伤和治疗的复杂性,一般需急诊排查是否合并腘窝血管损伤,若有损伤,需行急诊手术探查修复;若排除腘窝血管损伤,应尽早行胫骨结节骨牵引制动,完善术前相关检查和准备后,限期手术治疗。手术中要求解剖复位关节面,髁上骨折部分恢复良好对位对线关系即可。对于粉碎性骨折患者,通常需要内、外侧双钢板治疗,同时可能需要大量植骨。围手术期应注意防治血栓相关并发症。

(六)注意事项

注意事项:①围手术期要关注腘窝血管损伤的风险;②术后应注意功能锻炼,恢复良好的膝关节功能。

典型病例

患者，男，65 岁，因左股骨髁上骨折（图 2-4-9 A）入院。

入院后行切开复位＋内外侧钢板固定＋植骨术（图 2-4-9 B）。骨折复位及固定满意，骨折部位植骨充分。

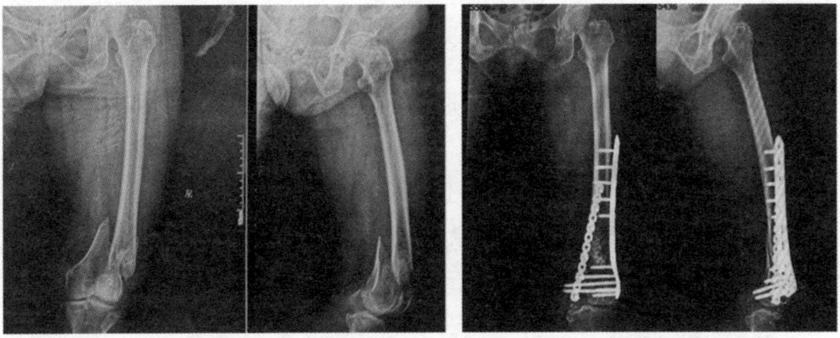

A　　　　　　　　B

图 2-4-9　左股骨髁上骨折伤后及术后 X 线片

注：A. 伤后左侧股骨全长正侧位 X 线片；B. 术后左侧股骨全长正侧位 X 线片。

八、半月板损伤

半月板是维持膝关节正常功能必不可少的结构，具有填充膝关节、弥补股骨和胫骨关节面的不匹配、承受重力、吸收震荡、散布滑液、润滑关节、增加膝关节各个方向稳定性的作用，是膝关节非常重要的旋转稳定装置。从屈到伸伴旋转的膝关节运动是创伤性半月板撕裂最常见的损伤机制。

（一）临床表现

部分急性半月板损伤患者有外伤史，慢性损伤患者无明确外伤史，多见于运动员和体力劳动者，尤其是半蹲或蹲位工作者。外伤后膝关节肿胀、疼痛、活动受限，慢性期肿胀不明显，可出现关节间隙的固定疼痛、弹响、关节交锁、肌肉萎缩等。

膝关节屈伸和旋转过程中听到或触到咔嗒声、弹响等都具有诊断价值。目前半月板的检查方法较多，但以 McMurray 试验和 Apley 研磨试验最为常用。

(二)影像学检查

MRI 检查诊断半月板撕裂的准确度为 92%～95%，可以观察半月板的信号及形态异常，同时可以评估关节积液、韧带损伤、软骨损伤等情况。双后交叉韧带(posterior cruciate ligament，PCL)信号通常提示内侧半月板桶柄状撕裂，双前角信号提示前方移位的外侧半月板桶柄状撕裂，连续 3 个及以上层面领结征提示盘状半月板。

(三)鉴别诊断

半月板损伤需要与膝关节软骨损伤、膝关节游离体、膝关节滑膜炎、韧带损伤等疾病鉴别。

(四)治疗

已确诊的半月板撕裂需要手术治疗，通常应用关节镜技术。关节镜下半月板切除术包括半月板部分切除术、半月板次全切除术和半月板全切除术。随着研究人员对半月板功能认识的逐步提升，目前认为对年轻患者应尽可能地保留半月板，可行半月板缝合术，无法保留半月板的患者可行半月板移植术。

典型病例

患者，男，34 岁，因外伤致左膝关节肿痛 10 余天入院。

术前左膝关节 MRI 示半月板撕裂(图 2-4-10)。入院后行左膝内侧半月板缝合术(图 2-4-11)。

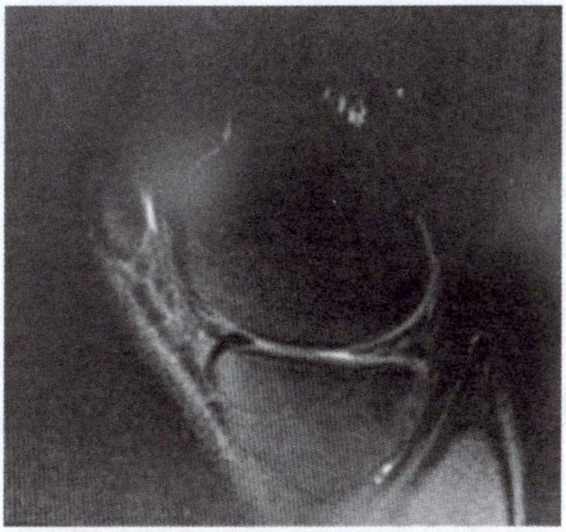

图 2-4-10　术前 MRI 示半月板撕裂

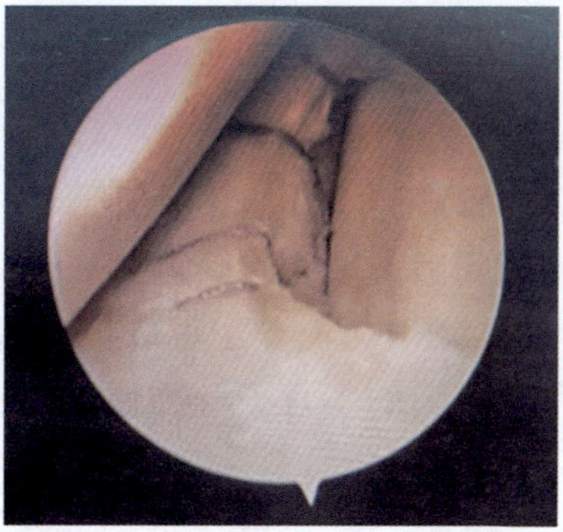

图 2-4-11　关节镜下内侧半月板缝合术

九、膝关节韧带损伤

膝关节的关节囊松弛、薄弱，关节的稳定主要依靠肌肉及韧带结构。韧带损伤患者具有外伤史，青少年多见，男性多于女性，运动员最为多见。近年来，随着交通事故的增加，高能量损伤导致的膝关节韧带损伤亦较常见。

（一）临床表现

膝关节韧带损伤患者具有外伤史，有时可闻及韧带断裂响声，膝关节疼痛、肿胀、积液（血）、膝关节活动受限。慢性期可出现关节不稳定（前后方向或侧方不稳定）、错动感、打软腿、肌肉萎缩等。

浮髌试验可以判断膝关节腔积液（血），侧副韧带损伤有明显的压痛点。侧方应力试验检查膝关节侧副韧带损伤，前抽屉试验和拉赫曼试验检查膝关节前交叉韧带损伤，后抽屉试验及胫骨后移检查膝关节后交叉韧带损伤，轴移试验检查交叉韧带断裂后出现的膝关节不稳定。

(二)影像学检查

1. X线检查　可以显示韧带止点撕脱骨折,应力位X线片具有重要意义,可以显示胫骨相对股骨的前向或后向移动及内、外侧间隙的增宽。

2. MRI检查　可以清楚地显示韧带损伤的情况,同时可以发现伴随的半月板、软骨损伤及隐匿性骨折等。

(三)鉴别诊断

膝关节韧带损伤需要与膝关节周围骨折、半月板损伤、滑膜炎、软骨损伤等疾病鉴别。

(四)治疗

韧带部分撕裂者可以保守治疗,韧带完全断裂者需要手术修补或韧带重建术。

典型病例

患者,男,36岁,因外伤导致右膝关节疼痛、功能障碍2月余入院。

术前行MRI检查(图2-4-12),关节镜下表现如图2-4-13所示。行右膝关节镜下前交叉韧带重建术(图2-4-14)。

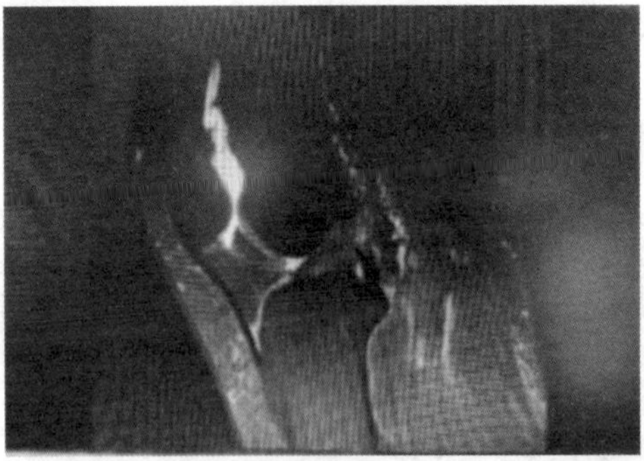

图2-4-12　术前MRI检查示右膝关节前交叉韧带撕裂

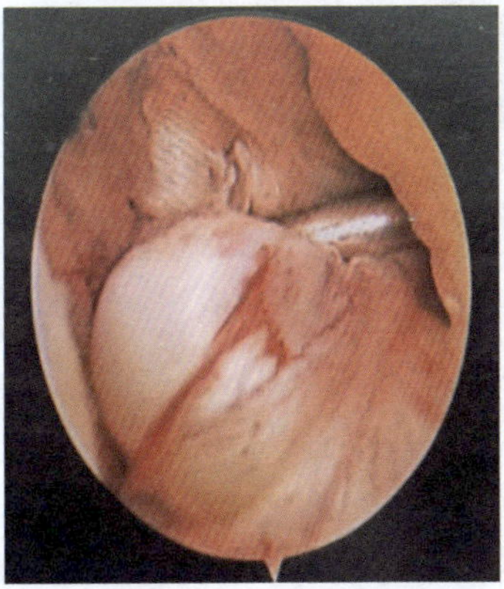

图 2-4-13　术前关节镜下见前交叉韧带撕裂

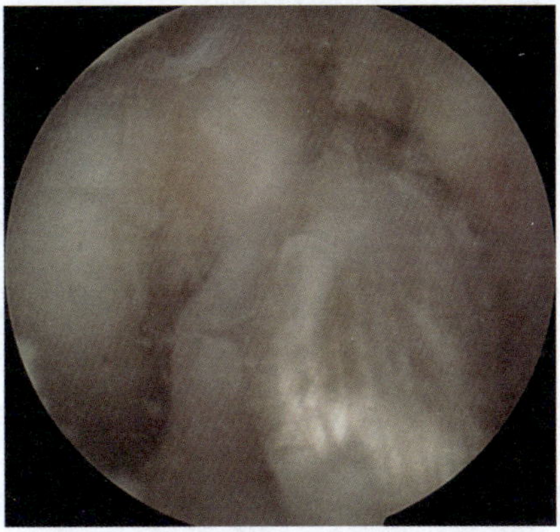

图 2-4-14　关节镜下前交叉韧带重建术

十、膝关节脱位

膝关节脱位是指胫骨关节面相对于股骨关节面的位置异常，是创伤骨科较为少见的急诊情况。膝关节周围和关节内有坚强的韧带附着和保护，因此，膝关节脱位一般见于强大的直接暴力撞击胫骨上端，或者间接暴力导致胫骨上端遭受旋转或过伸型损伤。

（一）分类

根据脱位的程度可以分为不全脱位和完全脱位，其中完全脱位根据股骨和胫骨的相对位置关系，又分为前脱位、后脱位、内侧脱位、外侧脱位、旋转脱位（胫骨上端相对于股骨远端的位置）。

（二）临床表现

发生膝关节脱位后，患者通常疼痛剧烈，患侧膝关节对位关系紊乱，局部可见大片瘀斑，可触及皮下波动空虚感，要注意检查膝关节远端感觉及血供情况。

(三)影像学检查

X线片可显示膝关节脱位后的错位关系,膝关节髁间棘撕脱骨折可能需进一步完善CT检查,常规需进一步行膝关节MRI检查以明确半月板及韧带的损伤情况。对于潜在的血管损伤及高血栓风险,需反复多次行患侧肢体的血管彩超检查。

(四)鉴别诊断

膝关节脱位需要与先天性膝关节畸形鉴别。先天性膝关节畸形无明显急性外伤史,膝关节局部通常无明显肿痛及活动障碍的急性体征,而且膝关节对位关系相对正常,通过查体和X线检查即可鉴别。

(五)治疗

对于膝关节脱位患者,在完善相关检查并明确骨折情况后,要尽早手法复位。对于急诊行血管彩超检查后怀疑腘窝血管损伤者,需急诊手术探查以修复血管。对于合并骨折或韧带等损伤者,待膝关节整体情况稳定后,需择期手术治疗。

在围手术期治疗中,抗凝药物及血管活性药物治疗在防治血栓、改善局部血液循环方面具有重要作用。

(六)注意事项

膝关节脱位后,一方面可能直接损伤腘窝血管,另一方面长时间的膝关节脱位状态也会对腘窝血管造成继发损伤,因此,接诊该类患者后,在完善急诊检查并明确骨折情况后,及早行膝关节手法复位是重中之重。

典型病例

患者,男,56岁,车祸导致左膝关节脱位,急诊行手法复位并使用支具固定、制动(图2-4-15)。

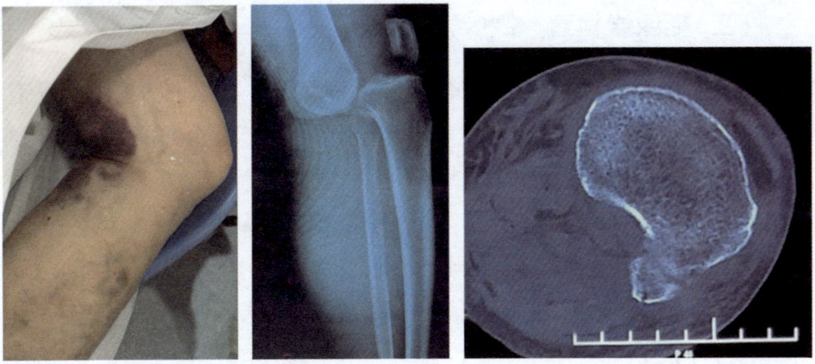

A　　B　　C

图 2-4-15　(左侧)膝关节脱位表现

注：A. 伤后左膝关节大体观；B. 伤后左膝关节 X 线片；C. 伤后左侧胫骨平台 CT。

十一、髌骨脱位

髌骨脱位是指髌骨从原有的解剖位置移位脱出，常见于儿童、老年人及一些运动员，可分为外伤性脱位、复发性脱位和习惯性脱位。外伤性脱位是由于髌韧带或支持带撕裂而造成髌骨移位，复发性脱位更多源于一种或多种潜在的膝关节解剖异常。

(一)临床表现

典型的脱位症状通常由轻微的扭转动作诱发髌骨向外侧脱位，随即复位。非特异症状包括容易摔倒，膝关节反复肿胀积液，髌骨周围痛，髌股关节摩擦音、交锁感，上下楼困难，下蹲困难等。

髌骨脱位可见“髌骨斜视”“刺刀征”、胫骨结节外移、膝外翻等。主要体格检查包括 Q 角、J 形征、恐惧试验、髌骨内(外)推试验、髌骨倾斜试验等。

(二)影像学检查

1. X线检查　可评估髌骨外移、髌骨高度及股骨滑车发育不良。轴位X线片可观察滑车入口及髌股关节对合关系。

2. CT检查　可更直观地显示膝关节骨性结构、髌骨对股骨滑车的对位关系及股骨滑车发育不良,还可以测量TT-TG值,也可用于测量股骨前倾角和胫骨外旋角。

3. MRI检查　可评估髌骨韧带结构及软骨损伤情况。

(三)鉴别诊断

需要明确髌骨复发性脱位与髌骨习惯性脱位之间的区别,还需要与髌股关节炎、运动性膝前痛、髌股关节不稳定和外侧高压症等鉴别。

(四)治疗

部分初次脱位或脱位频率较低的患者可以采取非手术治疗,包括增强股四头肌肌力、改变运动方式、避免诱发动作、佩戴髌骨稳定支具等。病程长、已经形成严重髌股关节退行性变、以疼痛为主要症状者,因手术效果难以预测,更倾向于非手术治疗。对于年轻、无痛、反复脱位的患者,建议行手术治疗,需要准确评估并制定个体化手术方案。

典型病例

患者,男,33岁,因外伤导致右膝关节肿痛、活动受限1周入院。术前MRI示右膝关节髌骨脱位,内侧髌股韧带撕裂(图2-4-16)。行右膝关节镜下外侧支持带松解+内侧髌股韧带重建术(图2-4-17)。

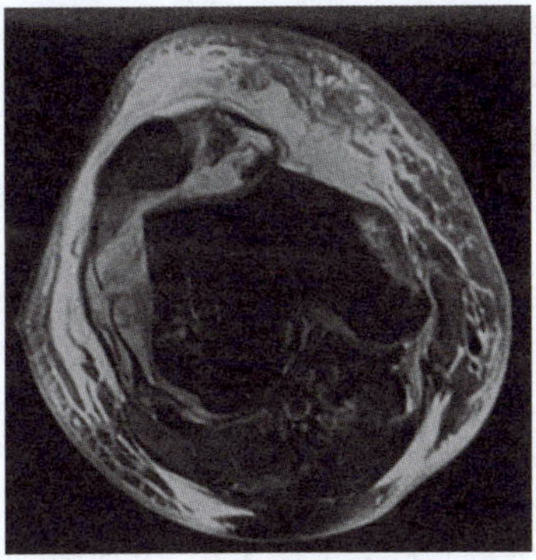

图 2-4-16　术前 MRI 示髌骨脱位、内侧髌股韧带撕裂

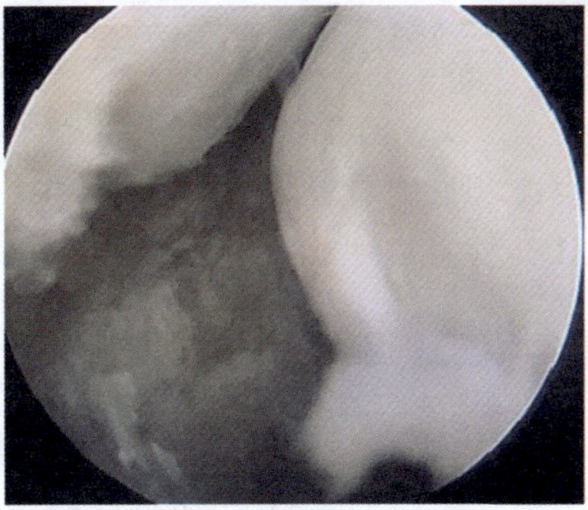

图 2-4-17　术后髌骨复位

十二、胫骨平台骨折

胫骨上端与股骨远端接触的部分称为胫骨平台，其发生的骨折称为胫骨平台骨折。胫骨平台内、外侧分别有内、外侧副韧带附着，平台中央有胫骨粗隆，其上附着有交叉韧带，平台表面被覆半月板，因此，在发生胫骨平台骨折时，通常合并相关韧带或半月板损伤。

(一)分类

目前临床上使用最为广泛的仍然是基于 X 线检查的 Schatzker 分型（Ⅰ～Ⅵ型）。另外，中国的罗从风教授基于 CT 检查提出的三柱理论分型也是重要的补充。

(二)临床表现

外伤后膝关节疼痛、肿胀明显，活动障碍。伴相关韧带损伤者，可能有膝关节畸形、反常活动，稳定性检查有阳性体征。

(三)影像学检查

X线检查能大致观察骨折的类型,但通常需要进一步行CT检查以明确骨折块的粉碎和移位情况。一般建议术前常规行MRI检查以明确是否合并软组织损伤。

(四)鉴别诊断

胫骨平台骨折需要与病理性骨折鉴别。病理性骨折通常存在特定的病理基础,患者遭受轻微外力作用即可发生骨折。病理性骨折通常需要进一步通过CT和MRI检查,甚至是术后病理检查以明确诊断。

(五)治疗

对于关节面塌陷超过2 mm,或者侧向移位超过5 mm的胫骨平台骨折,建议手术治疗,行切开复位内固定术,恢复塌陷关节面后,局部植骨支撑。合并相关韧带或半月板损伤者,可待骨折基本愈合后二期手术处理。

(六)注意事项

胫骨平台骨折后,关节面的完整性遭到破坏,若复位不佳,后期难免并发创伤性关节炎,从而影响膝关节功能。作为下肢负重关节,胫骨平台骨折手术需注意恢复关节面的平整度,纠正下肢的力线,同时尽可能地恢复胫骨平台的宽度,因为胫骨平台骨折通常合并膝关节半月板或相关韧带损伤。应注意完善检查,避免漏诊,必要时手术修复软组织损伤。

典型病例

患者,男,52岁,因车祸导致左侧胫骨平台骨折(图2-4-18 A、B)入院。

入院切开复位后行内、外、后侧钢板固定＋植骨(图 2-4-18 C)。术后 1 年复查膝关节 X 线正、侧位片示骨折愈合良好,平台关节面平整(图 2-4-18 D)。

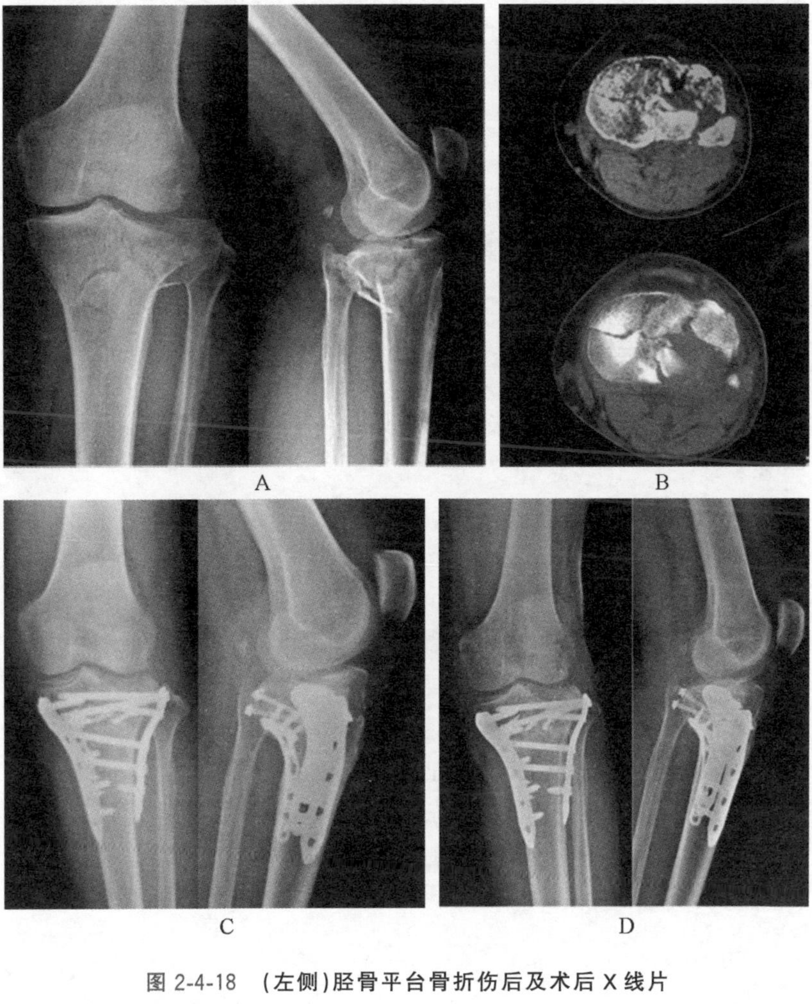

图 2-4-18　(左侧)胫骨平台骨折伤后及术后 X 线片

注:A. 伤后左膝关节正、侧位 X 线片;B. 伤后左侧胫骨平台 CT;C. 术后即刻复查左膝关节正、侧位 X 线片;D. 术后 1 年复查左膝关节正、侧位 X 线片。

十三、胫腓骨干骨折

胫腓骨干骨折是长管状骨中最常发生骨折的部位，也是全身骨折的高发部位。由于解剖部位关系，小腿遭受的直接暴力打击、压扎机会多，同时小腿前内侧胫腓骨紧贴皮肤，所以开放性骨折多见。

（一）分类

骨干骨折，AO分型按照骨折块单纯骨折、蝶形骨折及粉碎性骨折分为A～C三型，其中根据复杂程度每型又分为1～3三个亚型。

（二）临床表现

伤肢疼痛并出现肿胀、畸形等。胫骨的位置表浅，局部症状明显。

（三）影像学检查

X线检查可基本明确骨折的形态和移位情况。对于粉碎性骨折，还需进一步完善CT检查以明确骨折块的粉碎程度。

（四）鉴别诊断

胫腓骨干骨折需要与病理性骨折鉴别。病理性骨折通常存在特定的病理基础，患者遭受轻微外力作用即可发生骨折。病理性骨折通常需要进一步通过CT和MRI检查，甚至是术后病理检查以明确诊断。

（五）治疗

推荐手术治疗。对于闭合性骨折，髓内钉固定是目前公认的“金标准”。对于开放性骨折，可根据开放损伤的程度及受伤的时限来选择对应的治疗方式。

(六)注意事项

胫腓骨干骨折并发小腿骨筋膜隔室综合征的风险较高,须严密监测患肢情况。若有小腿持续肿胀伴张力性水疱的出现和增多,或者肢体疼痛加重出现被动活动疼痛的情况,建议尽早行筋膜隔室切开减压,以避免肢体远端缺血性坏死,同时要注意排查有无合并血管、神经损伤。

典型病例

患者,男,45岁,因车祸导致右胫腓骨干骨折(图2-4-19 A)入院。

入院后行胫骨髓内钉固定+腓骨钢板固定术。术后6个月复查右侧胫腓骨全长正、侧位X线片,显示骨折愈合良好(图2-4-19 B)。

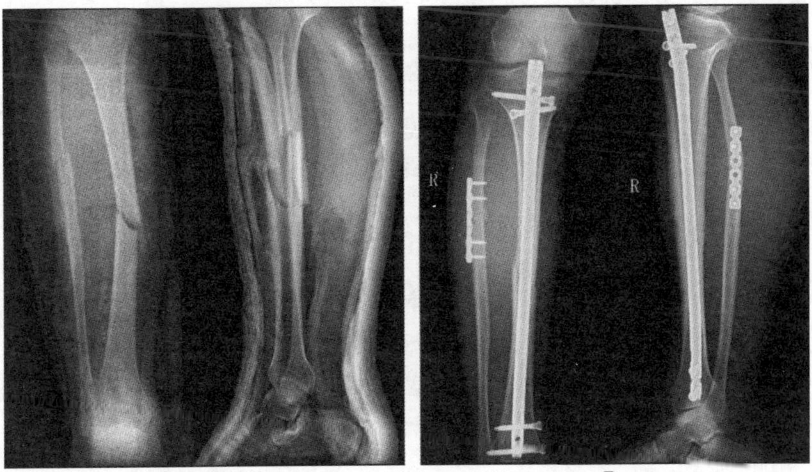

A　　B

图2-4-19 右胫腓骨干骨折伤后及术后X线片

注:A. 伤后右侧胫腓骨全长正、侧位X线片;B. 术后复查右侧胫腓骨全长正、侧位X线片。

十四、Pilon 骨折

Pilon 骨折是指累及胫距关节面的胫骨远端骨折，一般是指胫骨远端 1/3 波及胫距关节面的骨折，它通常包括胫骨远端关节面的粉碎性骨折、远端骨松质垂直压缩、骨缺损等病理特点。Pilon 骨折的受伤机制主要是垂直暴力（或合并旋转暴力）损伤，通常合并腓骨远端骨折和严重的软组织挫伤，临床上治疗较为棘手。

（一）分类

Ruedi 和 Augower 分型根据关节面和干骺端的移位和粉碎程度，将 Pilon 骨折分为Ⅰ～Ⅲ 3 型。Ovadia 和 Beals 分型在此基础上扩展为Ⅰ～Ⅴ 5 型。

（二）临床表现

小腿远端及踝关节周围疼痛明显伴肿胀、畸形，严重者可能合并张力性水疱。应注意检查患者肢体的张力及远端的感觉和血供情况，警惕骨筋膜隔室综合征的风险。

（三）影像学检查

X 线片可以显示骨折的基本形态，需进一步行 CT 检查以明确骨折粉碎情况及骨折块移位和骨缺损情况，必要时行 MRI 检查以明确踝关节韧带损伤情况。

（四）鉴别诊断

Pilon 骨折需要与踝部骨折鉴别。踝部骨折的受伤作用机制以旋转暴力为主，通常合并踝关节周围韧带损伤，而少伴有踝关节面的塌陷。进一步 CT 检查可明确诊断。

(五)治疗

手术治疗通常是必要的,待局部软组织条件准备完善后,行切开复位钢板内固定术,关节面下需要植骨修复骨缺损。手术治疗需要纠正 4 个方面的问题:①恢复腓骨的长度并固定;②重建胫骨远端关节面;③干骺端骨缺损的骨松质植骨;④胫骨内侧支撑钢板固定。

对于急诊接诊医师来讲,一方面要尽快判断患者的损伤情况,评估其肢体远端的血供问题,合并踝关节脱位畸形的患者,需要在急诊行手法复位;另一方面,要尽早行跟骨骨牵引术,以维持骨折部位的基本复位状态和制动,便于控制软组织损伤,降低软组织并发症及骨筋膜隔室综合征的发生风险。

(六)注意事项

治疗 Pilon 骨折的注意事项:①关于手术时机。一般将伤后 6 h 至 6 天看作 Pilon 骨折手术的禁忌期,具体期限根据外伤及局部软组织消肿的恢复情况来定。“皱纹征”被认为是一个判断软组织肿胀消退、适合手术的简单指标。②鉴于 Pilon 骨折的病理特点及局部软组织结构的特殊性,要求术前应制订充分的手术计划并做好准备,以确保手术操作的顺利进行,缩短手术时间,同时要考虑内固定物容积因素,尽可能使用小容积的内固定物完成固定。③Pilon 骨折是临床上的难治性骨折之一,对手术医师的技能要求较高,接诊此类患者后应尽快向上级医师汇报,或者转上级医院以进一步处理。

典型病例

患者,女,54 岁,因摔伤导致右侧 Pilon 骨折(图 2-4-20 A)入院。

入院后手术,行腓骨远端骨折钢板内固定+胫骨内侧和后侧钢板内固定+植骨术。术后 1 年复查显示骨折愈合良好,踝关节关节间隙及关节面满意(图 2-4-20 B)。

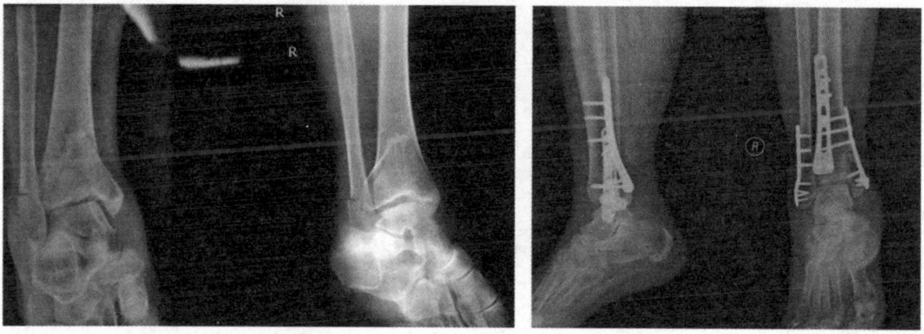

A　　　　　　　　　　B

图 2-4-20　右侧 Pilon 骨折伤后及术后 X 线片

注：A. 伤后右踝关节正、侧位 X 线片；B. 术后右踝关节正、侧位 X 线片。

十五、踝关节不稳定

踝关节不稳定是指踝关节周围韧带损伤导致的踝关节结构或功能不稳定，引起踝关节反复扭伤，可造成关节软骨损伤，重者可造成创伤性关节炎。踝关节不稳定与韧带完整性、本体感觉、神经-肌肉控制、平衡能力、姿势控制受损等多种因素有关。

（一）临床表现

急性踝关节扭伤有明确的外伤史，踝关节肿胀、疼痛、功能障碍。若治疗不及时或不恰当，可最终演变为慢性踝关节不稳定，临床表现为反复出现的踝关节扭伤、疼痛、肿胀、错动感，乏力等。

对于下胫腓连结损伤的患者，触诊时有压痛和捻发音，下胫腓前韧带处压痛是该损伤的典型特征。常用的检查有 Cotton 试验、背伸加压试验、交叉腿试验、外旋应力试验、挤压试验及腓骨横移试验，其中外旋应力试验的结果最可靠。

外侧副韧带损伤包括急性损伤和慢性损伤。急性损伤患者具有踝关节打软腿或扭伤病史；慢性损伤无严格的时间定义。特殊检查包括前抽屉试验和距骨倾斜试验。

内侧副韧带损伤的压痛多见于内侧沟、内侧副韧带和弹簧韧带上方。踝关节稳定检测包括距骨倾斜试验、外翻应力试验、外旋应力试验和前抽屉试验。

(二)影像学检查

1. X 线检查　可明确有无其他伴发损伤,如骨折、距骨骨软骨损伤及下胫腓连结损伤等。对于慢性踝关节不稳定患者,可行负重位 X 线检查,以明确关节是否畸形。

2. CT 检查　有助于判断是否合并其他骨性异常。

3. B 超检查　可动态评估患者的韧带损伤情况,对急性损伤较为敏感。

4. MRI 检查　可明确韧带损伤的部位及程度,同时了解其他伴随损伤。

(三)鉴别诊断

踝关节不稳定需要与踝关节骨软骨损伤、跗骨窦综合征及踝关节骨性畸形等疾病鉴别。

(四)治疗

对于稳定的韧带损伤,可以采用非手术治疗,包括保护、休息、制动、冷敷及使用非甾体抗炎药。对于合并其他损伤(如下胫腓连结损伤、踝关节骨折脱位、距骨骨软骨损伤或韧带完全断裂)的患者,需要考虑手术治疗,可行韧带修补或韧带重建术、开放手术或关节镜手术。

典型病例

患者,女,49 岁,因右踝反复扭伤后疼痛 2 年余入院。

术前行右踝 MRI 检查(图 2-4-21),关节镜下所见如图 2-4-22 所示。行右踝关节镜下距腓前韧带(anterior talofibular ligament, ATFL)重建术(图 2-4-23)。

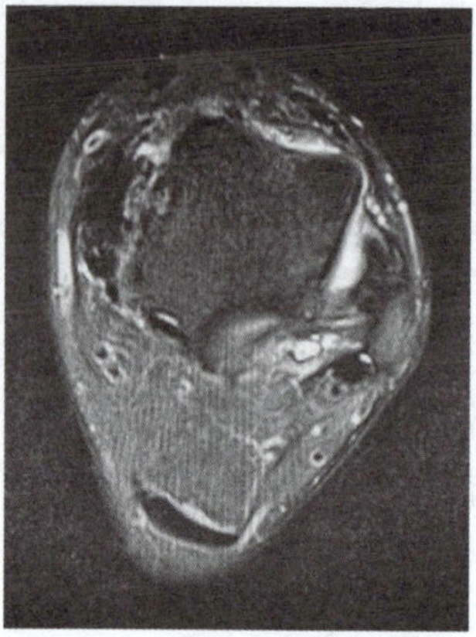

图 2-4-21　术前右踝 MRI 检查示距腓前韧带撕裂

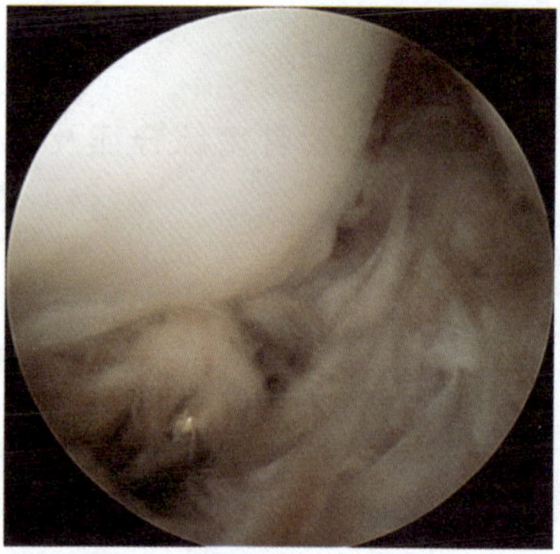

图 2-4-22　关节镜下见距腓前韧带撕裂

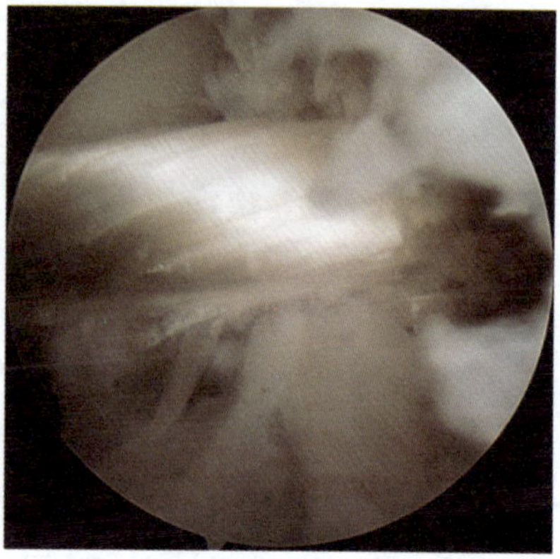

图 2-4-23　关节镜下距腓前韧带重建

十六、踝关节撞击综合征

踝关节撞击综合征是指各种软组织或骨性摩擦、撞击或挤压造成的踝关节疼痛或活动受限的一组疾病，多数伴有或并发踝关节炎性改变，损伤机制多为运动损伤。按部位可分为前踝撞击征、前外踝撞击征、前内踝撞击征、后踝撞击征、后内踝撞击征和后外踝撞击征。

(一)临床表现

踝关节撞击综合征的临床症状表现为踝关节疼痛、肿胀、僵硬及活动受限，负重及体育运动时症状加重。

损伤部位相对应的关节间隙压痛，踝关节跖屈、背伸、内翻或外翻时可诱发疼痛。

(二)影像学检查

1. X线检查　可诊断踝关节骨性撞击综合征。

2. MRI检查　可显示撞击的部位和原因，同时可明确是否合并关节软骨损伤。

(三)鉴别诊断

踝关节撞击综合征需要与踝关节骨性关节炎、副舟骨损伤及踝关节不稳定等鉴别。

(四)治疗

踝关节撞击综合征可采用保守治疗，如休息、使用非甾体抗炎药、物理治疗、局部封闭治疗、康复训练等。对于保守治疗无效者可行关节镜手术。关节镜手术主要行清理术，切除增生滑膜和引起撞击的软组织团块，磨除骨赘。

典型病例

患者，女，54岁，因左踝关节疼痛1年余入院。

术前X线片示前踝撞击(图2-4-24)，关节镜下所见如图2-4-25所示。行关节镜下骨赘切除术(图2-4-26)。

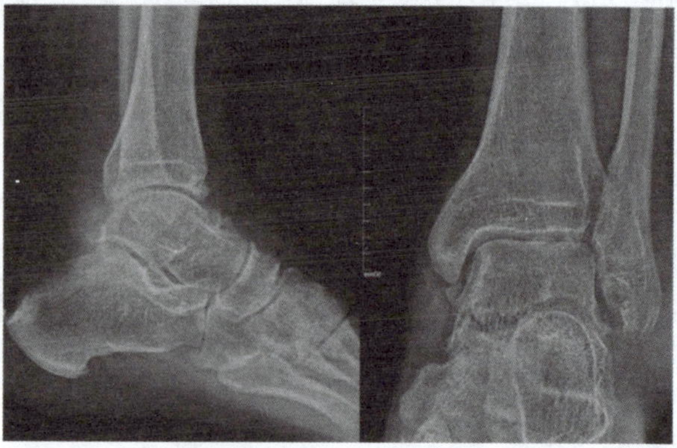

图 2-4-24　术前 X 线片示左踝关节前踝撞击

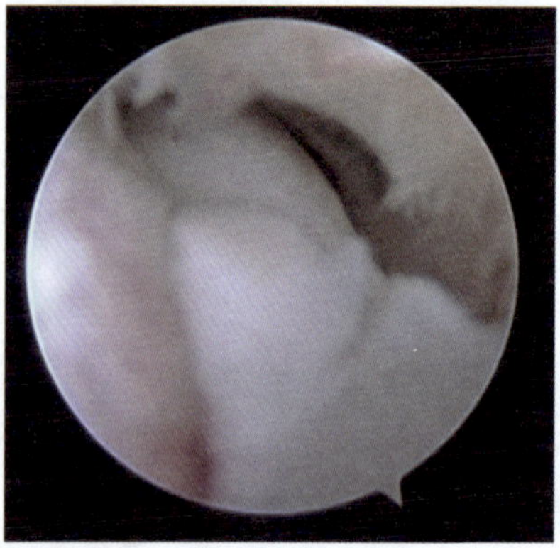

图 2-4-25　关节镜下示前踝撞击

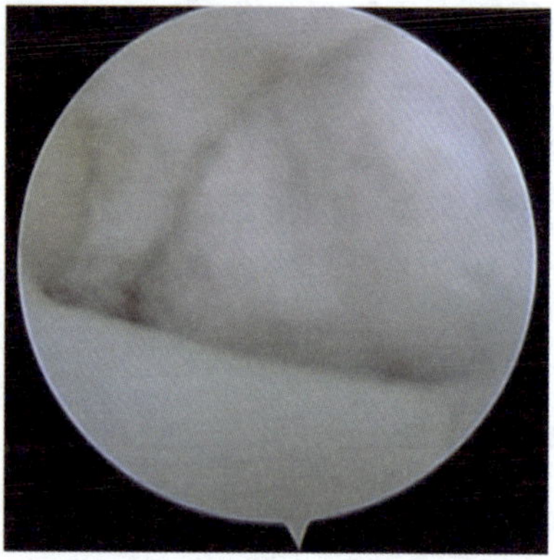

图 2-4-26　关节镜下骨赘切除术

十七、踝关节骨折

踝关节骨折理论上是指构成踝关节关节面的胫腓骨远端的骨质骨折，通常是指单纯胫骨远端关节面或腓骨远端关节面的骨折。部分胫骨干骺端骨折延伸到关节面的骨折归为 Pilon 骨折。踝关节骨折与 Pilon 骨折相比，受伤机制以旋转暴力为主，因此，不具备胫距关节面垂直压缩的特点，局部软组织挫伤也相对较轻。

(一)分类

目前踝关节骨折分型应用最为广泛的是 Lange-Hansen 分型(L-H 分型)，根据患者足受伤时的位置和暴力方向分为旋后/外旋型、旋后/内收型、旋前/外旋型和旋前/外展型。

(二)临床表现

踝关节外伤后踝部疼痛、肿胀，皮下可出现瘀斑、青紫，不敢活动踝关节，不能行走。检查可见踝关节畸形，内踝或外踝有明显压痛。

(三)影像学检查

X 线检查可判断患者骨折的大致情况，并据此初步评估患者的骨折类型，同时需进一步行 CT 检查以具体评估患者的骨折移位情况及下胫腓连结的相对关系，必要时可进一步行 MRI 检查以评估踝关节周围韧带的损伤情况。

(四)鉴别诊断

踝关节骨折需要与 Pilon 骨折鉴别。Pilon 骨折的受伤作用机制包含踝关节面的轴向暴力，以踝关节面塌陷为主要特点。行 CT 检查可明确诊断。

(五)治疗

切开复位内固定治疗通常是必要的。术前应尽可能地明确患者的骨折类型及韧带损伤情况，从而明确内固定物的放置位置及内固定方式。

(六)注意事项

踝关节骨折是典型的关节内骨折，除了遵循常规的关节内骨折的治疗原则外，还应考虑踝关节具有自身关节韧带结构的特殊性，因此，对于每一例患者，除关注其骨折本身外，还应注意患者踝关节内、外侧韧带及下胫腓前、后连结韧带的损伤情况，从而确保治疗全面、有效，尽可能地提高预后效果，同时尽可能地明确患者的韧带损伤情况。

典型病例

患者，男，38 岁，因右踝扭伤导致 L-H 分型旋前/外展型损伤（图 2-4-27 A）入院。

入院后行切开复位腓骨远端钢板固定＋内踝固定术。术后复查示踝关节关节面及关节间隙恢复满意（图 2-4-27 B）。

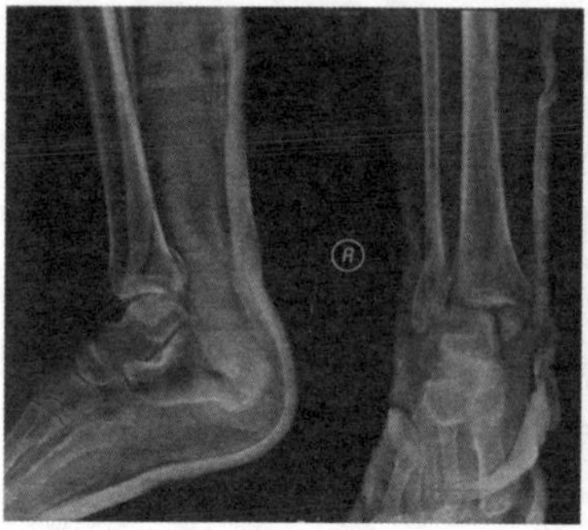

A

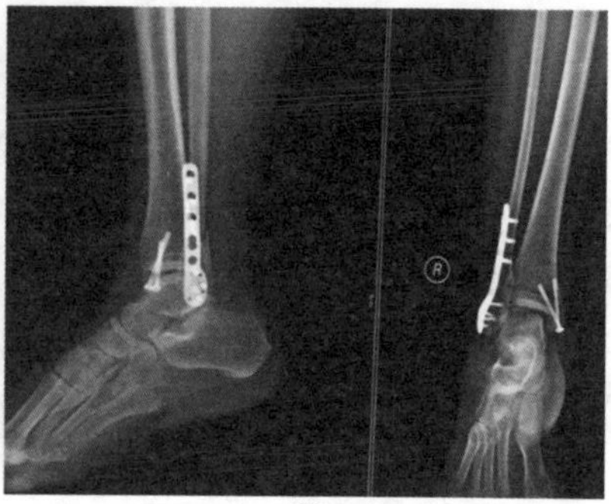

B

图 2-4-27　（右侧）踝关节骨折伤后及术后 X 线片

注：A. 伤后右踝关节正、侧位 X 线片；B. 术后右踝关节正、侧位 X 线片。

十八、距骨骨软骨损伤

距骨骨软骨损伤是指在创伤或非创伤因素作用下，距骨滑车局限性关节软骨剥脱，通常累及软骨下骨，引发关节疼痛、积液、肿胀等症状，严重者可导致关节功能障碍的踝关节疾病。距骨骨软骨损伤是踝关节慢性疼痛的主要病因之一，多见于男性，发病年龄通常为 20～30 岁，约 10％的病例可累及双侧踝关节。创伤累及的距骨骨软骨损伤最容易累及距骨前外侧软骨，较少累及距骨后内侧软骨。距骨内侧骨软骨损伤通常由内翻、跖屈和外旋暴力造成，部分距骨骨软骨损伤患者无明确外伤史。

（一）临床表现

距骨骨软骨损伤患者多数存在踝关节扭伤史，症状缺乏特异性，主要表现为踝关节慢性疼痛和间歇性肿胀。部分患者可出现机械性症状（如弹响和交锁感），部分患者存在踝关节反复扭伤、力弱和活动受限。

局部压痛是距骨骨软骨损伤的典型表现。若合并踝关节不稳定，前抽屉试验和距骨倾斜试验结果可能为阳性。合并踝关节撞击综合征时踝关节活动受限。

（二）影像学检查

1. X线检查　对于怀疑距骨骨软骨损伤的患者，可常规行踝关节X线检查，但对于症状较轻、软骨下骨无明显破坏的距骨骨软骨损伤患者，X线检查的检出率不高，常漏诊。

2. CT检查　在显示游离骨块、软骨下骨的破坏程度及骨软骨块的分离方面更加清晰。

3. MRI检查　能发现常规X线检查无法发现的软骨下骨和软骨的隐匿性损伤。

（三）鉴别诊断

距骨骨软骨损伤需要与踝关节骨关节炎、踝关节撞击综合征及踝关节不稳定等疾病鉴别。

（四）治疗

1. 非手术治疗　通常距骨骨软骨损伤的初步治疗为非手术治疗。无症状或症状较轻的儿童患者通过非手术治疗能获得良好的恢复，治疗方法包括减少运动、制动、支具保护下部分负重等。成人距骨骨软骨损伤自愈的可能性较小，采用非手术治疗的优良率约为50%。

2. 手术治疗　手术治疗主要包括关节镜下游离体取出联合或不联合骨髓刺激技术；距骨骨软骨损伤固定或逆向钻孔进行囊变区域植骨；通过自体骨软骨移植、异体骨软骨移植或软骨细胞移植技术恢复透明软骨的再生。

典型病例

患者，男，28岁，因扭伤后右踝关节疼痛6月余入院。

术前MRI检查示右踝距骨骨软骨损伤（图2-4-28）。行关节镜下关节清理＋微骨折术（图2-4-29）。

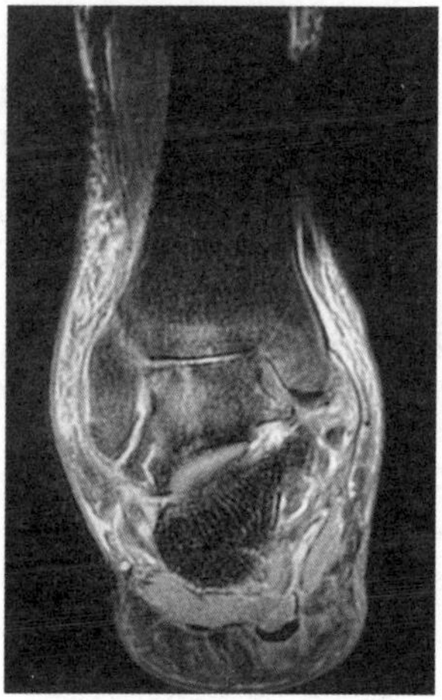

图2-4-28　术前MRI检查示距骨骨软骨损伤

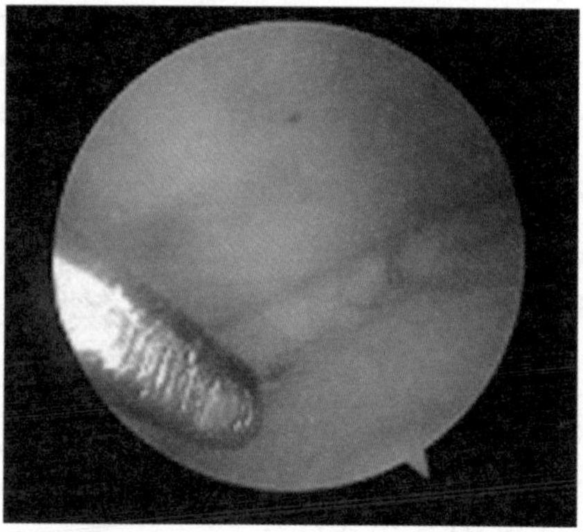

图2-4-29　关节镜下软骨清理＋微骨折术

十九、距骨骨折

距骨骨折临床上相对少见，多由直接暴力或间接暴力传导导致。

(一)分类

目前临床上应用的距骨骨折分型方法有 Sneppen 分型(Ⅰ～Ⅳ型)和 Hawkin 分型(Ⅰ～Ⅴ型)。

(二)临床表现

患者常有踝关节损伤的症状和体征,踝关节疼痛伴活动受限,局部瘀斑、压痛,甚至畸形。

(三)影像学检查

X 线检查便于观察患者骨折的大致情况及踝关节的整体对位关系,需进一步行 CT 检查以明确骨折类型。对于局部隐匿性骨折或无明显移位骨折的患者,需进一步行 MRI 检查,同时可以明确踝关节周围韧带的损伤情况。

(四)鉴别诊断

距骨骨折的诊断一般较明确,需要与距骨挫伤或距骨软骨剥脱等疾病鉴别。距骨挫伤会导致踝关节或距骨部位的疼痛和压痛,但 X 线甚至 CT 检查通常无明显异常,需进一步行 MRI 检查以明确诊断。距骨软骨剥脱以软骨脱落为主要病变,X 线检查通常无明显异常,可通过 MRI 或踝关节镜检查以明确诊断。

(五)治疗

距骨骨折可手术治疗,复位并固定骨折移位的骨折块。粉碎性骨折无法复位、维持的,可考虑摘除骨折碎块,或者二期行踝关节镜手术。

(六)注意事项

对于移位不明显的距骨骨折,需完善检查,避免漏诊;对于移位明显的距骨骨折,通常距骨的血供破坏较大,后期并发距骨缺血性坏死或胫距关节炎的风险较高，因此，应做好与患者的沟通，必要时二期行相应的关节融合术。

典型病例

患者，男，37岁，因重物砸伤致右侧距骨骨折，合并内踝骨折（图2-4-30 A）入院。

入院后行切开复位＋距骨钢板内固定＋内踝螺钉内固定，术后复查示距骨形态及踝关节间隙恢复满意（图2-4-30 B）。

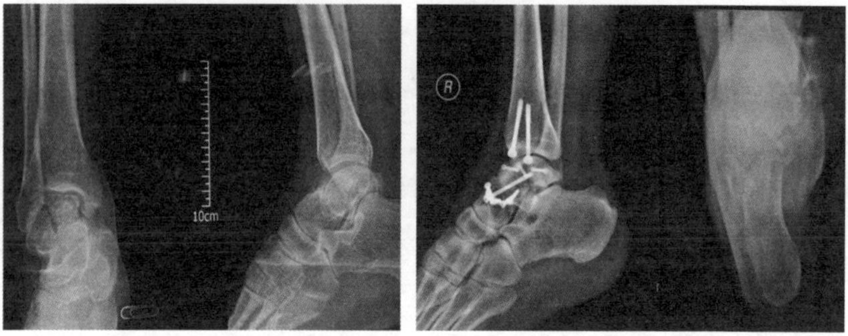

A　　B

图2-4-30　右距骨骨折合并内踝骨折伤后及术后X线片

注：A. 伤后右踝关节正、侧位X线片；B. 术后右踝关节正位和跟骨轴位X线片。

二十、跟骨骨折

跟骨骨折是最常见的跗骨骨折，约占跗骨骨折的60%，多由高处坠落伤使足跟部遭受垂直暴力导致。跟骨骨折常合并脊柱或骨盆骨折等损伤。

（一）分类

跟骨骨折常用的分型有依据X线影像的Essex-Lopresti分型（Ⅰ、Ⅱ型）和依据CT影像的Sanders分型（Ⅰ～Ⅳ型）。

(二)临床表现

外伤后局部疼痛明显,不能站立、行走,同时局部瘀斑、压痛,外侧壁突起,跟骨内翻畸形。

(三)影像学检查

X 线和 CT 检查是必要的。CT 检查可明确骨折线的数量及骨折块移位的方向和程度。

(四)鉴别诊断

跟骨骨折的诊断较明确,一般需要与其他骨折鉴别。

(五)治疗

移位或畸形明显的跟骨骨折,建议切开复位内固定治疗,术前需局部制动及脱水消肿治疗,待局部皮肤出现“皱纹征”时,提示适合切开手术。近年来流行的微创跗骨窦切口治疗跟骨骨折,对于软组织的要求相对降低,同时也减少了跟骨手术的切口并发症。跟骨骨折的手术治疗应注意尽可能地恢复跟骨的长度、宽度及高度等解剖结构,而对于其距下关节面的平整性要求相对次要。

(六)注意事项

跟骨骨折通常合并脊柱骨折甚至内脏损伤,接诊时要全面查体,谨防漏诊。跟骨骨折的手术治疗,切口并发症的发生风险相对较高,一旦切口感染或愈合不良,会导致钢板外露和软组织缺损,因此,要严格掌握手术时机及切口的精确设计。

典型病例

患者,男,45 岁,因高处坠落伤致左侧跟骨骨折(图 2-4-31 A)入院。入院后行跗骨窦切口切开复位+微创钢板内固定术。术后复查示骨折复位及内固定位置满意(图 2-4-31 B)。

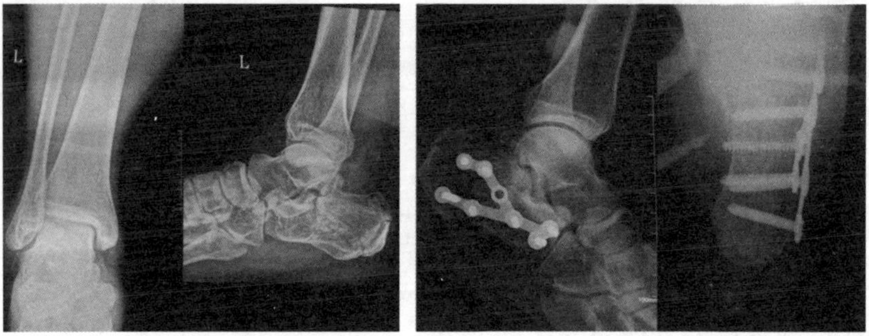

A　　　　B

图 2-4-31　左跟骨骨折伤后及术后 X 线片

注：A. 伤后左踝关节正、侧位 X 线片；B. 术后左跟骨侧位和轴位 X 线片。

二十一、Lisfranc 损伤

中足关节（跗跖关节）又称“Lisfranc 关节”。Lisfranc 关节之间由众多韧带相互连接，其中第二跖骨基底部与内侧楔骨之间的韧带最为粗壮和关键，又称“Lisfranc 韧带”，因此，该部位的骨折或脱位等损伤统称为 Lisfranc 损伤。Lisfranc 关节对于维持人体正常的足弓结构异常重要，其损伤后，若处理不好，会导致足部的稳定性下降，远期预后不佳。

（一）分类

Lisfranc 损伤常用的分型为 Hardcastle 分型：A 型，第一至五跖骨均向外侧脱位（最常见）；B 型，第一、二跖骨间分离；C 型，第一跖骨向内侧脱位，第二至五跖骨向外侧脱位。

（二）临床表现

足部胀痛明显，局部中足关节附近瘀斑、肿胀，压痛明显，严重者出现肿胀明显、足部远端感觉麻木、血供不佳等表现。

(三)影像学检查

X 线检查可基本明确骨折的部位和类型,必要时可行 CT 检查以排查隐匿性骨折,术前也可行 MRI 检查以评估韧带损伤情况。对怀疑有血管损伤或骨筋膜隔室综合征者,可急诊行血管超声检查。

(四)鉴别诊断

Lisfranc 损伤需要与单纯的跖骨骨折鉴别。单纯的跖骨骨折患者,其中足的韧带损伤相对较轻,伤后足部肿胀相对较轻,足部稳定性受影响较小,可选择非手术治疗,必要时可通过 MRI 检查以明确诊断。

(五)治疗

除少部分无明显移位者外,建议绝大部分 Lisfranc 损伤患者行手术治疗,切开复位骨折移位的跗跖关节,并牢固固定,其中第二跖骨基底部和内侧楔骨之间必须固定,以最大限度地恢复跗跖关节的稳定性。术后配合早期功能锻炼,有利于肢体软组织损伤的修复及功能改善。

(六)注意事项

对于部分严重的 Lisfranc 损伤患者,要警惕足部骨筋膜隔室综合征的发生。对于无明显骨折或移位的 Lisfranc 损伤患者,要完善查体及 MRI 检查,以避免误诊和漏诊,从而导致足部功能的下降。

典型病例

患者,男,32 岁,因摔伤导致左足 Lisfranc 损伤(图 2-4-32 A)入院。入院后切开复位内固定。术后复查显示跗跖关节恢复正常的对位关系(图 2-4-32 B)。

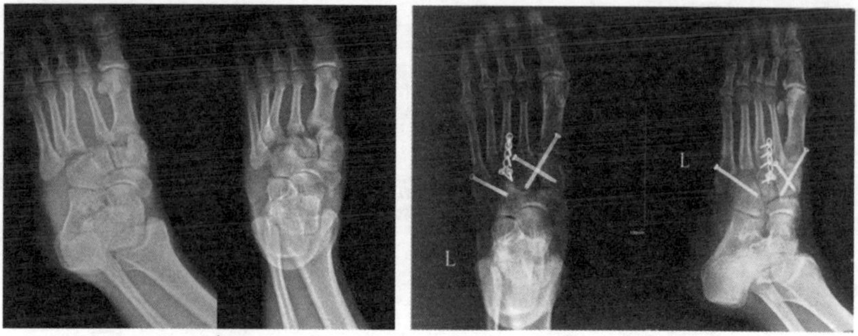

A　　B

图 2-4-32　左足 Lisfranc 损伤伤后及术后 X 线片

A. 伤后左足正、斜位 X 线片；B. 术后左足正、斜位 X 线片。

（周　武　王小红）

第五节　脊柱脊髓损伤

脊髓位于脊柱的椎管内，是中枢神经的一部分。脊髓两旁发出许多成对的神经（称为脊神经）分布到全身皮肤、肌肉和内脏器官。脊髓是周围神经与脑之间的通路，也是许多简单反射活动的低级中枢。脊柱外伤时，常合并脊髓损伤。严重的脊髓损伤可引起四肢瘫痪、大小便失禁等。

一、临床表现

（一）脊髓震荡和脊髓休克

1. 脊髓震荡　脊髓震荡是指脊髓损伤后出现短暂性功能抑制状态。临床表现为受伤后损伤平面以下立即出现弛缓性瘫痪，经过数小时至 2 天，脊髓功能即开始恢复，且日后不留任何神经系统后遗症。

2. 脊髓休克　脊髓休克是指脊髓损伤平面以下脊髓神经功

能立即、完全的丧失，表现为肌力低下的弛缓性瘫痪，各种脊髓反射(包括病理反射)的消失及排尿、排便功能的丧失。常在 24 h 内开始恢复，3～6 周完全恢复正常的神经功能。由于早期表现为不完全截瘫，因此，脊髓休克系一回顾性诊断，即于 6 周获得完全恢复者的最后诊断。

广义的脊髓休克期包括脊髓明显的实质性损伤(脊髓不完全损伤、脊髓完全损伤)节段以下的脊髓恢复反射的前期。脊髓休克终止的标志是反射或传导的恢复：①球海绵体肌反射，即针刺或压迫阴茎头可引起球海绵体肌收缩，可在阴茎根部触及；②肛门反射，即针刺肛门周围皮肤，可引起肛门外括约肌的收缩；③出现病理反射，其中以球海绵体肌反射和肛门反射最早出现。脊髓休克的存在使脊髓损伤程度的早期诊断存在一定的困难。

(二)脊髓实质性损伤

1. 脊髓损伤的纵向定位(每个节段损伤的详细临床表现)

从运动、感觉、反射和自主神经功能障碍的平面判断损伤的节段。

(1)颈髓损伤

1)第 1、2 颈髓损伤：患者多数立即死亡。能到医院就诊者只有下列神经病理学改变。①运动改变。第 1、2 颈神经发出纤维支配肩胛舌骨肌、胸骨舌骨肌和胸骨甲状肌，当其受伤时，会影响这些肌肉的功能。②感觉改变。第 1、2 颈神经的前支参与构成枕大神经、枕小神经及耳大神经。当寰枢椎骨折脱位、齿突骨折时，患者可感觉耳部及枕部疼痛、麻木，检查时可发现局部痛觉过敏或减退。

2)第 3 颈髓损伤：该部位的脊髓支配膈肌及肋间肌，损伤后不能进行自主呼吸，伤员多于受伤后立即死亡。常见的损伤原因为绞刑骨折，即第 2、3 颈椎脱位、第 2 颈椎双侧椎弓骨折。这种骨折脱位亦可由上部颈椎于过伸位受伤导致。

3)第 4 颈髓损伤：①运动改变。患者为完全性四肢瘫痪。膈肌受第 3～5 颈神经支配，第 4 颈髓节段损伤后，创伤性反应也常波及第3颈神经，因此患者自主呼吸丧失。创伤性反应消退后，膈肌功能可望恢复而行自主呼吸，但呼吸仍较微弱。②感觉改变。锁骨平面以下的感觉消失，其他功能（如括约肌功能、性功能、血管运动、体温调节功能等）均消失。

4）第5颈髓损伤：损伤早期因第4、5颈髓受到创伤性水肿的影响，患者的膈肌功能很差，加之创伤后患者发生肠胀气等症状，更会加重呼吸困难。①运动改变。双上肢完全无自主活动而放置于身体两侧，肩部则因有肩胛提肌、斜方肌的牵拉而能耸肩。②感觉改变。患者除颈部及上臂前方一个三角区之外，所有感觉全部消失。③反射改变。患者除肱二头肌反射明显减弱或消失外，其余腱反射全部消失。

5）第6颈髓损伤：患者由于脊髓创伤性反应及肠胀气的影响，呼吸功能可受到明显的干扰。①运动改变。胸大肌、背阔肌、肩胛下肌及三头肌瘫痪，肘部失去伸展功能。肩胛提肌、斜方肌、三角肌及肱二头肌仍可收缩，因此患者的肩部可抬高，上臂可外展90°，前臂屈曲，手放于头部附近。桡侧腕长伸肌呈下运动神经元损害，而第6颈脊髓节段以下的神经所支配的手指、躯干及下肢肌肉均呈瘫痪状态。②感觉改变。上肢的感觉，除上臂外侧、前臂背外侧的一部分之外，上肢其余部分均有感觉缺失现象。③反射改变。肱二头肌反射、肱桡肌反射均正常，肱三头肌反射消失。

6）第7颈髓损伤：伤后膈神经功能正常，患者可腹式呼吸。①远动改变。上肢轻度外展，前臂屈曲于胸前，腕可向桡侧偏位。指总伸肌肌力减弱，其中以示指伸肌的肌力减弱尤为明显；旋前圆肌、桡侧腕屈肌、指深屈肌、指浅屈肌、拇长屈肌均显力弱，因此手呈半握状态。肱二头肌肌力正常。②感觉改变。躯干、下肢、上臂、前臂内侧、手的尺侧3个手指、（有时）示指有感觉障碍。③反射改变。肱二头肌反射、桡骨膜反射均存在，肱三头肌反射消失或减退。

7）第8颈髓损伤：患者可见单侧或双侧 Horner 征，由卧位改为直立位时可出现血管运动障碍，即直立性低血压，经过锻炼后，此现象可消失。①运动改变。拇长屈肌、拇短伸肌、骨间肌、蚓状肌、拇对掌肌肌力减弱或消失，拇短展肌完全瘫痪而呈爪形手。②感觉改变。感觉障碍范围包括4～5指、小鱼际及前臂内侧、躯干及下肢。③反射改变。肱三头肌反射及腹壁反射、提睾反射、膝反射、跟腱反射障碍。

8)第1胸髓损伤：Horner征阳性，面部、颈部、上臂不出汗。①运动改变。拇收肌、骨间肌、蚓状肌部分瘫痪，拇短展肌完全无功能，肋间肌及下肢瘫痪。②感觉改变。感觉障碍发生于上臂远端内侧、前臂之内侧、躯干及下肢。③反射改变。上肢无反射改变，腹壁反射、提睾反射、膝反射、跟腱反射出现障碍。

(2)胸髓损伤：仅影响部分肋间肌，对呼吸功能的影响不大，交感神经障碍的平面也相应下降，体温失调也较轻微，主要表现为躯干下半部与双下肢的痉挛性瘫痪，以及相应部位的感觉障碍和大小便功能紊乱。

1)上胸段脊髓(第2～5胸髓)损伤：患者仍可呈腹式呼吸。损伤平面越低，对肋间肌的影响越小，呼吸功能就越好，除有截瘫及括约肌失控症状外，还有血管运动障碍，患者坐起时常因直立性低血压而出现晕厥。①运动改变。损伤平面以下的肋间肌、腹肌、躯干及下肢麻痹，呈截瘫状态。②感觉改变。损伤平面以下的感觉消失。③反射改变。腹壁反射、提睾反射、膝反射及跟腱反射出现障碍。

2)下胸段脊髓(第6～12胸髓)损伤：①运动改变。第6～9胸髓受伤时，上段腹直肌的神经支配未受损伤，具有收缩功能，而中段和下段的腹直肌丧失收缩功能；第10胸髓节段以下损伤时，由于腹内斜肌及腹横肌下部的肌纤维瘫痪，患者咳嗽时腹压增高，下腹部向外膨出，下肢呈截瘫状态。②感觉改变。第6胸髓受伤时为剑突水平，第7、8胸髓为肋下，第9胸髓为上腹部，第10胸髓平脐，第11胸髓为下腹部，第12胸髓为腹股沟。③反射改变。上、中、下腹壁反射中枢分别为第7～8胸髓、第9～10胸髓、第 11～12 胸髓。

(3)腰髓及腰膨大损伤

1)第 1 腰髓损伤:①运动改变。腰部肌肉力量减弱,下肢肌肉瘫痪,其中包括提睾肌、髂腰肌、缝匠肌及髋关节的外展肌,膀胱、直肠的括约肌不能自主控制。②感觉改变。整个下肢、腹股沟、臀部及会阴部均有感觉障碍。③反射改变。提睾反射、膝反射、跟腱反射、跖反射均消失。

2)第 2 腰髓损伤:①运动改变。髂腰肌及缝匠肌肌力减弱,股薄肌隐约可见有收缩,下肢其余肌肉瘫痪,肛门、直肠括约肌失控。②感觉改变。除大腿上 1/3 感觉改变外,整个下肢及会阴部鞍区均有感觉缺失。③反射改变。提睾反射、腹壁反射阳性,膝反射、跟腱反射、跖反射障碍。

3)第 3 腰髓损伤:①运动改变。下肢呈外旋畸形,股直肌力弱导致伸膝力量弱,膝关节以下肌肉瘫痪。②感觉改变。大腿中下 1/3 交界处平面以下及鞍区感觉缺失。③反射改变。膝反射消失或明显减退,跟腱反射及跖反射阴性,提睾反射可引出。

4)第 4 腰髓损伤:①运动改变。患者可勉强站立、行走,但由于臀中肌力弱,患者步态不稳,类似先天性髋关节脱位患者的鸭步,上楼困难;足跖屈和外翻功能消失,但背伸和内翻功能存在;膀胱括约肌和直肠括约肌没有功能。②感觉改变。鞍区及小腿以下感觉缺失。③反射改变。膝反射消失或减弱,跟腱反射消失,跖反射消失。

5)第 5 腰髓损伤:①运动改变。因髂腰肌及内收肌没有拮抗肌,患者的髋关节呈屈曲内收畸形,严重者可脱位,又由于股二头肌、半腱肌、半膜肌的肌力弱或瘫痪,可出现膝过伸畸形或膝反弓弯曲畸形。此外,由于阔筋膜张肌及臀中肌力弱,患者行走时呈摇摆步态。胫前肌及胫后肌力量较强而腓骨肌、小腿三头肌瘫痪,可导致马蹄内翻足。括约肌失控。②感觉改变。足背、小腿外侧及偏后方、鞍区感觉缺失。③反射改变。膝反射正常,跟腱反射消失。

6)第 1 骶髓损伤:①运动改变。小腿三头肌及趾屈肌瘫痪而伸肌有力;大腿的股二头肌瘫痪或有少许肌力;半腱肌、半膜肌肌力减弱;膀胱括约肌及直肠括约肌仍无功能。②感觉改变。足跖面、足外侧、小腿外侧、大腿后侧及鞍区感觉减退。③反射改变。膝反射存在,跟腱反射消失。

7)第 2 骶髓损伤:①运动改变。趾长屈肌及足部小肌肉瘫痪,患者不能用足尖站立。由于足部内在小肌肉瘫痪,足趾呈爪状。括约肌失控。②感觉改变。小腿后上方及大腿后外侧,足跖面及鞍区感觉缺失。③反射改变。跟腱反射可能减弱。

(4)脊髓圆锥损伤:第 3～5 骶髓和尾节称为脊髓圆锥。脊髓圆锥损伤后,会阴部皮肤感觉减退或消失,呈马鞍状分布。由于膀胱逼尿肌受第 2～4 骶神经支配,可引起逼尿肌麻痹而成无张力性膀胱,形成充盈性尿失禁。排便也失去控制。有性功能障碍。肛门反射和球海绵体肌反射消失。腰膨大于脊髓圆锥以上,因此,下肢功能无影响。

2. 脊髓损伤的横向定位(脊髓不完全损伤)

(1)中央性脊髓损伤综合征:最常见的不完全损伤,症状特点为上肢与下肢的瘫痪程度不一,上肢重、下肢轻,或者单有上肢损伤。在损伤节段平面以下可有感觉过敏或感觉减退,也可能有触觉障碍及深感觉障碍。有的患者可出现膀胱功能障碍。其恢复过程是下肢运动功能首先恢复,膀胱功能次之,最后为上肢运动功能,而以手指功能恢复最慢。感觉的恢复则无一定的顺序。

(2)脊髓半切综合征:又称“Brown-Sequard 综合征”,损伤水平以下的同侧肢体出现运动瘫痪和深感觉障碍,而对侧肢体出现痛觉和温度觉障碍,但触觉功能无影响。由于一侧骶神经尚完整,因此,患者的大小便功能仍正常。如第 1～2 胸髓节段受伤,同侧面部、头颈部可有血管运动失调征象和 Horner 综合征,即瞳孔缩小、睑裂变窄和眼球内陷。此种单侧脊髓的横贯性损害综合征好发于胸段,腰段及骶段则很少见。

(3)前侧脊髓综合征:可由脊髓前侧被骨片或椎间盘压迫导

致，也可由中央动脉分支损伤或受压导致。脊髓灰质对缺血比白质敏感，因此，在损伤、压迫或缺血条件下，脊髓前角运动神经元较易发生选择性损伤。前侧脊髓综合征好发于颈髓下段和胸髓上段。在颈髓，主要表现为四肢瘫痪，损伤节段平面以下的痛觉、温度觉减退，而位置觉、振动觉正常，会阴部和下肢仍保留深感觉和位置觉。在不完全损伤中，其预后最差。

(4)脊髓后方损伤综合征：多见于颈椎在过伸位受伤者，由脊髓的后部结构受到轻度挫伤导致。脊髓后角与脊神经后根亦可受累，其临床症状以感觉丧失为主，亦可表现为神经刺激症状，即在损伤节段平面以下有对称性颈部、上肢及躯干的疼痛感和烧灼感。

(5)马尾-圆锥损伤综合征：由马尾神经或脊髓圆锥损伤导致，主要原因是胸腰结合段或其下方脊柱的严重损伤。临床特点如下。①支配区肌肉下运动神经元损伤，表现为弛缓性瘫痪；②因神经纤维排列紧密，损伤后其支配区所有感觉丧失；③骶部反射部分或全部丧失，膀胱和直肠呈弛缓性瘫痪，因括约肌张力降低，可出现大小便失禁。马尾损伤程度轻时可与其他周围神经一样再生，甚至完全恢复，但损伤重或完全断裂者则不易自愈。

3. 脊髓损伤后的排尿困难

(1)反射性膀胱：脊髓损伤位于骶髓以上。

(2)自律性膀胱：脊髓损伤恰好位于第2～4骶髓，第2～4骶髓为排尿低级中枢。

(3)无张力性膀胱：脊髓损伤位于第2骶髓以下或马尾部。

二、影像学检查

X线检查为脊柱骨折最基本的检查手段，可以了解骨折的部位、损伤的类型及脱位的严重程度。CT检查可以从轴状位了解椎体、椎弓和关节突的损伤，以及椎管容积的改变。MRI检查是脊髓和神经损伤的重要检查手段，可以了解椎骨、椎间盘对脊髓的压迫，脊髓组织损伤的表现，以及是否有出血、水肿及变形。

三、脊髓损伤的评定标准(分级)

关于脊髓损伤的分级标准，目前有多种方法，比较常用的是美国脊髓损伤协会的 Frankel 分级标准(表 2-5-1)。根据此标准，脊髓损伤可分为 5 级：A 级是脊髓完全损伤，指损伤平面以下的运动、感觉功能完全丧失；B 级是脊髓不完全损伤，患者一般在损伤平面以下存在感觉功能，但是无运动功能；C 级也是脊髓不完全性损伤，指患者在损伤平面以下存在运动功能，但是大部分关键肌肉的肌力＜3 级；D 级是指大部分关节肌肉的肌力≥3 级；E 级是感觉和运动功能基本正常，但可以有异常反射。

表 2-5-1　脊髓损伤的 Frankel 分级标准

级别	临床表现
A 级	无感觉或运动功能；大小便失控
B 级	感觉功能不完全丧失；无运动功能
C 级	感觉功能不完全丧失；无有用运动功能；肌力 1～3 级，上肢不能持物，下肢不能承重
D 级	感觉功能不完全丧失；有有用运动功能；肌力 3～5 级，上肢能持物，下肢能扶拐行走
E 级	正常功能，可能有痉挛状态；运动感觉基本正常

四、鉴别诊断

脊髓损伤多由外部重大创伤导致，结合临床症状及影像学资料可明确诊断。需要注意鉴别脊髓不完全损伤与脊髓完全损伤。

1. 脊髓不完全损伤　损伤神经平面以下(包括最低位的骶段)保留部分感觉和/或运动功能(骶部感觉包括肛门黏膜皮肤连接处和深部肛门的感觉；检查运动功能采用直肠指检以确定肛门外括约肌的自主收缩)。

2. 脊髓完全损伤　骶段感觉和运动功能完全消失。

五、治疗

(一)早期治疗

脊髓损伤后病理进程的改变非常迅速:伤后 2 h,受损部位邻近脊髓组织出现炎症介质介导的继发性损伤;伤后 6 h 内灰质出血;12 h 灰质中心开始坏死,出血范围波及白质,白质轴突变性坏死;24 h 损伤段脊髓大部分坏死。因此,治疗越早越好,争取在最短的时间内,将患者妥善地从受伤地点转运至医院,在最短的时间内给予患者甲泼尼龙及甘露醇等有效的药物治疗,积极改善机体全身情况,尽早地整复骨折与脱位等。脊髓损伤早期积极治疗的目的是尽可能地保护存活的神经细胞和传导束免受继发性损伤。

(二)现代脊髓损伤的手术治疗

1. 脊柱损伤的复位减压内固定　现代脊髓损伤的治疗要求尽早、尽一切可能减轻脊髓的原发创伤,防止和减少脊髓继发性损伤。其中尽早地进行脊柱骨折脱位整复、椎管内减压和维持脊柱稳定性是临床治疗的重要原则。脊柱骨折脱位导致脊髓挫裂伤和受压是脊髓损伤的原发因素,其创伤病理改变是非常迅速的,每早一分钟解除脊髓的压迫、稳定脊柱、减少脊髓出血,就能多挽救一些神经组织,因此,在患者全身情况允许的条件下,脊柱整复减压内固定手术干预越早越好。无骨折与脱位的脊髓损伤,其损伤机制为脊髓在椎管狭窄的情况下,外力使之发生猛烈撞击导致,早期手术行椎管内减压,有利于释放肿胀的脊髓,解除脊髓的压迫、缺血。对于严重脊柱骨折导致错位而发生脊髓完全横断的情况,手术可以使脊柱恢复稳定,避免对神经根牵拉导致的疼痛,而且可以使椎管和脊髓断端对合,有利于将来可能的修复。同时,稳定的脊柱也有利于康复训练的进行。

手术以受压部位为中心,可经前方或后方入路减压整复骨折脱位,然后加用可靠的内固定器并行自体骨或人工骨移植,以确保脊柱的复位和稳定。减压措施包括整复骨折脱位，摘除突入椎管内的骨片，切除椎板，切除挤入椎管内的黄韧带、椎间盘，清除血肿。硬膜下变色脊髓肿胀时，可切开硬膜以减压。减压范围要根据患者的临床症状、神经查体定位及影像学表现来确定。后方行椎板减压时，最少要切除 3～5 个椎板，直至看到正常的硬脊膜搏动为止。

2. *脊髓切开*　对于闭合性脊髓损伤患者，何种情况下需要脊髓切开治疗，应根据对脊髓损伤程度的估计来确定。只有脊髓挫伤、解剖结构存在、可以发生中央坏死及囊腔形成、造成从内部对脊髓的压迫及损害(即脊髓脊膜腔综合征)等情况可行脊髓切开，以减小脊髓中央压力，减轻水肿、坏死。脊髓切开的指征：①临床神经学为完全截瘫；②X线片及临床体征估计为非横断性损伤，MRI 检查示脊髓出血、水肿；③手术探查见硬膜完整，切开硬膜后可见蛛网膜下腔因脊髓肿胀而消失，脊髓表面血管存在，脊髓实质较正常为硬，局部张力增加；④伤后数天至数周，脊髓内有囊腔形成。

脊髓切开的时机越早越好。研究显示，只有在伤后 24 h 内行脊髓切开，才有恢复脊髓功能的希望。操作要点是在显微镜下操作，由背侧后正中沟用锋利刀片，沿水肿中心区纵向切开 2.0～2.5 cm，深约 5 mm，直达中央管，不可过深，清除积血、积液。注意偏向一侧可伤及薄束和楔束。由于脊髓肿胀，硬膜多不能缝合，可用椎旁肌膜覆盖，周边与硬膜固定。

典型病例

患者，男，42 岁，车祸伤 12 h 后入院。

查体：双上肢肘关节以下肌力 0 级，双下肢肌力 0 级。感觉平面 T_4 以下消失，肛门会阴区感觉减退，肛门括约肌肌力减弱，Frankel B 级。术前 CT 示 C_6～C_7 骨折脱位合并关节突关节交锁(图 2-5-1)，MRI 示 C_6～C_7 层面脊髓受压、水肿、脑脊液中断(图 2-5-2)。行急诊手术(颈椎后路切开复位内固定＋硬脊膜切开减压术)，术中见颈脊髓广泛水肿(图 2-5-3)。术后 X 线片示 C_6～C_7 骨折脱位复位固定良好(图 2-5-4)。术后 6 个月 MRI 示 $C_6 \sim C_7$ 层面脑脊液中断处恢复、Frankel C 级(图 2-5-5)。

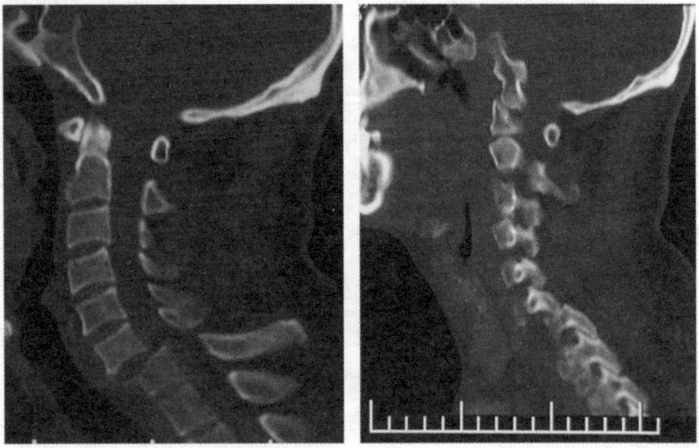

A　　　　B

图 2-5-1　术前 CT 示 $C_6 \sim C_7$ 骨折脱位合并关节突关节交锁

注:A. 术前颈椎 CT 矢状位示 $C_6 \sim C_7$ 骨折脱位;B. 术前颈椎 CT 矢状位示 $C_6 \sim C_7$ 关节突关节交锁。

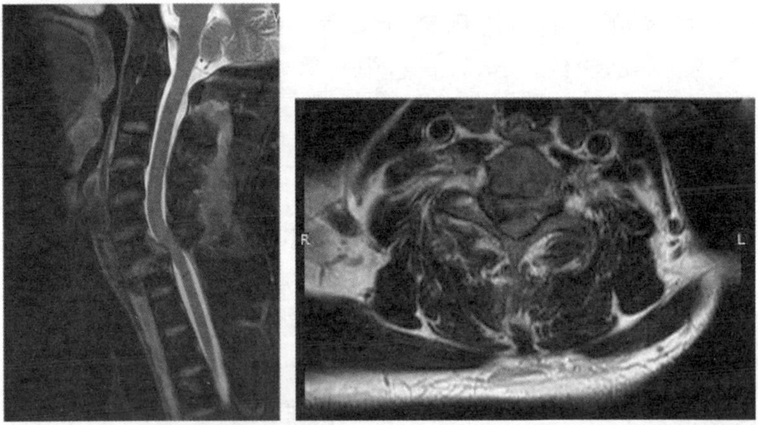

A　　　　B

图 2-5-2　术前 MRI 示 $C_6 \sim C_7$ 层面脊髓受压、水肿、脑脊液中断

注:A. 术前颈椎 MRI 矢状位;B. 术前颈椎 MRI 横断位。

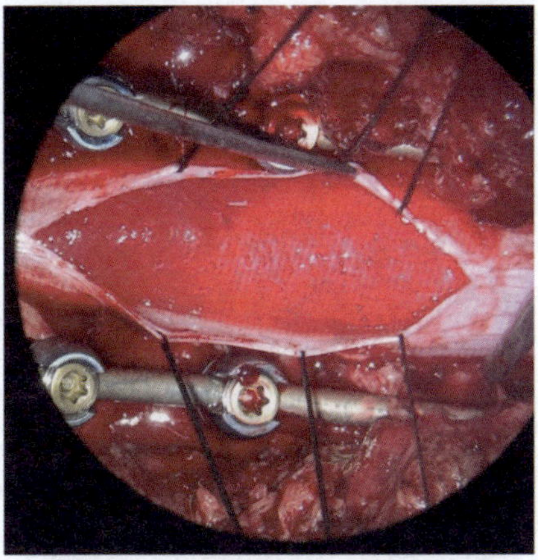

图 2-5-3　术中颈椎后路硬脊膜切开示颈脊髓广泛水肿

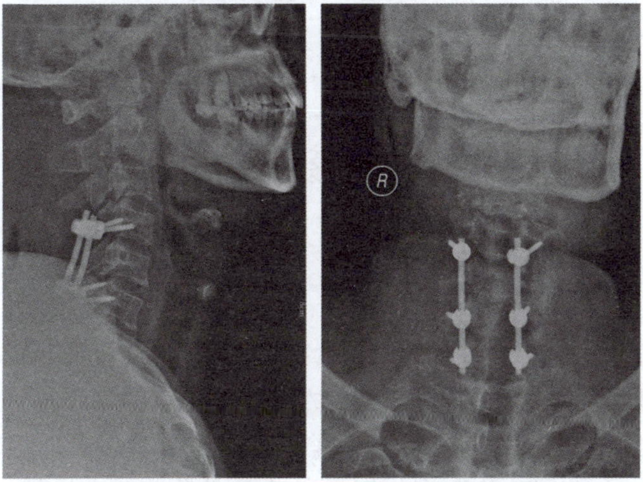

A　　　　B

图 2-5-4　术后 X 线片示 $C_6 \sim C_7$ 骨折脱位复位固定良好

注：A. 术后颈椎侧位 X 线片；B. 术后颈椎正位 X 线片。

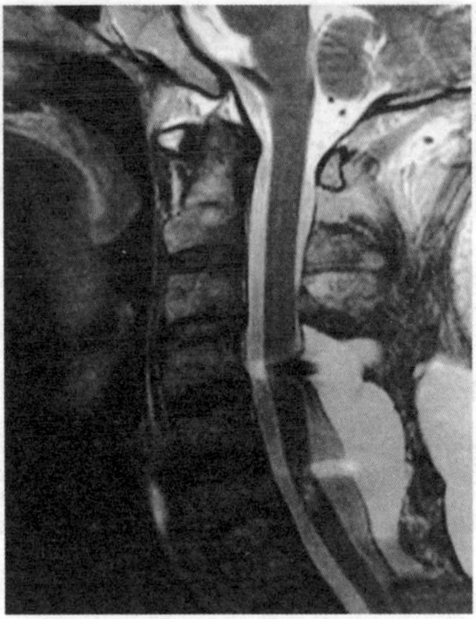

图 2-5-5　术后 6 个月 MRI 示 $C_6 \sim C_7$ 层面脑脊液中断处恢复、Frankel C 级

（曹发奇）

第六节　骨盆、髋臼骨折

一、骨盆骨折

骨盆为环形结构，是由两侧的髂骨、耻骨、坐骨融合而成的两块髋骨和中间的骶尾骨，经前方的耻骨联合和后方的骶髂关节构成的坚固骨环，是人体躯干连接脊柱与下肢重要的枢纽结构。骨盆骨折多由高能量损伤导致，常见于高处坠落或交通事故伤，可合并盆腔脏器及血管、神经损伤，其致残率、致死率极高。

(一)分型

1. Young-Burgess 分型　基于损伤机制，按暴力方向可将骨盆骨折分为4型。

(1)侧方挤压损伤(lateral compression;即LC骨折):又称"关书样损伤",骨盆受到侧方挤压力量使前后部结构及骨盆底部韧带发生一系列损伤,约占骨盆骨折的38.2%。

(2)前后挤压损伤(antero-posterior compression;即APC骨折):又称"开书样损伤",多由前方暴力导致,约占骨盆骨折的52.4%。

(3)垂直剪切损伤(vertical shear;即VS骨折):通常由高坠伤造成耻骨联合分离或耻骨支垂直骨折,同时存在骶髂关节完全脱位或骶骨、髂骨的垂直骨折,半骨盆可向前上方或后上方移位,约占骨盆骨折的5.8%。

(4)混合暴力损伤(combined mechanical;即CM骨折):为混合性骨折,如LC/VS骨折,或LC/APC骨折,约占骨盆骨折的3.6%。

2. Tile分型 基于骨盆环的稳定性,可将骨盆骨折分为3型。

(1)A型(稳定型):后环完整,包括撕脱损伤(A1)、稳定的髂骨翼或前环骨折(A2)、骶尾骨横形骨折(A3)。

(2)B型(部分稳定型):旋转不稳定,但垂直稳定,后环不完全损伤,包括开书样损伤(B1)、侧方压缩损伤(B2)、双侧损伤(B3)。

(3)C型(旋转、垂直均不稳定型):后环完全损伤,包括单侧损伤(C1)、一侧B型一侧C型损伤(C2)、双侧C型损伤(C3)。

3. 骶骨骨折的Dennis分型 根据骨折线累及的骶骨区域将骨折分为3型。

(1)Dennis Ⅰ区骨折:骨折线位于骶骨孔外侧的骶骨翼部。

(2)Dennis Ⅱ区骨折:经骶骨孔的骨折。

(3)Dennis Ⅲ区骨折:骨折累及骶骨孔内侧的骶管区。

(二)临床表现

1. 病史　中青年骨盆骨折患者多有强大的暴力外伤史，合并全身多部位严重损伤，休克常见，如为开放性损伤，病情更加严重，病死率高达 40%～70%。但有一种特殊情况，那就是对于老年患者而言，尤其是骨质疏松的老年患者，低能量损伤(如平地摔倒)便会引起老年脆性骨盆骨折。

2. 主要症状

(1)广泛的疼痛，坐位或活动下肢时有疼痛加重的表现。

(2)会阴部等局部肿胀、瘀斑。

(3)下肢短缩、旋转畸形等。

(4)可合并低血压或有休克表现。

3. 体征

(1)骨盆挤压试验与分离试验阳性。

(2)肢体长度不对称。

(3)会阴部瘀斑是耻骨和坐骨骨折的特有体征。

(三)影像学检查

1. X 线检查　可显示骨折类型及骨折块的移位情况，是最快速、简便评估骨折严重程度的手段，也是骨盆骨折的常规必要检查，包括骨盆正位、入口位及出口位 3 种体位的 X 线检查(图 2-6-1)。

2. CT 检查　可更为清晰地评估骶髂关节、骶骨骨折等情况，CT 三维重建则可更加直观地显示骨折的类型和移位方向，以便制定手术策略(图 2-6-2)。

3. MRI 检查　当骶骨骨折合并腰骶干或骶丛神经根损伤时，可行 MRI 腰骶丛神经根成像检查，以了解神经损伤情况(图 2-6-3)。

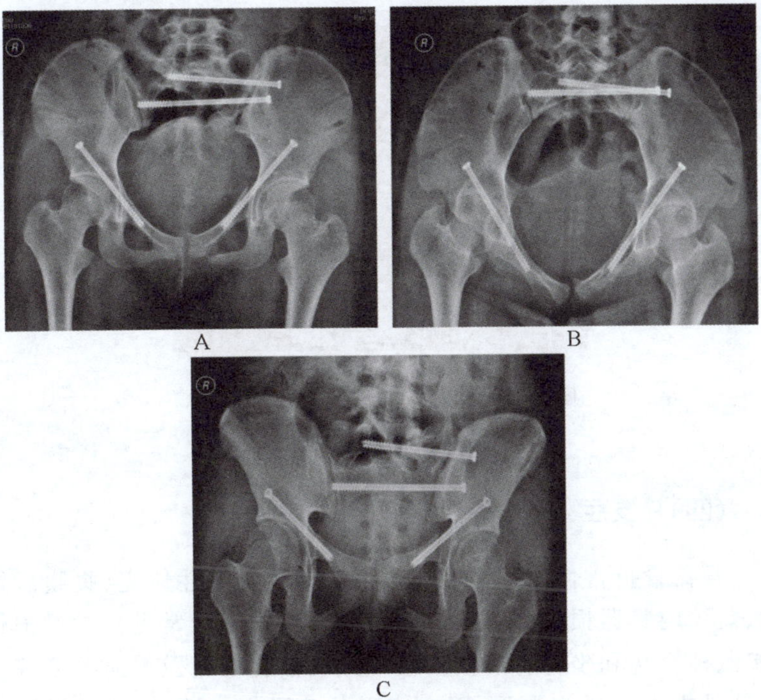

图 2-6-1　3 种体位的骨盆骨折

注：A. 骨盆正位 X 线片；B. 骨盆入口位 X 线片；C. 骨盆出口位 X 线片。

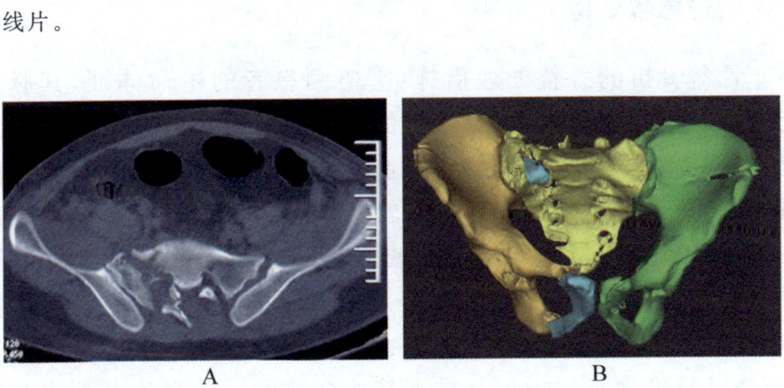

图 2-6-2　骨盆骨折 CT 检查图像

注：A. 骨盆 CT 平扫图像；B. 骨盆 CT 三维重建图像。

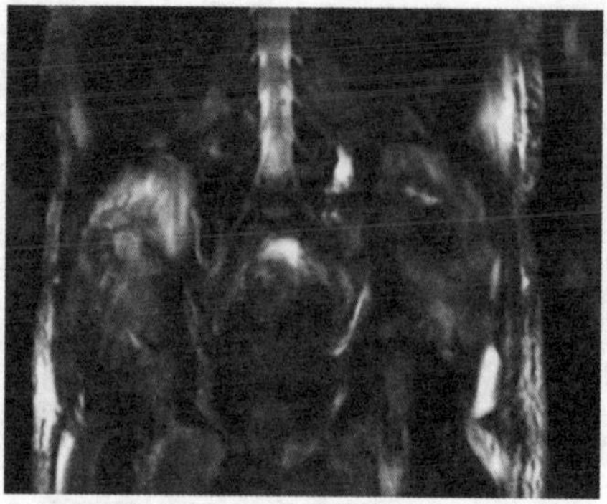

图 2-6-3　骨盆 MRI 腰骶丛神经根成像

(四)并发症

骨盆骨折常伴发严重的并发症[包括失血性休克、腹膜后血肿、盆腔内脏器损伤(膀胱、后尿道或直肠损伤较常见)、神经损伤(腰骶神经丛和坐骨神经损伤较常见)、脂肪栓塞及静脉栓塞等],且较骨折本身更为严重,因此应引起重视,严重时可迅速导致患者死亡,亦是影响患者预后的重要因素。

(五)急救处理

骨盆骨折的急救处理措施:①监测患者的生命体征,其脉搏变化比血压变化更敏感、更快。优先对危及生命的并发症进行处理,对于不稳定型骨盆骨折伴失血性休克的患者应紧急行骨盆兜捆扎,捆扎部位位于患者双侧大转子,以缩小患者骨盆内容积,有条件者可行床旁骨盆外固定架或 C 形钳固定。②快速建立静脉通道并输血,补液通道应建立于上肢或颈部,因为骨盆骨折可能伴发盆腔血管损伤。③视患者的病情情况尽早完善 X 线及 CT 检查,以明确骨折的类型并排查其他合并伤。④行诊断性腹膜穿刺。对有腹膜刺激征者可行诊断性腹膜穿刺,若抽出不凝血则提示腹腔脏器破裂的可能。⑤对患者进行超声检查,超声检查可作为腹腔、盆腔脏器损伤的筛查方法。

(六)治疗

1. 根据患者的全身情况决定治疗步骤　对于有腹腔、盆腔内脏器损伤或泌尿系统损伤者，应及时请相关科室医师会诊并协同处理。在进行腹腔手术时，应注意切勿打开腹膜后血肿。

2. 血流动力学不稳定的重度骨盆骨折患者的处理　应将患者收治于重症监护室，进行积极的抗休克治疗。若经快速、大量输血、补液后仍未能纠正低血压，有条件的医院可对患者行急诊动脉造影，甚至进入数字减影血管造影(digital subtraction angiography，DSA)杂交手术室，在行造影、介入栓塞等治疗的同时，亦可行手术探查、填塞，以抢救患者的生命。

3. 骨盆骨折的处理

(1)对于骨盆边缘性骨折无移位者，不必做特殊处理，一般卧床休息 3～4 周即可下床活动，极少数骨折片翻转移位明显者需要手术处理。

(2)单纯耻骨联合分离且较轻者，可用骨盆兜悬吊固定。对于耻骨联合分离＞2.5 cm 的患者，多主张手术治疗，采用钢板螺钉进行固定。

(3)不稳定骨盆环骨折(Tile B 型、C 型)，手术目的在于恢复骨盆环结构的稳定性，而非过分追求骨折的解剖复位。可采用手术切开复位钢板螺钉内固定或微创闭合复位空心螺钉固定等治疗方式。例如，采用 3D 打印体外导板或机器人导航辅助，在术中 X 线透视下，精准微创置入骶髂螺钉及前柱螺钉以对骨盆骨折进行固定。图 2-6-4 所示为在郭晓东教授团队研发的 3D 打印体外导板的指引下，置入骶髂螺钉及顺行前柱螺钉，完成骨盆骨折的精准微创固定。

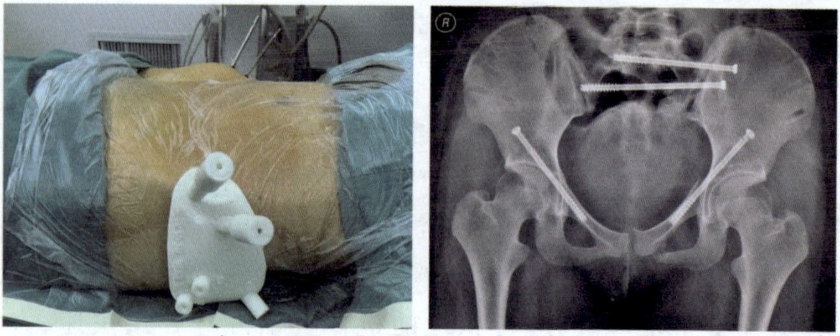

A　　B

图 2-6-4　3D 打印体外导板辅助骨盆骨折微创精准置钉

注：A. 术中采用个性化 3D 打印体外导板辅助骨盆微创置钉；B. 通过闭合微创置入 2 枚骶髂关节螺钉及双侧顺行前柱螺钉，完成骨盆骨折的微创精准固定。

二、髋臼骨折

髋臼位于髋骨中下部的半球形深凹，向前、下、外倾斜。通常认为髋臼由两柱、两壁组成，分别为前柱（髂耻柱）、前壁、后柱（髂坐柱）和后壁。近年来也有研究指出，除经典的两柱、两壁外，髋臼的解剖结构还包括顶柱和内侧壁（四边体）。前柱由髂嵴前部斜向内下至前方达耻骨联合，后柱由坐骨大切迹角的平面至坐骨结节，前、后柱成倒 Y 形交会于髋臼顶，环抱髋臼四边体及整个关节面（图 2-6-5）。

髋臼骨折由强大暴力作用引起股骨头撞击髋臼导致，约占全身骨折的 0.7%。暴力的性质、作用方向及股骨头与髋臼的位置不同，可以造成不同类型的髋臼骨折。有时，股骨头连同破碎的髋臼内侧壁（四边体）向内侧移位，甚至突破薄弱的四边体进入盆腔，造成股骨头中心性脱位。

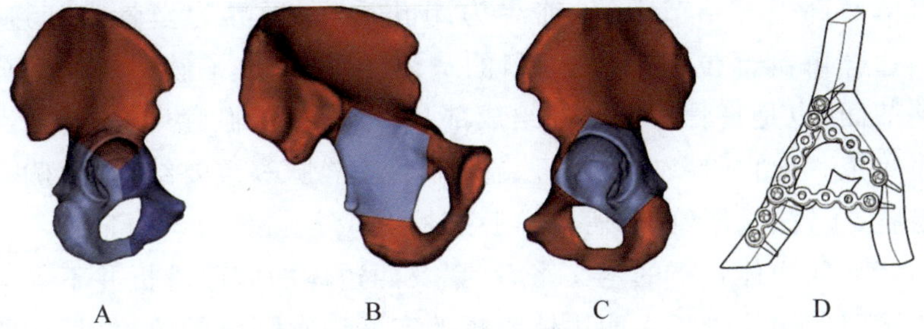

图 2-6-5　髋臼的解剖结构示意图

注：A. 髋臼由前柱（深蓝色）、后柱（浅蓝色）及顶柱（深红色）组成；B. 内侧面观四边体的解剖范围，四边体也是髋臼的内侧壁，是一个三维立体结构；C. 外侧面观四边体的解剖范围，基本囊括了髋臼的整个关节面；D. 前柱及后柱呈倒 Y 形交会于髋臼顶，环抱髋臼四边体及整个关节面。

（一）分型

1. Letournel-Judet 分型　该分型由 Letournel 和 Judet 于 20 世纪 60 年代提出，是目前最常用的髋臼骨折分型，主要从两柱、两壁解剖结构的改变来划分骨折，分为 5 种单一骨折、5 种复合骨折共 10 种类型。

（1）单一骨折：仅累及髋臼的一个柱或壁，包括后壁骨折、后柱骨折、前壁骨折、前柱骨折和横行骨折。

（2）复合骨折：至少包含 2 个单一骨折，包括 T 形骨折、后柱伴后壁骨折、横行伴后壁骨折、前方伴后半横行骨折和双柱骨折。

2. 髋臼四边体骨折 AΓQ 分型　超过 1/5 的髋臼骨折无法用传统的 Letournel-Judet 分型进行分类，且超过 3/4 的髋臼骨折均累及四边体，但上述 Letournel-Judet 的 10 种骨折分型并未包括四边体。

从解剖结构上来看，四边体是前柱与后柱交会形成的骨性结构，从其属性来看，四边体与后柱的联系更紧密一些。目前普遍认为，四边体的具体解剖界限是其上界为弓状线，下界为坐骨垂直体底部坐骨结节上缘，前界为闭孔后缘，后界为坐骨大切迹。四边体解剖部位深在，是髋臼的最内侧壁，形成了髋臼的大部分关节面，也是真骨盆重要的组成部分，毗邻髂外血管束、闭孔神经血管束、“死亡冠”、坐骨神经、臀上/下动静脉等重要结构，内侧有膀胱、子宫、输尿管、肠管等盆腔脏器。

从四边体骨折的定义来看，累及四边体的髋臼骨折并不等同于髋臼四边体骨折。四边体骨折的定义尚存一定的争议，目前普遍认可的定义是四边体与前后柱部分或完全分离的髋臼骨折，称为四边体骨折。四边体可与前、后柱其中的一个柱（通常是后柱）存在部分连接，同时四边体本身可以是简单或粉碎性骨折。如同髋臼的前壁或后壁，四边体作为髋臼的最内侧壁，四边体骨折可以单独发生，亦可与前柱或后柱骨折相伴随。

郭晓东团队在总结和分析了1000余例髋臼骨折影像学资料和骨折特点的基础上，将四边体骨折与髋臼前后柱骨折有机结合，提出了一种新的四边体骨折APQ分型，其中“A”代表前柱（anterior column），“P”代表后柱（posterior column），“Q”代表四边体（quadrilateral surface）。APQ分型共将髋臼骨折分为4大类型、8种亚型：前柱＋四边体骨折（AQ）、后柱＋四边体骨折（PQ）、前后柱＋四边体骨折（APQ）、单纯四边体骨折（Q），根据四边体与前后柱是否完全分离，可进一步将四边体骨折分为四边体完全骨折（Q1）和不全骨折（Q2）（图2-6-6）。

该分型将髋臼的框架结构（前后柱）及四边体进行综合考虑，易于理解，具有普适性，可为手术入路和固定方式的选择提供理论依据，恰好与“框架＋阻挡”的髋臼四边体骨折固定原则不谋而合。

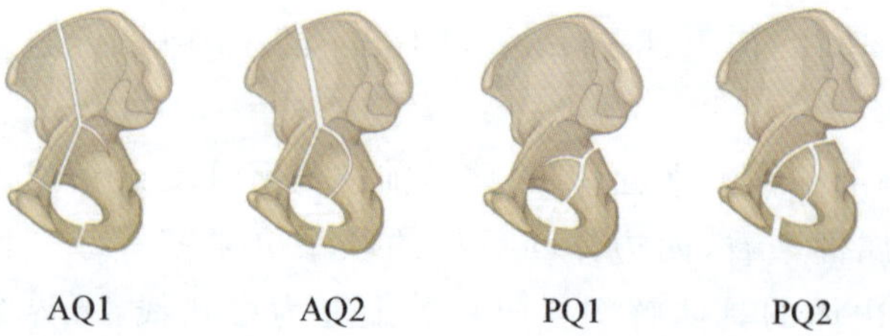

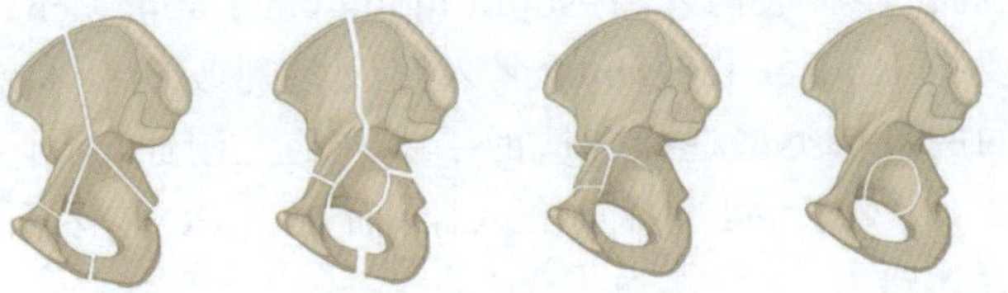

图 2-6-6　髋臼四边体骨折 APQ 分型的 8 种骨折类型示意图

注：AQ1. 前柱＋四边体不全骨折；AQ2. 前柱＋四边体完全骨折；PQ1. 后柱＋四边体不全骨折；PQ2. 后柱＋四边体完全骨折；APQ1. 前后柱＋四边体不全骨折；APQ2. 前后柱＋四边体完全骨折；Q1. 四边体完全骨折；Q2. 四边体不全骨折。

(二)治疗

髋臼骨折属于关节内骨折，因此，手术切开解剖复位、坚强内固定、恢复关节面的完整性及头臼匹配关系，同时加强早期功能锻炼，是治疗有移位髋臼骨折的“金标准”。

1. 保守治疗　主要是牵引和早期进行负重训练。适应证：①无移位或移位＜2 mm 者；②局部有感染者；③有手术禁忌证不能耐受手术者；④股骨头与髋臼关节面匹配性良好者。

2. 手术治疗　手术治疗方式以切开复位内固定术为主，手术治疗的目标是解剖复位、恢复头臼匹配及髋关节的稳定性。对于少数情况下可能由于并发症、骨折粉碎及关节面塌陷等原因难以进行切开复位内固定术的老年骨松性骨折患者，可以选择一期全髋关节置换术或髋臼部分置换术。

(1)手术指征：①髋关节不稳定及移位＞2 mm 者；②髋关节脱位不能闭合复位者；③合并神经、血管损伤者；④股骨头与髋臼关节面不匹配者；⑤臼顶关节面塌陷＞1 mm 者。

(2)手术入路：髋臼骨折手术入路可分为前方入路和后方入路。前方入路包括经典髂腹股沟入路、改良 Stoppa 入路、腹直肌旁入路、高位髂腹股沟入路(supra-ilioinguinal approach)等;后方入路主要指 Kocher-Langenbeck 入路及各种改良手术入路。应根据不同的骨折类型选择合适的手术入路。例如,对于 APQ 分型的 AQ 1/2 骨折,可选择前方入路,而对于 PQ 1/2 骨折,则应选择后方入路。

(3)内固定策略:内固定方式包括骨盆普通重建钢板或各种异形解剖型钢板固定、空心螺钉固定等。但对于合并四边体骨折的复杂髋臼骨折,目前尚无理想的内固定器械可以使用。郭晓东团队基于髋臼四边体骨折 APQ 分型及"框架+阻挡"的内固定原则,研发了 Union Plate 系列髋臼四边体解剖钢板(图 2-6-7),可用于各型髋臼骨折的精准微创及安全有效固定,为髋臼骨折提供了理想的临床解决方案。

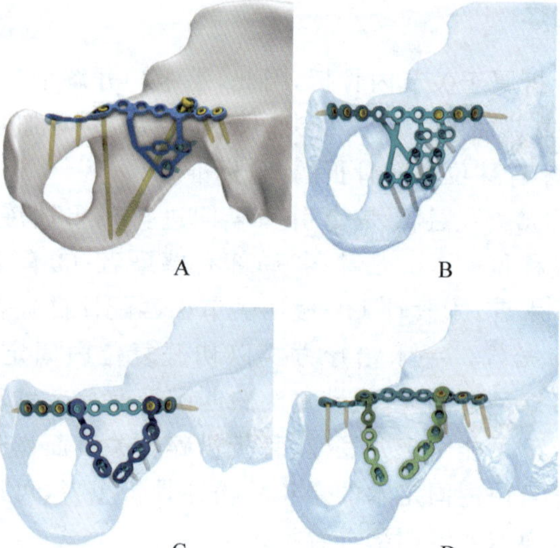

A　B　C　D

图 2-6-7　Union Plate 系列髋臼四边体解剖钢板示意

注:A. 跨弓状缘四边体一体式阻挡钢板;B. 弓状缘内侧四边体一体式阻挡钢板;C. 弓状缘内侧组合式钢板;D. 弓状缘上方组合式钢板。

(陈开放　郭晓东)

第七节　小儿骨折

小儿不是成人的缩影。小儿骨折与成人骨折有显著的不同，不仅是因为小儿独有的一大类骨骺骨折，而且小儿的整体骨骼在解剖学、生物力学和生理学上都与成人之间存在很大的不同。因此，小儿骨折的损伤机制、类型、诊断和治疗都与成人之间存在显著的差异。

一、特点

（一）损伤机制特点

小儿致伤原因和受伤环境与成人有显著的区别。受伤场所多为家庭、学校、游玩运动场所等。平地跌倒、楼梯栅栏等低空坠落及运动损伤多见，轻中度损伤多见，而高处坠落、车祸等严重损伤和复杂损伤少见，因此，总体而言，治疗方法以非手术治疗和微创手术为主。

（二）解剖学特点

骺板和骨骺是小儿骨骼特有的解剖结构，其中多含有X线透明的软骨成分，是小儿骨骼力学上薄弱的部分。骺板又称“生长板”，位于骨骺与干骺端之间，是一种薄板波浪状的软骨组织，是生长期骨骼的生长发育部位。组织学上可分为静止层、增殖层、肥大层和钙化层4层。骺板骨折的骨折线绝大多数位于钙化带与非钙化带之间。

桡骨远端、肱骨近端、肘关节附近、膝关节附近是最容易出现外伤后骺板和骨骺损伤的地方，肘关节附近、膝关节附近也是最容易出现误诊、误治的地方。

小儿骨干的骨外膜比成人的更厚、更坚韧，而且不容易撕裂，同时活性细胞较多，生长能力旺盛，出现骨痂较成人早且多，后期修复能力和塑形能力也较强。特殊的骨外膜的存在可以减少错位,有利于骨折复位,同时也有利于骨痂的生长和塑形。任何增加小儿骨外膜损伤的治疗通常是得不偿失的,因此,医师在选择治疗方式时要权衡利弊。

(三)生物力学特点

小儿骨骼较成人有机质的含量多,柔韧度更大,更能耐受变形的外力,因此,可见小儿特有的弯曲性骨折、竹节样骨折及青枝骨折,即使完全骨折,也很少出现严重粉碎的情况。小儿骨皮质内的细孔可以限制骨折线的扩展和延伸,而成人的骨骼不能耐受张力,同时,细孔丰富的小儿骨折不容易被压缩。

小儿关节周围韧带的张力可以大于骨骺线,更小年龄的小儿尤为明显,因此骨骺线可以先于韧带损伤。这一特点可用于判断和鉴别小儿关节韧带及附近骨骺损伤,尤其是肘关节和膝关节。

(四)生理学特点

1. 生长塑形　小儿骨折最重要的特点就是再塑形的能力,骨骼的持续生长在很大程度上为后期骨骼塑形提供了条件。随着骨长度和周径的增加,骨折产生的畸形可以借助骺板或骨膜的不对称生长而自行矫正。再塑形对幼儿来说效果最佳,年龄越小,塑形能力越强。骨折线离骺板越近,塑形潜力越大。在不同的骨折畸形中,与运动方向一致的成角畸形更容易被塑形。不同年龄、不同部位、不同移位骨折的塑形能力不一样,在进行相应的治疗后可接受移位的程度也不一样。

2. 过度生长　长骨干骨折伴随局部血供的增加,增加了骺板的营养,刺激骨的纵向生长。长管骨骨折后的过度生长在小儿骨折中是一个常见的问题,多发生于伤后的 18 个月内,以 1 cm 左右多见,大部分在伤后 4～10 年恢复正常。使用内固定材料似乎不会增加和减少过度生长,男孩的过度生长较女孩明显。在复位固定时,骨折断端有 1 cm 左右的重叠,可减少过度生长的影响。而不完全、不对称性的干骺端骨折（如胫骨近端）数年后可能出现进行性成角畸形。

3. *进行性畸形*　骺板和骨骺的严重损伤会造成骨骺早闭，产生各种类型的骨桥，出现进行性的骨短缩畸形或成角畸形。小儿骨骺骨折最常用的依然是 Salter-Harris 分型。不同程度骺板的损伤可导致骨骺早闭，形成各种类型的骨桥，进而出现肢体不等长和力线不正。Salter-Harris 分型越往后，提示骨骺损伤越严重，生长畸形的发生率也越高。

4. *骨不连*　小儿骨折不愈合少见，不愈合危险因素中以医源性因素较常见。有时胫骨下端的骨折不愈合可能是其他疾病的并发症（如神经性纤维瘤导致的先天性胫骨假关节）。少数关节内移位的骨折和软组织嵌顿的骨干骨折可能出现骨不连。

5. *愈合速度*　小儿的愈合能力较强，尤其是婴幼儿，骨折后1周开始纤维化和骨痂的形成，因此，较小年龄的小儿骨折急性期可以缩短至1周。尽量在1周内进行治疗，否则纤维化和骨痂形成会给治疗带来一定的困难。

6. *再骨折*　小儿再骨折较少见，手术治疗并发症的发生率高于保守治疗。再骨折的常见危险因素包括以下5点：①过早地取下石膏且缺乏保护；②骨折畸形愈合应力集中；③过度活动，如过早负重和进行体育运动；④切开复位和/或内固定对局部微环境的破坏；⑤小年龄也可能是一个危险因素。

（五）流行病学特点

与成人相比，小儿骨骼的弹性模量更高，骨膜更厚，不易发生完全骨折，因此，青枝骨折较为常见。另外，需要注意的是，小儿（尤其是青春期前）撕脱骨折常在肌腱断裂和韧带损伤前发生。

小儿骨折的发生存在地域和文化差异。在偏远、经济水平相对落后的地区，骨折的发生率相对较高。在婴儿期，男、女骨折的发生率之间没有差异，但是在学龄前期至青春期，男孩的骨折发生率接近女孩的2倍。小儿的生活、学习及活动范围比较局限，通常限定在家庭、学校、游戏、运动场所等，致伤原因相对简单，损伤暴力一般较小，因此严重损伤较少。另外，小儿创伤后的心理疾病日益凸显，尤其是焦虑和抑郁较为常见，因此，在小儿住院期间要尽量减轻小儿的心理压力，并且需要经常与患儿及其家属进行沟通。

二、诊断

详细的病史询问和仔细的体格检查可以大致判断小儿骨折的部位和严重程度。但是小儿多哭闹，情绪不稳，交流困难，加之家属的焦急情绪，使临床工作很难顺利进行，因此，对待骨折的患儿要耐心、细心。小儿骨折以平地摔倒、低处坠落多见，高处坠落和严重车祸伤少见。着地部位、受伤机制与受伤的部位和严重程度密切相关。

普通X线检查可以诊断大部分四肢骨折。标准的X线检查应该包括骨折上、下关节，必要时加摄对侧相应部位以辅助诊断，尤其是大龄小儿的肘、踝关节附近的外伤。除前、后位和侧位X线片外，必要时应加照特殊体位（如斜位）X线片。在阅片时要注意双侧对比和正常的变异。关节及附近骨折还可以辅助CT检查以协助诊断。CT检查能提供关于骨组织、关节周围组织和骺板损伤的详细信息，而MRI检查有助于骨软骨和软组织损伤的诊断，但检查时间较长，通常需要镇定或麻醉年龄较小的患儿。

涉及骨骺和关节内损伤时，必要时辅助MRI或关节造影检查以明确诊断，如对小年龄的肘关节损伤患儿，有时是非常必要的。

三、治疗

（一）治疗原则

获得满意疗效的最简单的治疗方法就是最好的方法。复位的要求是关节内骨折和骨骺骨折尽量达到解剖复位，对于严重类型的骨折，在闭合复位困难时可以选择有限切开复位。小儿骨干骨折不需要解剖复位，精确的解剖复位对取得优良的治疗效果来说是不必要的，此时选择切开复位需要权衡利弊。对于骨骺损伤，年龄越小，损伤越重，骨骺早闭、骨桥形成导致生长畸形的可能性就越大，对复位固定的要求也就越高。骨折复位时，追求良好对线比良好对位更加重要。骨干骨折，年龄越小，恢复正常结构的可能性越大，但是不能因为小儿塑形能力强而放弃运用简单的方法来纠正任何移位畸形。

(二)治疗时机

小儿骨折闭合复位尽量选择1周内，尤其是Salter-Harris Ⅰ型和Ⅱ型骨骺骨折患儿和6岁左右的学龄前小年龄患儿。如果需要切开复位，尽量选择骨折后96 h之内，越早越好，具体原因是越小年龄小儿的骨膜厚、愈合快，1周之后闭合复位比较困难，而超过一定时间的切开复位会明显增加骨化性肌炎的发生率，因此，在处理肘关节骨折特别是肱骨髁上骨折的患儿时要特别小心。

(三)治疗方法的选择和注意事项

由于大多数小儿骨折的受伤环境和致伤原因相对比较简单，骨折移位多不严重，血管、神经损伤并发症的发生率较低，因此，闭合复位、牵引或石膏固定是主要的保守治疗手段，微创手术是主要的手术方式。过激的治疗常会带来比简单治疗更不满意的效果及更坏的结果。

急诊小儿骨折，在治疗上首先要排除的是需要紧急处理的创伤合并器官损伤，其次要防止软组织进一步损伤，防止肢体远端缺血和神经损伤的加重。如果出现急性远端肢体缺血，骨折的大体复位通常能够恢复血供。如果需要全身麻醉，可以暂时以石膏或支具固定肢体。如果肢体肿胀明显，远端皮肤苍白，与成人一样，也需要紧急切开减压，防止出现软组织和皮肤的坏死。

小儿骨折，早期及时的疼痛处理很重要，不仅可以缓解小儿的情绪，也可以减缓家属的不安和烦躁。需要注意的是，早期有效的制动措施能明显缓解疼痛。

开放性骨折的处理原则与成人相同。改良的 Gustilo 分型也常用来评估小儿的开放性骨折，但其预后价值在小儿骨折中仍有待商榷。

因为小儿通常无法明确描述自己的病情，骨筋膜隔室综合征在小儿四肢损伤中常发现不及时。临床医师需要警惕已经制动并接受常规镇痛治疗的小儿出现异常疼痛，尤其是肌肉的牵张疼痛可能是骨筋膜隔室综合征的早期表现。如果出现感觉异常，常提示缺血已经持续了一段时间。

一旦确诊骨折，骨折的部位、移位程度及患者的年龄决定了是否需要复位及固定。目前各年龄段小儿都有可以大致接受的移位和角度。

骨折的处理需要注意 3 个“R”原则：①对位重塑骨折（realign the fracture）；②保护软组织（respect the soft tissue）；③定期复查“remember the patient”。这个原则不仅适用于小儿，也适用于成人。小儿骨折的对位可以不那么精确，但仍可获得良好的预后。

小儿骨折的复位可以充分利用小儿较厚的骨膜，因为小儿骨折后通常有一侧骨膜是完整的。单纯骨折可以通过三点加压法获得复位。因为小儿具备良好再塑形的潜力和较快的愈合速度，因此，在小儿骨折中内固定的使用并不多。在行小儿骨折石膏固定术时需要注意石膏不能过松或过紧，过松会导致固定不充分，过紧可能会引起皮肤坏死及远端肢体缺血性坏死，同时应避免不必要地限制相邻关节（如肘关节和腕关节）的活动。石膏固定术后，需要将患侧肢体抬高，以观察患肢末端的血供及肿胀情况。异常疼痛、肿胀、末端苍白等情况都要紧急将石膏充分松开、减压，以防止软组织出现缺血性坏死。

对于稳定性骨折，石膏固定要待影像学检查确定骨折已经稳定的情况下才能拆除。在恢复的过程中需要定期随访并观察是否需要进一步处理或调整固定方式。存在骨骺损伤的患儿，需要长期观察可能出现的继发性生长发育紊乱。骺板骨折的大致规律是 Salter-Harris 分型越往后，出现畸形的可能性就越大。有时在刚开始时可以没有问题，但是生长发育停滞的问题在长期随访中会逐渐明显。

四、特殊类型骨折

(一)病理性骨折

小儿的病理性骨折可以发生在长管骨、脊柱、骨盆等任何部位，少见于扁骨。轻微的外伤就可以导致骨折的发生。股骨或胫骨的病理性骨折，多需要考虑内固定。对于全身性骨量降低的疾病(如成骨发育不全)，使用髓内固定可以避免长期制动，减少骨量的进一步丢失。

病理性骨折常分为全身性、局限一侧肢体和局限单发病灶3类。

全身性疾病引起的病理性骨折包括先天性疾病(如成骨发育不全、多发性骨纤维结构不良等)，也包括影响整个骨骼系统的全身性疾病(如白血病、肾性骨营养不良、甲状旁腺功能亢进、朗格汉斯细胞组织增多症等)。

单侧肢体受累的病理性骨折可能继发于先天性疾病(如纤维结构不良或 Ollier 病)。更常见的单侧肢体受累的病理性骨折是由各种原因导致的失用性骨质疏松，包括脊髓发育不良、脊髓灰质炎、严重的脑瘫和关节挛缩症。

在局限单发病灶的病理性骨折中最常见的是骨囊肿。如果骨皮质破坏超过 50%，良性和恶性肿瘤及感染也可以引起病理性骨折。

(二)应力性骨折

小儿通常很难叙述清楚自己的病史，因此，现病史常不完整。长期参加体育活动的小儿有可能在胫骨、股骨等位置出现应力性骨折。应力性骨折早期有时在X线片上很难看到骨折线,需要借助ECT、CT和MRI检查。应力性骨折晚期因为活动疼痛和X线片上的大量骨膜反应,有时需要与骨肿瘤鉴别,必要时可以行骨活检。

(三)虐待性骨折

小儿虐待是一个十分严重的社会问题,可能给孩子的身心健康带来很大的负面影响。对于那些病史交代不清、合并陈旧性骨折或其他创伤的小儿,需要考虑虐待的可能。虐待性骨折不仅要治疗骨骼肌肉系统的创伤,还要积极干预并治疗其心灵上的创伤。

五、小儿骨骺损伤

小儿因为自身修复能力强,骨折多愈合良好,但是骨骺损伤是一个例外。骨骺损伤占小儿骨折的15%～20%,但是这个比例可能还是被低估了,因为干骺端骨折可以累及骺板,但在影像学上有时表现并不明显。骨骺损伤多见于掌骨或桡骨远端,约70%的病例发生于上肢,胫骨远端约占10%,股骨远端占1%～2%。

(一)骨骺损伤

骨骺骨折常累及骺板或生长板,偶可单独发生,骨骺骨折的分类:①韧带附着点撕脱骨折;②粉碎性压缩性骨折;③骨-软骨分离。

(二)骺板和骨骺损伤的修复过程

骨骺损伤后1～2周,骨折分离间隙被纤维蛋白充填。起初,骺线变宽,因为出现了大量的软骨增殖而无血管的侵入。约2周后,大量血管侵入软骨细胞柱,骺线再次变窄。此种愈合不留瘢痕。骺板损伤的修复愈合速度比普通骨折要快,但是骺板损伤的修复结果有很大的不同。

如果骨折面没有对合，分离的两个骨骺会各自独立生长成两个末端骨。在骨折面没有对合的前提下，分离的两个骨骺可生长一段时间，但最终在邻近骨骨折线的位置出现生长停滞。如果骨折面只是大致对齐而没有达到解剖复位，骨骺和干骺端之间就会形成骨桥，对骨的生长产生"刹车"作用。如果骨桥位于中心，骨端则会形成帐篷状；如果骨桥位于一侧，则会出现成角畸形。细克氏针(2 mm)穿过骺板的中央并不干扰生长，若穿过边缘偶尔会影响生长。螺纹针或螺纹钉穿过骨骺会抑制生长。

(三)骨骺损伤的 Salter-Harris 分型

小儿骨骺损伤可分为 7 型。Salter 和 Harris 提出了Ⅰ～Ⅴ型(图 2-7-1)，应用广泛。Rang(Ⅵ型)和 Ogden(Ⅶ型)对 Salter-Harris 分型进行了扩充。

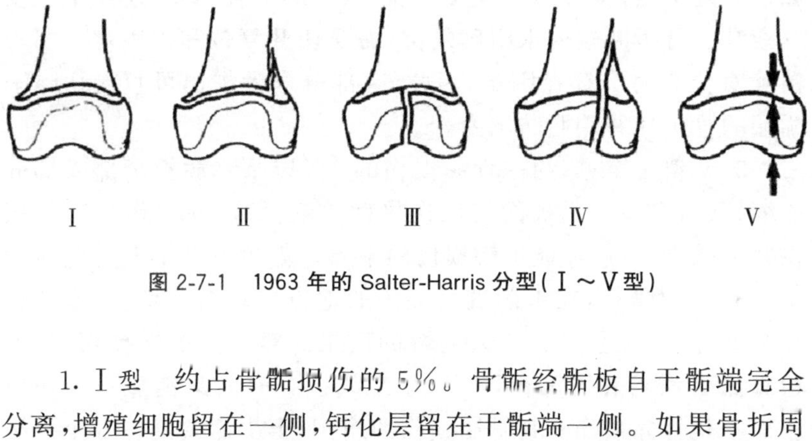

图 2-7-1　1963 年的 Salter-Harris 分型(Ⅰ～Ⅴ型)

1. Ⅰ型　约占骨骺损伤的 5%。骨骺经骺板自干骺端完全分离，增殖细胞留在一侧，钙化层留在干骺端一侧。如果骨折周围的骨膜完整，骨折断端移位不明显，在 X 线片上不能显示，通常诊断困难(新生儿骨骺尚未骨化，诊断更为困难，常于数日后出现骨膜反应时才注意到)，需要依靠临床症状(如软组织肿胀)或 X 线、超声检查来发现可疑骺板周围的肿胀。Ⅰ型骨骺骨折 3 周就可以初步愈合，很少出现并发症，但是股骨近端骨骺移位性骨折合并股骨头缺血性坏死，预后很不理想。肱骨内上髁分离骨折骨不连不少见，有可能引起关节不稳定。

2. Ⅱ型　常见，约占骨骺损伤的75%。骨折线穿经骺板，再向干骺端延伸形成三角形骨块，干骺端骨片大小不一。一般预后良好，但是股骨远端和胫骨远端的Ⅱ型骨折也需要切开复位和克氏针固定(有很高的骺板闭合风险)。

3. Ⅲ型　少见，约占骨骺损伤的8%。骨折线穿经骨骺达骺板软骨，但不累及干骺端。多见于近生长发育晚期的胫骨远端，常需要切开复位，操作时需避免损伤骨折片的血管。整复良好，预后佳，生长停滞罕见。可无移位，X线较难查出，需要多方位投照。如有移位，应妥善整复，否则出现关节面不整，受累关节容易出现早发骨性关节炎。

4. Ⅳ型　约占骨骺损伤的12%。骨折线自干骺穿过骺板进入骨骺，最易造成骺早闭和成角畸形，常见于肘关节和远端胫骨。如果处理不当，很容易出现关节强直、畸形愈合、骨不连及生长发育紊乱。骨折断端要求精确复位，需要切开复位和内固定。因为精确对位有时会存在困难，因此，有部分学者提出可直接切除干骺端的骨折片并用脂肪填塞。

5. Ⅴ型　罕见，约占骨骺损伤的1%以下。骺板全部或部分压缩，预后极差。骺板的挤压伤早期诊断困难，在损伤当时与扭伤并无区别，之后才能了解损伤的本质。如果发现早期是明显的Ⅰ型和Ⅱ型骨折，在干骺端最突出的地方出现挤压伤，结果却存在Ⅴ型骨折，常会造成令人遗憾的后果。对于隐匿性损伤，临床检查比X线检查更为重要，因为X线检查有时只能显示受伤位置而不是骨骺损伤。凡骨骺损伤的病例，至少需要随访6个月至1年，才能观察到生长发育紊乱。早期X线片表现为骺板软骨变窄；晚期发生骺早闭，出现肢体短、锥状骨骺或成角畸形。

6. Ⅵ型　骺板边缘的刮擦切削伤导致软骨的周围环形损伤及相连的软骨环缺失。

7. Ⅶ型　骨折线经骺软骨或骺骨化中心。

骨骺撕脱骨折是骨骺损伤的一种特殊形式，多见于非持重骺板软骨，如肘关节内、外髁撕脱骨折，以及尺骨鹰嘴骨骺、坐骨结节骨折。分为 4 度，预后可不同：①轻度分离不产生畸形；②分离大者，可产生大量新生骨；③骨骺进入关节者，需要手术治疗；④累及骨骺、干骺的骨折有相应的特点。

（四）骨骺损伤的处理

一般说来，骺板的骨折线都比较明显，但是在骨骺没有骨化或只有部分骨化的幼儿中，骨折线都不明显。多种体位投照和双侧对比照 X 线片有助于诊断。CT 尤其是 MRI 检查有助于明确诊断。如果各项影像学检查没有发现明显的异常而仍然怀疑关节内骨折，可以手术探查。如果遇到诊断上的困难，应及时向上级医师或放射科医师请教。在明确诊断前制定治疗方案都是不合理的。

骨骺骨折因为愈合速度快，因此要尽早整复，伤后 7～10 天再试图复位无益处。注意手法要轻柔，避免进一步损伤。对骨骺骨折进行反复复位会磨损骺板、加重损伤。

Ⅰ型和Ⅱ型骨骺骨折一般都可以闭合复位。小儿具有一定的再塑形潜力，因此不要求完全的解剖复位。如果出现骨折间隙软组织嵌顿（踝关节）和骨折部位较深（桡骨头），需要切开复位。移位明显的肱骨内上髁骨折也需要切开复位。Ⅲ型骨骺损伤需要切开复位以确保关节面光滑。Ⅳ型骨骺损伤不稳定，需要精确复位，以保证关节面整齐及骺板的正常生长。对于肱骨外髁骨折的切开复位和闭合复位仍存在争议，虽然复位容易，但是很难保证复位后的位置稳定，多推荐切开复位和内固定。

骺板可能因为感染而受到破坏，可见于开放性骨折和切开复位的骨骺损伤。克氏针常用来固定复位，但是常穿过关节，可能引起关节感染、软骨溶解和骨髓炎。手术操作中建议将克氏针埋在皮下或尽早拔出。肘关节固定超过 3～4 周，有可能出现关节强直，临床常于术后 2 周开始间断拆除石膏并锻炼。对于其他关节而言，骨骺分离骨折固定4周即可获得早期愈合，干骺端骨折和骨骺损伤需要固定6周。在骨折完全愈合前，不可过早拆除石膏。特别活泼好动的小儿可以适当延长固定时间，或者在拆除石膏后辅助支具或夹板固定一段时间，以防止再次骨折。

Ⅰ型和Ⅱ型骨骺损伤7～10天后确诊的病例，为了避免加重骺板损伤，没有必要完全复位或尝试复位，而是进行临床观察。如果自行修复后纠正失败，可再行截骨矫形手术。延迟诊断的Ⅲ型和Ⅳ型骨骺损伤最好切开复位，术中注意不要损伤骨折片的血供。

如果干骺端和骨骺之间形成骨桥，骺板就会停止生长。骨桥形成的早期出现Harris线，但是患儿无疼痛等不适，肢体畸形也不明显。多数病例需要数月甚至1～2年才能确定有骨桥的形成并且有畸形的产生。骨桥的诊断除常规X线检查之外，还需要CT和MRI检查确认，以确定骨桥的大小和形状，然后根据骨桥的分类和畸形程度确定下一步的治疗方案。手术方法有骨桥切除脂肪等填充术、截骨矫形术等。

骨骺损伤是小儿骨折中一个特有的类型。在众多的骨骺损伤病例中，只有部分患者会出现生长发育紊乱。骨骺损伤，需要早期诊断、合理干预及有效治疗。对于严重骨骺损伤产生的畸形，需要进一步行矫形手术治疗。

（李　进）

第三章

常见关节疾病

第一节　关节的结构和运动

一、关节的结构

关节是指两块或两块以上骨骼的连接结构，用于实现骨骼间的稳定和活动。英文前缀"arthr-"就是"关节"的意思。关节按照相互连接的骨命名，越大、越稳定的骨名称排在前，如胫骨和腓骨之间的连接可命名为"胫腓关节"，又因其存在位置分上下，分别可命名为"上胫腓关节"和"下胫腓关节"。关节根据活动能力分为不动关节、微动关节和可动关节。

（一）关节的基本连接结构

1. 纤维连接　纤维连接是骨与骨之间最稳定的连接形式。骨与骨之间通过致密的结缔组织连接，相互之间基本没有活动空间，因此最为稳定，如骶骨和髂骨之间的骶髂关节。如果在疾病状态下，纤维连接的骨之间若出现相对活动将产生炎症和疼痛。

2. 软骨连接　软骨连接是指关节连接的端端之间被软骨分隔，这种结构赋予关节更大的活动范围。关节表面覆盖的关节软骨多为薄层透明的软骨，其含有大量由水、蛋白多糖和Ⅱ型胶原蛋白组成的胶原原纤维。关节软骨具有弹性，软骨连接关节可以在人体运动时缓冲冲击力。典型的软骨关节包括椎体之间的连接、耻骨联合、胸锁关节等。

3. 滑膜关节　滑膜关节是人体活动范围最大的关节。每个关节结构各有特点，通过一些共有结构实现关节的运动与稳定。这些结构包括关节囊、关节腔、关节软骨等。其中，关节囊分为纤维层和滑膜层，包围关节的周围，形成关节密闭的腔室，维持关节内的负压。纤维层非常坚韧，具有弹性，可以维持关节的稳定，限制关节的过度活动，滑膜层覆盖于关节表面，可以分泌滑液及功能性细胞。滑液充填于关节间隙内，类似润滑油，对减轻关节运动时产生的磨损非常重要（图 3-1-1）。

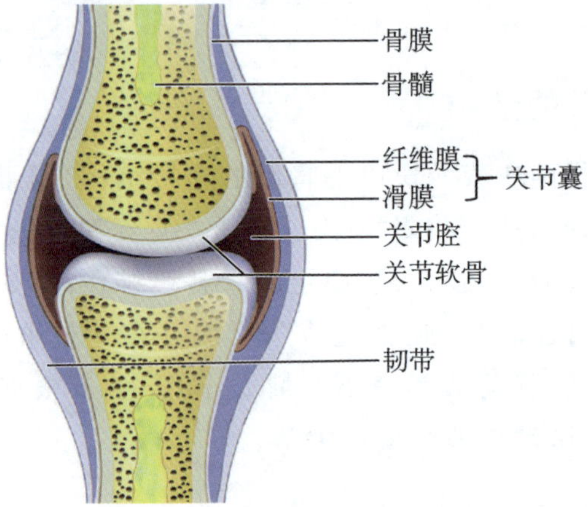

图 3-1-1　滑膜关节的结构

（二）滑膜关节的辅助结构

1. 韧带　由致密纤维结缔组织构成，分布在关节周围，连接相邻两骨，限制关节过度的屈曲及旋转，对关节的稳定性起重要作用。

2. 半月板　位于关节两骨之间，将关节腔分为上下两部分，一般呈盘状或半月状，中间薄、边缘厚，边缘与关节囊相连。关节盘由纤维软骨构成，能有效缓冲外力对关节的冲击。半月板存在于膝关节。

3. 关节唇　由纤维软骨构成，附着于关节窝周缘，加深关节窝，增大关节接触面，可以使关节更为稳定。

4. 滑膜襞和滑膜囊　在部分关节中，关节囊的纤维膜表面积小于滑膜表面积，使滑膜重叠褶皱并突向关节腔形成滑膜襞，其含有丰富的血管，扩大了滑膜的面积，有利于滑液的分泌和吸收，并且滑膜襞在关节腔容积和压力变化时可以起调节和填充的作用。滑膜囊填充于肌腱和骨面之间，其因关节的纤维膜缺如或薄弱，滑膜膨出于关节腔外而形成，可以减少运动时肌肉和骨面的摩擦。

二、滑膜关节的运动

(一)滑膜关节的类型

滑膜关节的形态各异，可以实现身体不同部位的运动需求。滑膜关节可以分为 6 种类型(图 3-1-2)。

1. 球窝关节(图 3-1-2 A)

(1)平面/轴数：三轴。

(2)运动方式：屈伸、内收、外展、内旋、外旋、旋转。

(3)举例：髋关节、肩关节、胸锁关节。

2. 屈戌关节(图 3-1-2 B)

(1)平面/轴数：单轴。

(2)运动方式：屈伸。

(3)举例：肱尺关节、指间关节、膝关节、颞下颌关节。

3. 车轴关节(图 3-1-2 C)

(1)平面/轴数：单轴。

(2)运动方式：旋转。

(3)举例：寰枢关节、桡尺关节。

4. 髁状关节(图 3-1-2 D)

(1)平面/轴数：双轴。

(2)运动方式：屈伸、外展、内收。

(3)举例:寰枕关节、桡腕关节、掌指关节。

5. 鞍状关节(图 3-1-2 E)

(1)平面/轴数:双轴。

(2)运动方式:屈伸、外展、内收。

(3)举例:拇指掌指关节。

6. 滑动关节(图 3-1-2 F)

(1)平面/轴数:无轴。

(2)运动方式:滑动。

(3)举例:肩锁关节、掌骨间关节。

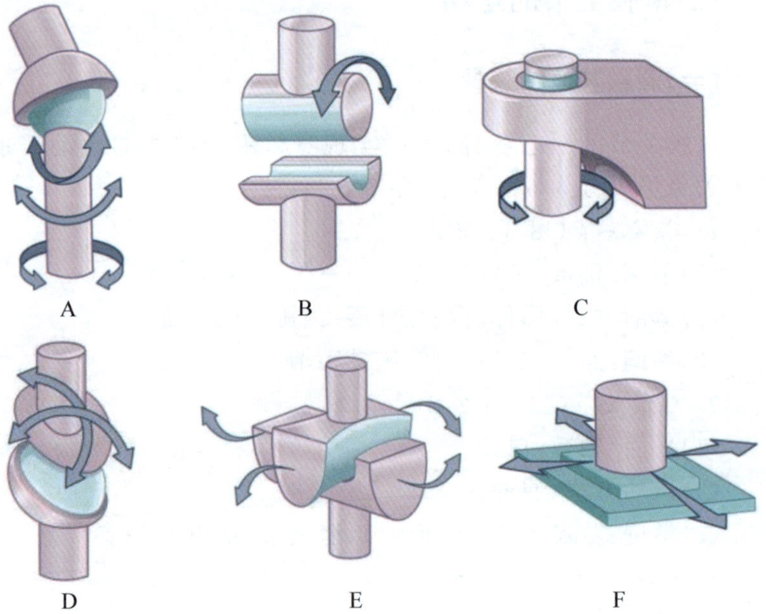

图 3-1-2 滑膜关节的类型

A. 球窝关节;B. 屈戌关节;C. 车轴关节;D. 髁状关节;E. 鞍状关节;F. 滑动关节。

(二)滑膜关节的运动形式

滑膜关节面的基本运动形式有滚动、滑动和转动 3 种。滚动指关节运动时，一个关节面的多点与另一个关节面的多点相接触；滑动指一个关节面的多点与另一个关节面的单点相接触；转动指一个关节面的单点与另一个关节面的单点相接触。关节在冠状轴、矢状轴和垂直轴上的运动可分为以下 3 种形式。

1. 屈和伸　当关节沿冠状轴运动时，相邻两骨逐渐靠近，两骨之间的角度减少时为屈，反之称为伸拇指的屈伸沿着矢状轴运动。

2. 收和展　关节沿矢状轴运动，运动骨靠近正中面为收，反之为展。拇指的内收和外展是沿冠状轴运动的。

3. 旋转　关节沿身体的纵轴进行旋转，若运动骨的前面转向内侧为旋内，反之为旋外。

三、主要关节的结构与运动

(一)髋关节的结构与运动

1. 髋关节的结构

(1)髋关节的基本结构(图 3-1-3)：髋关节为人体体积最大、负重最大的球窝关节，由髋臼和股骨头两部分组成。髋臼呈半球

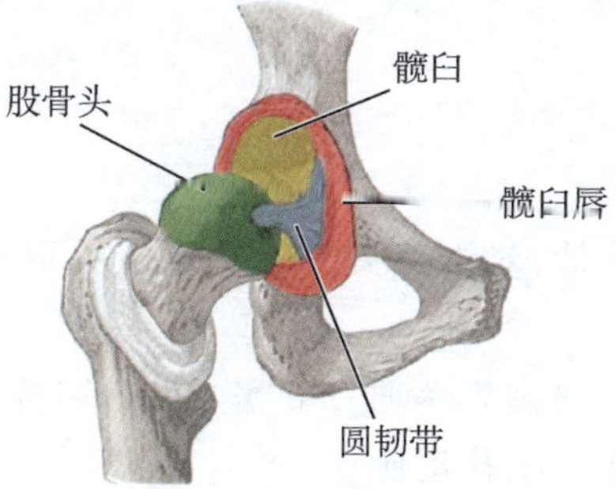

图 3-1-3　髋关节的基本结构

形，由髂骨、坐骨和耻骨组成。髋臼侧壁为马蹄形关节，中间部位被软骨所深陷，不形成关节面，为髋臼窝，窝内填充脂肪。髋臼唇附着于臼缘，可增加髋臼的深度。正常的髋臼面外展约 45°，前倾约 15°。

股骨关节面为头的 2/3，嵌入髋臼内。股骨头内侧有一凹陷，为股骨头凹，有圆韧带附着。股骨头关节软骨厚薄不均，最厚的部位为负重集中的中间及内侧面，而周边部最薄。股骨侧有 2 个重要的角，分别是颈干角（neck shaft angle，NSA）和前倾角（femoral anteversion angle，FAA）。颈干角为股骨颈和股骨干纵轴的夹角，成人颈干角平均约为 125°，若＞125°，为髋外翻，反之为髋内翻（图 3-1-4）。前倾角为股骨颈轴线和股骨内外侧髁所形成的角度，为 10°～30°（图 3-1-5）。

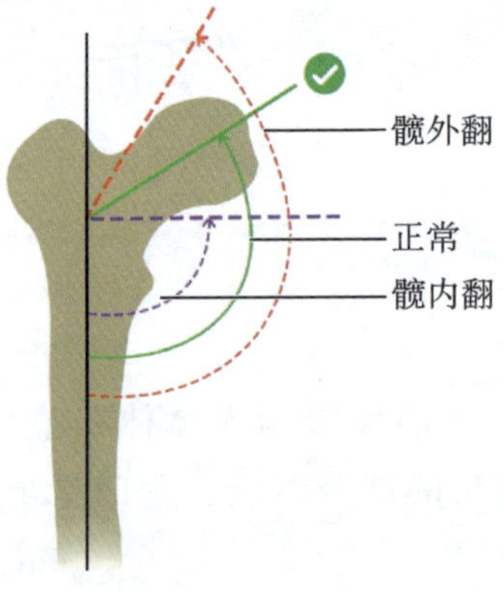

图 3-1-4　**颈干角**

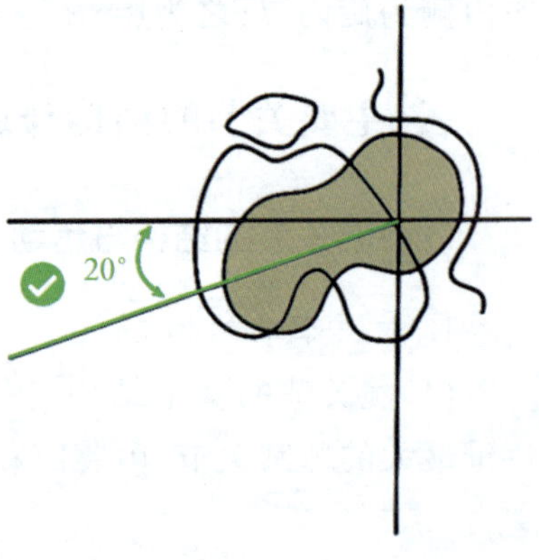

图 3-1-5　**股骨前倾角**

（2）髋关节韧带：对维持关节的稳定至关重要，可分为囊内韧带和囊外韧带。

1）囊内韧带：圆韧带为唯一的囊内韧带，连接于髋臼窝和股骨中央凹，其内含有闭孔动脉。

2）囊外韧带（图 3-1-6）：①髂股韧带，位于髋关节前面，经关节囊前方止于转子间线，外观呈 Y 形，可防止髋关节过伸。②耻股韧带，位于髋关节内侧，横跨耻骨上支和股骨转子间线之间，可防止髋关节过度外展、外旋。③坐股韧带，位于髋关节后方，跨过坐骨体和股骨大转子之间，可限制髋关节内旋。

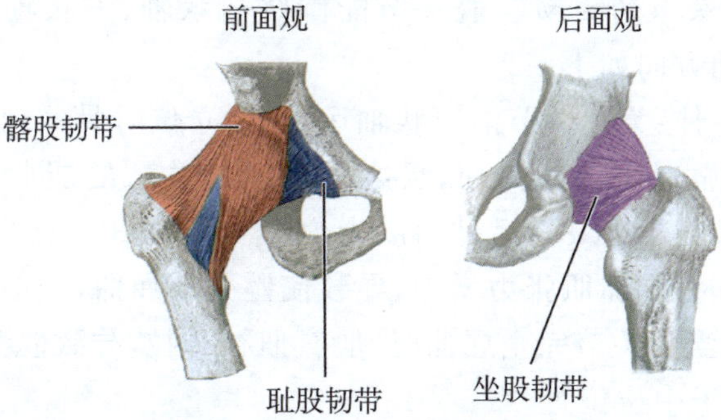

图 3-1-6　髋关节囊外韧带

（3）神经和血管：髋关节的血供主要来自股深动脉的分支（旋股内侧动脉和旋股外侧动脉），其在股骨颈基部相吻合。其中，大部分血供由旋股内侧动脉提供，因此，该动脉损伤时，可导致股骨头缺血性坏死（图 3-1-7）。

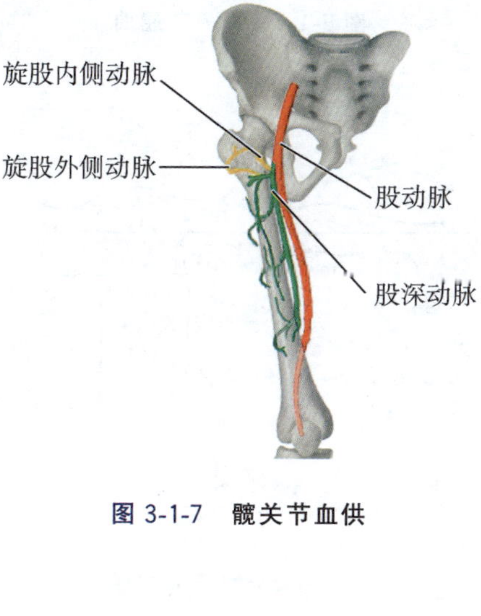

图 3-1-7　髋关节血供

髋关节主要由坐骨神经、股神经和闭孔神经支配。同时，这些神经也向下支配着膝关节，因此，部分股骨头坏死患者的最初症状为膝关节疼痛。

2. 髋关节的运动　髋关节能围绕冠状轴、矢状轴及垂直轴运动，运动方向如下。

(1)屈伸：为髋关节沿冠状轴运动，站立位时骨盆向前或仰卧位时两膝靠近腹部时为屈，反之为伸。髋关节的屈曲角度可为130°～140°(图 3-1-8)，后伸角度为10°～30°(图 3-1-9)。当膝关节完全伸直时，腘绳肌张力增加，导致使髋关节屈曲，一般会限制在70°～80°；当膝关节完全屈曲时，股直肌被牵拉，导致髋关节伸直，几乎受限于中位位置。

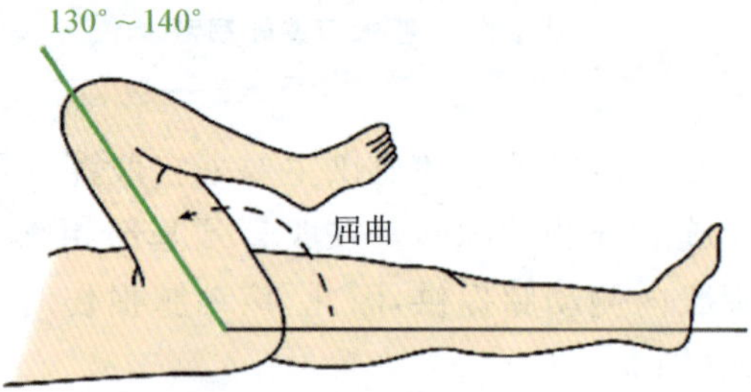

图 3-1-8　髋关节屈曲

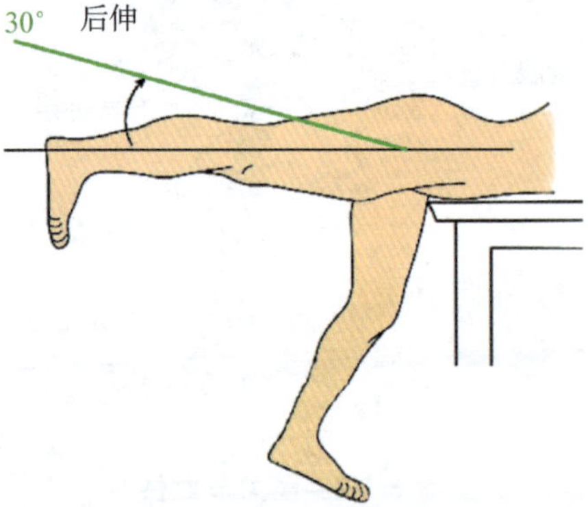

图 3-1-9　髋关节后伸

(2)内收和外展:为髋关节沿矢状轴运动,正常髋关节外展的角度为 30°～45°,主要受内收肌群和耻骨韧带的限制;内收角度为 20°～30°,主要是由对侧下肢的阻挡及外展肌群、髂胫束的牵拉导致(图 3-1-10)。

(3)内旋和外旋:为髋关节围绕股骨垂直轴运动。内旋为大腿前面旋向内侧,大转子向前靠近骨盆前面,外旋方向则相反。伸直状态时,髋关节内旋角度为 30°～45°,外旋角度为 40°～50°(图 3-1-11)。

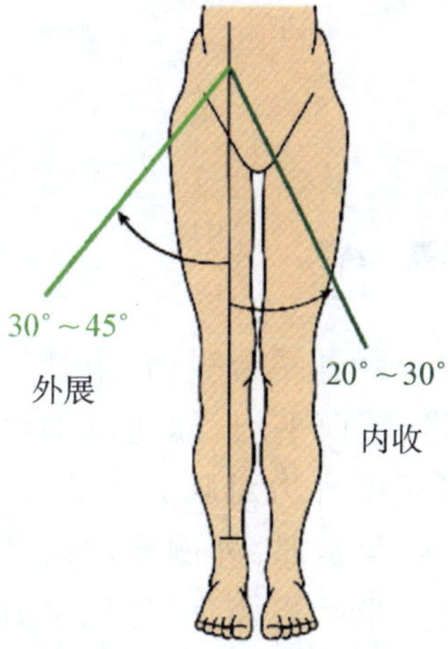

图 3-1-10 髋关节内收和外展

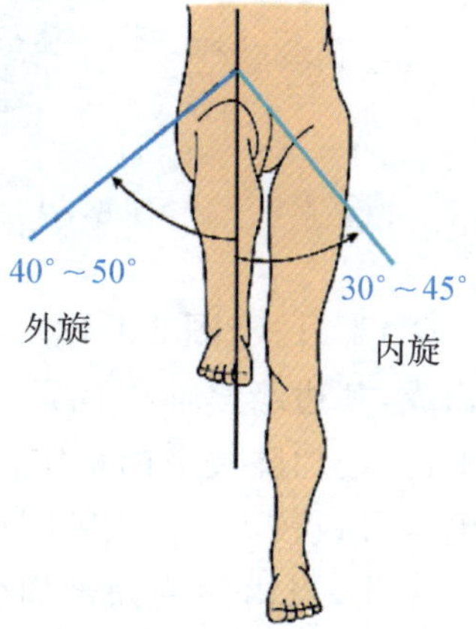

图 3-1-11 髋关节外旋和内旋

(二)膝关节的结构和运动

1. 膝关节的结构

(1)膝关节的基本结构(图 3-1-12):膝关节包含胫股关节和髌股关节 2 个关节面。关节表面覆盖透明软骨,膝关节腔为一密闭且相通的负压腔隙,这有利于维持膝关节的稳定。胫股关节由股骨远端和胫骨近端组成,是膝关节的主要承重部分。髌股关节由髌骨和股骨髁前部组成。髌骨作为股四头肌的支点可增加膝关节伸肌的力量,并减少施加在股骨髁上的摩擦力。

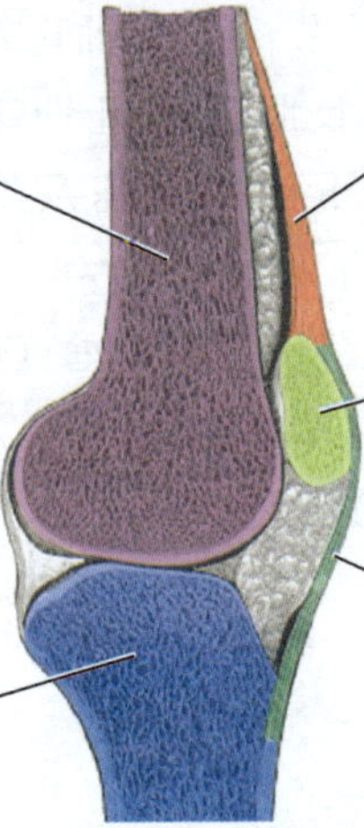

图 3-1-12　膝关节的基本结构

(2)半月板(图 3-1-13):半月板位于胫骨平台表面,由纤维软骨构成,其边缘厚而中间薄,上面凹陷,下面平坦,如此可加深胫骨平台,增加膝关节的稳定性,同时可缓冲外力对膝关节的冲击。内侧半月板较大,呈 C 形,前角窄薄,后角宽厚,外侧缘与内侧副韧带相连,当内侧副韧带损伤时常合并半月板撕裂;外侧半月板较小,呈 O 形,并不与外侧副韧带相连接。内、外侧半月板的前端通过膝横韧带相连。

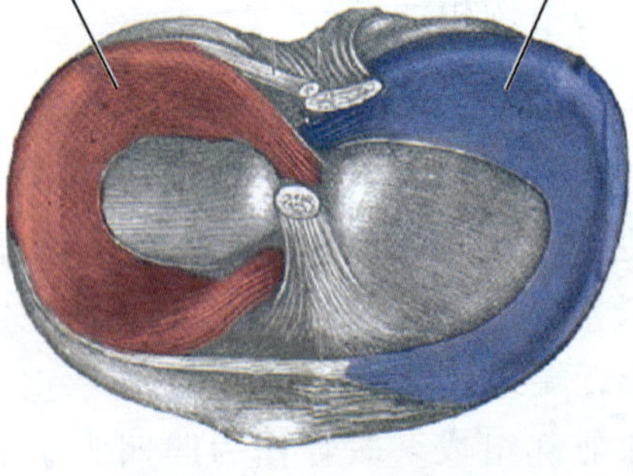

图 3-1-13　膝关节半月板

(3)韧带(图 3-1-14):膝关节囊薄而松弛,周围有韧带加固,可增加膝关节的稳定性。

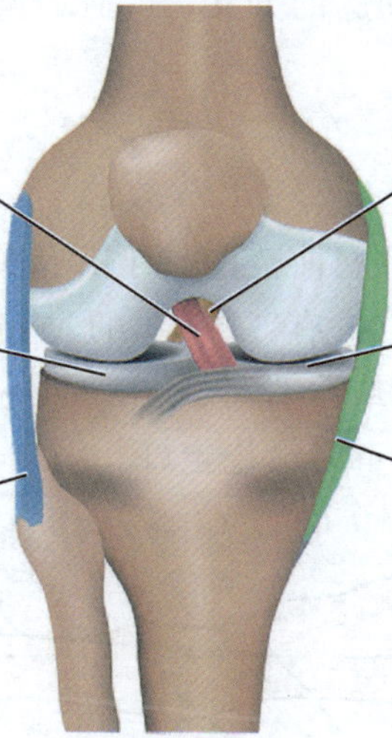

图 3-1-14 膝关节韧带

1)髌韧带:扁平而坚韧,是股四头肌腱的中央部纤维索,自髌骨向下止于胫骨粗隆,其浅层纤维越过髌骨与股四头肌腱相连。

2)腓侧副韧带:起自股骨外上髁,向下延伸至腓骨头,并不与外侧半月板直接相连。

3)胫侧副韧带:起自股骨内上髁,止于胫骨内侧髁,位于膝关节内侧后份,与关节囊及内侧半月板紧密结合。

4)腘斜韧带:由半膜肌腱延伸而来,起自胫骨内侧髁,止于股骨外上髁,可防止膝关节过伸。

5)膝交叉韧带:位于膝关节中央稍后方,非常坚韧,可分为前、后两条。前交叉韧带起自胫骨髁间前方内侧,斜向后上方止于股骨外侧髁的内侧。当伸膝时,前交叉韧带最紧张,可防止胫骨前移。后交叉韧带起自胫骨髁间隆起的后方,斜向前上方止于股骨内侧髁的外侧面。当屈膝时,后交叉韧带最紧张,可防止胫骨后移。

(4)神经和血管：膝关节的血供来自关节周围的膝动脉吻合口，以及股动脉和腘动脉的分支，其周围神经有股神经、胫神经和腓总神经。

2. 膝关节的运动

(1)胫股关节的运动

1)屈和伸：膝关节屈曲范围与年龄有关，一般而言，正常的膝关节可屈曲120°～150°，有5°～10°的过伸。在膝关节伸直最后20°时，伴有股骨内旋或胫骨外旋，使胫股关节具有旋紧功能，还可以使膝关节站立承重时最稳定(图3-1-15)。

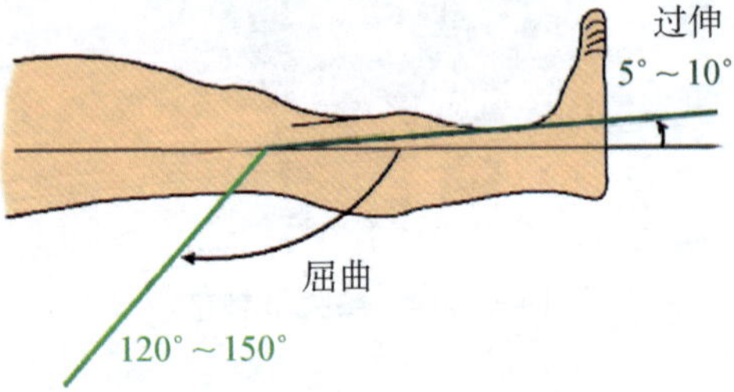

图 3-1-15　膝关节屈伸

2)内旋和外旋(图3-1-16)：膝关节的旋转运动是伴随膝关节的屈伸活动进行的，为不随意运动。在膝关节完全伸直时，关节稳定，几乎无旋转运动。正常行走时，胫骨旋转运动范围为±6°。

3)前后滑移：屈膝股骨在胫骨上向后滚动，同时向后滑动，伸膝时则相反。整个膝关节活动时，前后活动较小(约3 mm)。

(2)髌股关节的运动：当膝关节完全伸直时，髌股关节面并不接触。屈膝15°后，髌股关节开始接触，髌股关节面的接触区域自远端向近端移动；当屈膝超过90°时，接触面又回到髌股关节面的中部。

由于胫骨和股骨的旋转运动，使胫骨结节处的髌韧带出现内、外侧移动，导致髌骨出现相对于股骨的旋转运动。

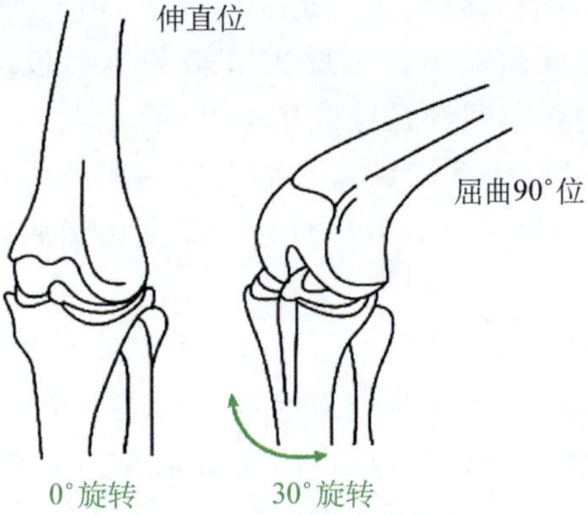

图 3-1-16 膝关节旋转

(三)肩关节的结构与运动

1. 肩关节的结构

(1)肩关节的基本结构(图 3-1-17):广义的肩关节由盂肱关节、肩锁关节、肩胛胸壁关节和胸锁关节 4 个关节共同组成,构成

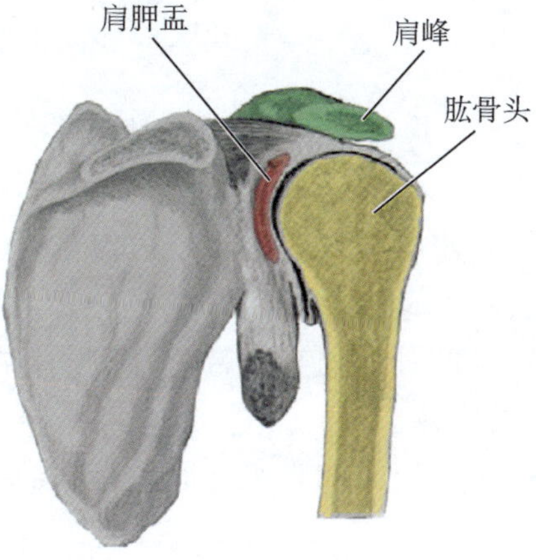

图 3-1-17 肩关节的基本结构

肩关节复合体。狭义的肩关节指盂肱关节，由肩胛骨的关节盂和肱骨头构成，为球窝关节。盂肱关节被关节囊包绕，但其比较松弛，关节囊的潜在空间约是肱骨头的2倍，因此，盂肱关节有较大的活动范围。肱骨头和肩胛盂表面覆盖透明软骨，盂窝周缘是纤维软骨环组成的盂唇，约50%的盂窝深度由盂唇构成，增加了肩关节的稳定性。

(2)韧带(图3-1-18)

1)盂肱韧带：位于关节囊前壁，可分为上、中、下三部分，可防止肩关节前脱位，是肩关节稳定的主要来源。

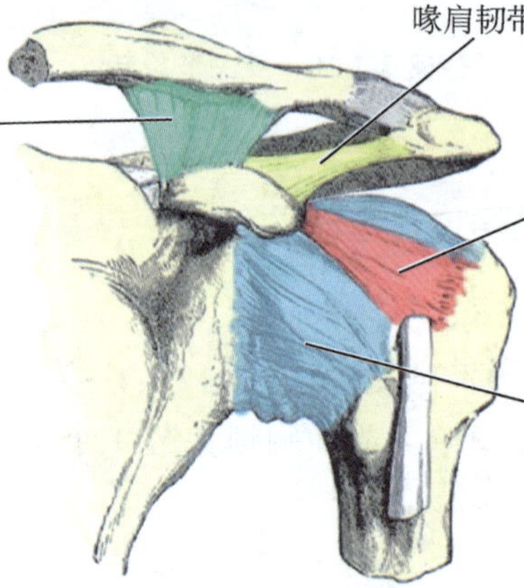

图3-1-18 肩关节的韧带

2)喙肱韧带：自喙突至肱骨大结节，可增强关节囊上部，防止肱骨头向上脱位。

3)肱横韧带：是肱骨的固有韧带，横跨肱骨结节间沟，有固定肱二头肌长头腱的作用。

4)喙肩韧带：位于肩峰和喙突之间，覆盖在肩关节上方，可防止肱骨头向上移位。

(3)神经和血管：肩关节的血供主要由旋肱前动脉和旋肱后动脉提供，肩胛上动脉分支也参与部分血液供应。支配肩关节的神经主要为腋神经、肩胛上神经及胸外侧神经。

2. 肩关节的运动　盂肱关节可在三轴上运动，是人体运动范围最大且最灵活的关节，包括前屈和后伸、外展和内收、内旋和外旋及环状运动。

(1)屈曲和后伸(图 3-1-19)：为肩关节在矢状面围绕内-外轴运动。肩关节屈曲可达 180°，主动后伸可达 65°，被动后伸可达 80°，被动后伸的过程中可以引起肩胛骨轻度的前倾，可进一步协调肩关节后伸。

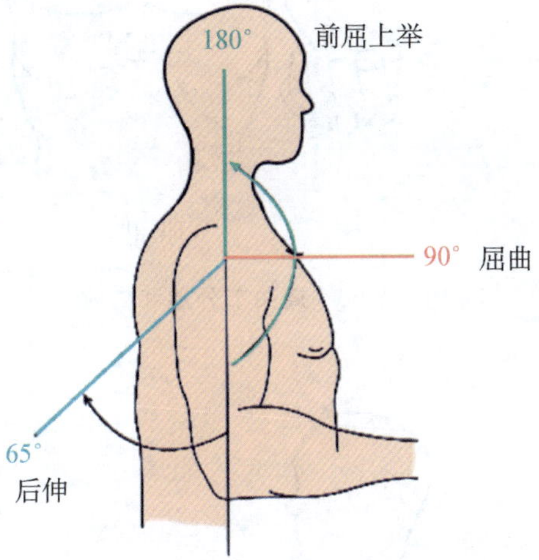

图 3-1-19　肩关节屈伸

(2)外展和内收(图 3-1-20)：为肱骨在冠状面上的运动。肩关节外展时，肱骨头在相对向上滚动时向下滑动；内收类似，但方向相反。在内收和外展的全范围运动时，肱骨头的中心保持在 6 mm 范围内移动。正常的盂肱关节可外展至 120°，由于胸廓的阻挡，解剖位的内收为 0°，一般所说肩关节的内收指肩关节前屈内收，为 20°～40°。

(3)内旋和外旋(图 3-1-21)：为肱骨在水平面上的旋转。肩关节内旋和外旋运动时伴有肱骨头在关节盂内的滚动和滑动。

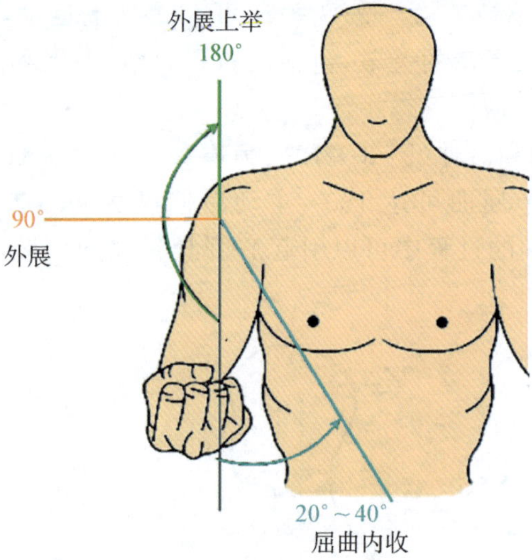

图 3-1-20　肩关节外展和内收

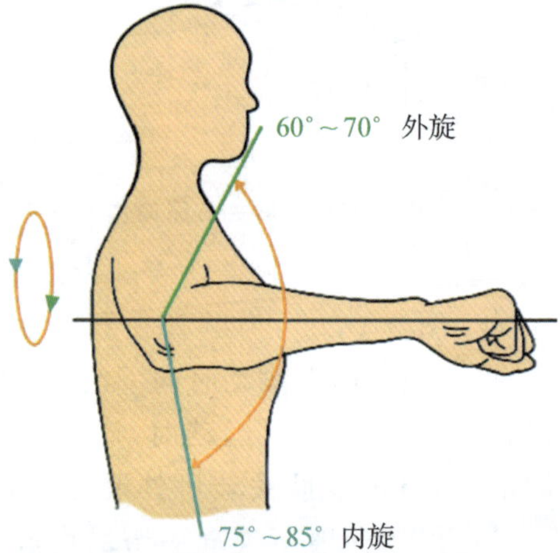

图 3-1-21　肩关节内旋和外旋

一般人的盂肱关节内旋角度为 75°～85°，外旋角度为 60°～70°。内旋至最大角度时通常伴有肩胛骨的前伸，而外旋至最大角度时通常伴有肩胛骨的后缩。

(四)肘关节的结构与运动

1. 肘关节的结构

(1)肘关节的基本结构(图 3-1-22)：由肱骨远端和桡尺骨近端关节面组成，包含肱尺关节、肱桡关节和上尺桡关节 3 个关节。肱尺关节是由肱骨滑车和尺骨滑车切迹构成的滑车关节；肱桡关节是由肱骨小头和桡骨头关节凹构成的球窝关节；上尺桡关节是由桡骨的环状关节面和尺骨的桡骨切迹构成的车轴关节。

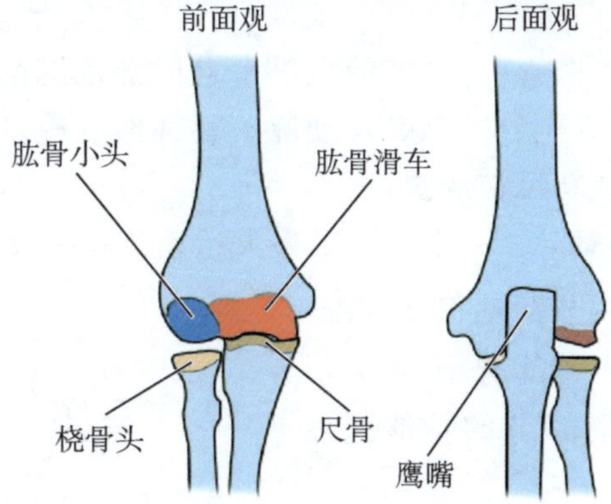

图 3-1-22 肘关节的基本结构

(2)韧带(图 3-1-23)：肘关节囊前后松弛，两侧由于坚韧的侧副韧带的加强而紧张。尺侧副韧带起自肱骨内上髁，呈放射状止于尺骨半月切迹，可防止肘关节侧屈。桡侧副韧带起自肱骨外上髁，分成两束包绕桡骨头，止于尺骨的桡骨切迹。桡骨环状韧带环绕桡骨头，附着于尺骨的桡骨切迹前后缘，可防止桡骨头脱位。由于幼儿桡骨环状韧带较为松弛，因此，肘关节伸直位牵拉前臂时，易发生桡骨头脱位。

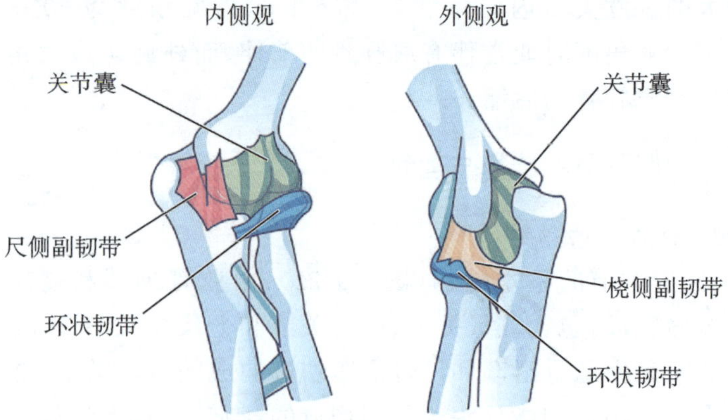

图 3-1-23　肘关节周围韧带

(3)神经和血管:肘关节的血供来自肘部动脉吻合口,包括肱动脉的侧支和返支、桡动脉、尺动脉。其神经支配由正中神经、肌皮神经、桡神经和尺神经提供。

2. 肘关节的运动　肘关节的最大运动范围一般为过伸 5°至屈曲 145°,但肘关节活动仅需 30°～130°即可满足大部分日常生活的需要,称为肘关节的功能弧度(图 3-1-24)。

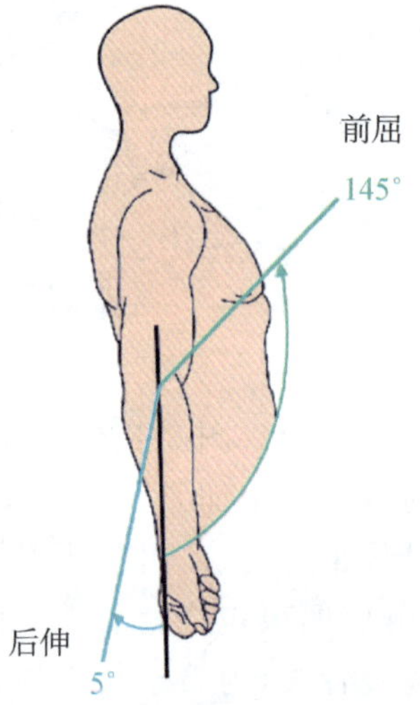

图 3-1-24　肘关节前屈和后伸

(1)肱尺关节的运动:从矢状面看,肱尺关节类似于球窝关节,但由于滑车和滑车切迹间的机械连接限制了肱尺关节的运动,在完全伸直时,内侧副韧带的前纤维束、前关节囊和屈肌的张力增加,以维持肱尺关节的稳定。同时,鹰嘴窝周围异位骨形成,鹰嘴突出嵌入鹰嘴窝,可限制肱尺关节的完全被动伸展。

(2)肱桡关节的运动：屈伸运动时，桡骨凹窝在肱骨头凸面上滚动和滑动。在完全伸直放松时，肱桡关节并不会相互接触；在主动屈曲时，肌肉牵拉桡骨窝向肱骨头靠近。

(3)上尺桡关节的运动：肘关节所有的韧带均不止于桡骨头，从而可以保证桡骨绕垂直轴做旋前和旋后运动。旋前和旋后需要上、下尺桡关节同时运动，若一侧关节受限，将影响另一侧关节的运动，同时也涉及肱桡关节的运动。拇指向上时为前臂旋转的中立位，前臂旋前一般为75°，旋后为85°(图3-1-25)。

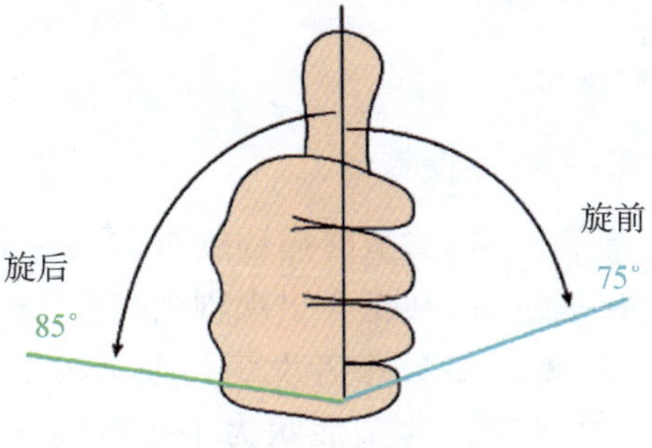

图3-1-25　肘关节旋前和旋后

（田洪涛　林　辉　张玉琼）

第二节　慢性非化脓性关节炎

一、类风湿关节炎

类风湿关节炎是一种病因不明的以关节病变为主的非特异性炎症，属于自身免疫性疾病。好发于手、腕、足等小关节处，反复发作，呈对称分布。常见发病年龄为20～45岁，女性较多见。

(一)临床表现

类风湿关节炎起病缓慢,早期可出现乏力、全身肌肉痛、手足麻木、刺痛等非特异性全身症状。随后反复发作,出现对称分布的多发性小关节炎表现。关节炎常表现为对称性、持续性肿胀及压痛,晨僵时间常达 1 h 以上。最典型的关节畸形是腕和肘关节强直、掌指关节半脱位、手指向尺侧偏斜、呈“天鹅颈”样表现。受累关节以近端指间关节、掌指关节,以及腕、肘、肩、膝和足趾关节最为多见,颈椎、颞颌关节及胸锁和肩锁关节也可受累,并伴活动受限,髋关节受累少见。

(二)症状和体征

1. 症状

(1)关节疼痛和压痛:关节疼痛程度常与其肿胀程度有关,关节肿胀越明显,疼痛越重,甚至会出现剧烈疼痛。

(2)关节肿胀:绝大多数患者发病初期为关节肿胀。常表现为关节周围均匀性肿大。典型症状为手指近端指间关节的梭形肿胀,反复发作后,受累关节附近肌肉萎缩。

(3)晨僵:95%以上的患者可出现关节晨僵,即病变关节在夜间静止不动时,晨起出现长时间的受累关节的僵硬和活动受限,常伴有肢端或指(趾)发冷和麻木感,活动后晨僵症状可缓解。

2. 体征

(1)关节摩擦音:炎症期检查关节可感到细小的捻发音或握雪感,常见于肘、膝关节;炎症消退期活动关节可听到或触到“嘎嗒”声响,常见于指和膝关节、髋关节。

(2)多关节受累:受累关节多为双侧对称性分布,以掌指关节或近侧指间关节常见。

(3)关节活动受限或畸形:病变持续发展可出现关节活动受限。晚期关节可出现手指“鹅颈样”畸形(图 3-2-1、图 3-2-2),如掌指关节屈曲、近侧指间关节过伸、远侧指间关节屈曲等。

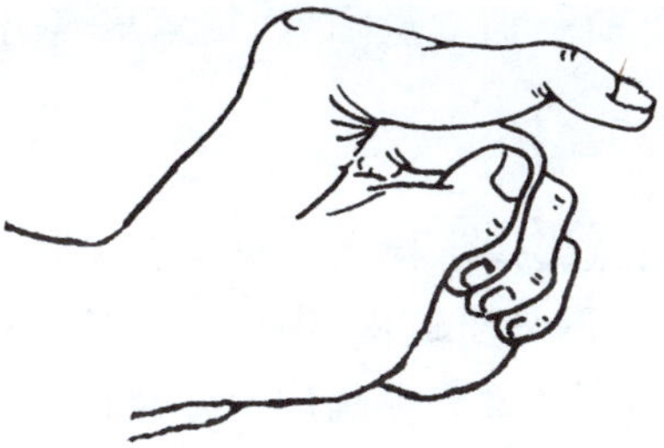

图 3-2-1　手指“鹅颈样”畸形

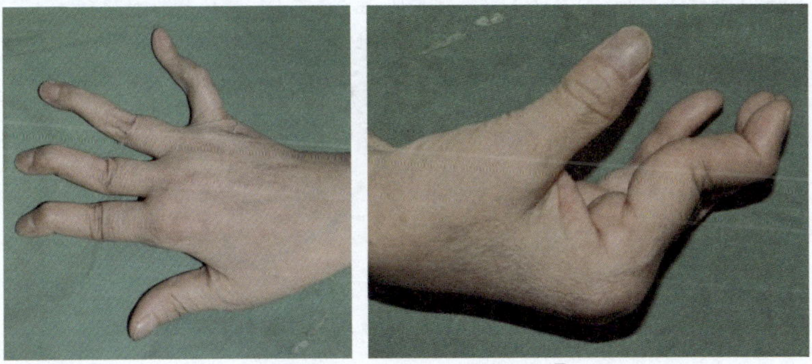

A　　　　　　　　B

图 3-2-2　手指“鹅颈样”畸形实例

注：A. 手指间关节畸形背面观；B. 手指“鹅颈样”畸形侧面观。

(4)关节外体征：最常见的是皮下类风湿结节，多出现在肘、膝以外的小关节的伸面皮下。结节质地较硬，不易推动。

(三)实验室检查

70%～80%类风湿关节炎患者的类风湿因子阳性，但阳性不具有诊断意义。患者的血红蛋白减少，白细胞计数正常或减少，但淋巴细胞计数增多。红细胞沉降率加快，C 反应蛋白增高，血清免疫球蛋白G(immunoglobulin G,IgG)、IgA、IgM可增高。关节液浑浊,黏稠度降低,糖含量降低,细菌培养阴性。

(四)影像学检查

X线检查为首选影像学检查。早期关节周围软组织肿大,关节间隙增宽,关节周围骨质疏松;中期关节软骨破坏、关节间隙狭窄;晚期关节间隙消失、关节半脱位及骨性强直。

(五)诊断

目前国际通用的诊断标准是1987年美国风湿病协会制定的标准:①关节及关节周围晨僵持续至少1 h(≥6周);②有3个或3个以上关节肿胀或积液等关节炎表现(≥6周);③腕、掌指关节或近侧指间关节肿胀(≥6周);④对称性关节肿胀(≥6周);⑤类风湿皮下结节;⑥类风湿因子阳性滴度>1∶32;⑦手、腕关节X线片有典型的骨质疏松或骨侵蚀改变。确认本病需具备4条或4条以上标准。

(六)鉴别诊断

1. 风湿性关节炎　风湿性关节炎好发于青少年,病前常有急性扁桃体炎或咽喉炎,有游走性四肢大关节疼痛,不遗留关节畸形,血清抗链球菌溶血素O增高,类风湿因子阴性,水杨酸抑制剂有显著疗效。

2. 强直性脊柱炎　强直性脊柱炎的好发年龄为16～30岁,50岁后极少发病,男性占90%。一般病变始于骶髂关节,逐步沿脊柱朝上延申,直至全脊柱融合强直,以中轴关节(如骶髂及脊柱关节)受累为主,虽有外周关节病变,但多出现于下肢大关节,很少累及膝关节和上肢关节。症状多为非对称性肿胀和疼痛。X线片可见骶髂关节侵袭、破坏或融合,患者类风湿因子阴性,且多为HLA-B27抗原阳性。

3. 痛风性关节炎　慢性痛风性关节炎多有家族性发病倾向，有阳性家族史者占10%～20%。临床过程可以分为无症状期、急性期、间歇期和慢性期4个阶段。实验室检查以血清尿酸含量为重要的参考指标，急性期关节腔穿刺抽液，显微镜下可见大量针状尿酸盐结晶体为本病的诊断标准，皮下结节活检证实为痛风石(尿酸盐结晶)也可作为诊断依据。X线检查早期仅有软组织肿胀，晚期近关节端可见圆形或不规则形穿凿样透亮区，也可呈虫蚀样、蜂窝状或囊状，周围骨密度正常或增高，界线清楚，可见关节面不平、关节间隙狭窄。

(七)治疗

类风湿关节炎的治疗目标是减轻疼痛、防止关节破坏、保护关节功能，最大限度地提高患者的生活质量。

1. 非药物治疗　一般处理，对症治疗。如急性期需卧床休息，适当活动。注意适当锻炼以预防关节僵硬或畸形。

2. 药物治疗　一线药物主要为非甾体类药物(如吲哚美辛)。第二类药物有抗疟药、金盐制剂、柳氮磺吡啶、免疫抑制剂等。第三类药物主要为激素。

3. 手术治疗　早期可行滑膜切除术，中期行畸形矫正术，晚期行人工关节置换术。

典型病例

患者，女，62岁，类风湿关节炎近10年，屈曲外翻畸形，屈曲挛缩畸形，无法正常行走，轮椅辅助入院。

查体：膝关节屈曲挛缩畸形，曲伸20°～70°，骨摩擦音，股四头肌力四级，术前X线片如图3-2-3所示。行人工关节置换术，术后X线片如图3-2-4所示。

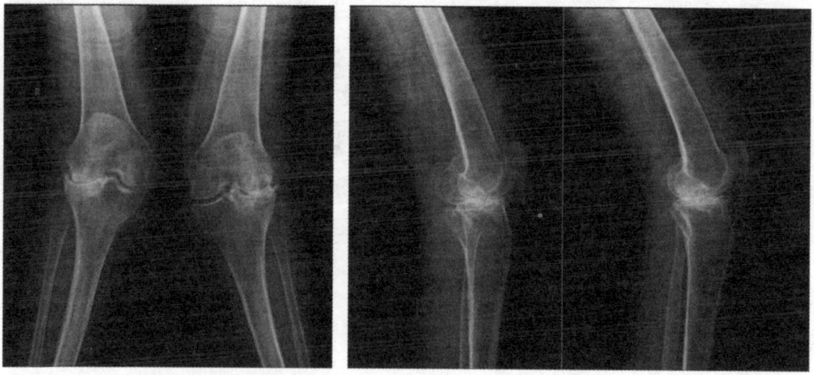

A　　　　B

图 3-2-3　**术前双膝关节正、侧位 X 线片**

注：A. 双侧膝关节正位片，双外侧关节间隙消失，关节面硬化，大量骨赘新生；B. 双侧膝关节侧位片，髌骨关节间隙消失，外侧胫股关节间隙消失，且磨损以胫骨平台中后侧为主，合并股骨后方大量骨赘新生。

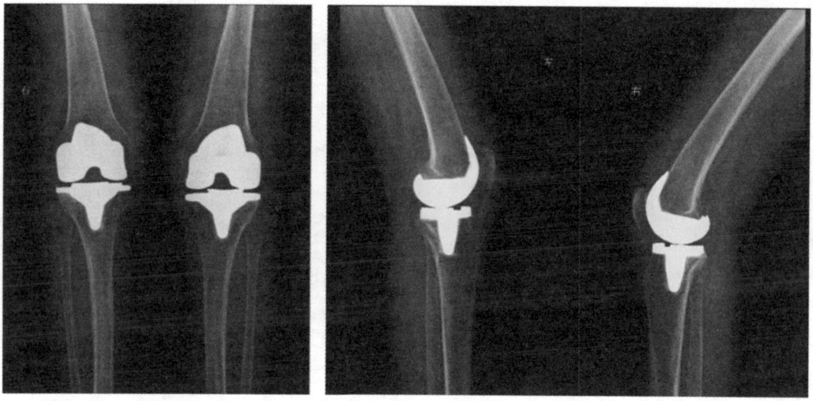

A　　　　B

图 3-2-4　**术后双膝关节正、侧位 X 线片**

注：A. 术后双膝关节正位片，膝关节外翻畸形得以纠正；B. 术后双膝关节侧位片，膝关节曲伸 0°～90°。

二、强直性脊柱炎

强直性脊柱炎是一种慢性、进行性，主要累及骶髂关节和脊柱附着点的系统性炎性疾病。其与 HLA-B27 强关联，发病特点是病变常从骶髂关节开始逐渐向上蔓延至脊柱及周围软组织，晚期可致纤维性或骨性强直和畸形，使整个脊柱周围软组织钙化、骨化，导致严重的驼背。常见于 16～30 岁的青壮年，男性最为多见，常有家族遗传史。

（一）临床表现

强直性脊柱炎缓慢起病，以乏力、低热等全身非特异性表现为主。早期表现为下腰部或骶髂部疼痛、不适或伴晨僵，休息后不缓解，活动后减轻。也可表现为臀部、腹股沟区酸痛不适，可向下肢放射。部分患者以外周关节症状为首发或主要症状，可伴有晨僵。少数以颈、胸痛为首发症状。晚期脊柱僵硬，严重克制躯干和髋关节屈曲，最后发展为驼背，胸椎后凸畸形，头部前伸畸形（图 3-2-5）。髋关节受累时呈摇摆步态。

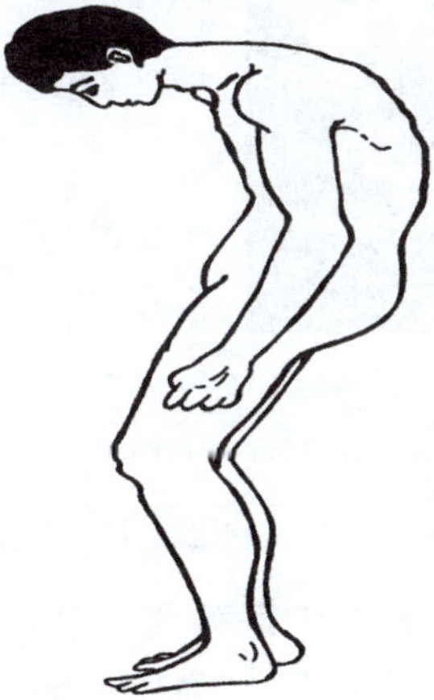

图 3-2-5　脊柱驼背畸形、膝关节屈曲、髋关节强直

(二)实验室检查

强直性脊柱炎缺乏特异性指标。HLA-B27 阳性对于疾病诊断有一定的辅助作用,但不能将此作为诊断的主要依据。血小板计数升高、贫血、红细胞沉降率加快提示疾病处于活动期。

(三)影像学检查

X 线片示早期骶髂关节骨质疏松,关节边缘虫蛀状改变,关节间隙增宽。随后关节面逐渐模糊,关节间隙逐渐狭窄。晚期出现骶髂关节完全融合骨性强直,伴随整个椎间小关节出现广泛骨性融合,形成"竹节"样脊柱(图 3-2-6)。

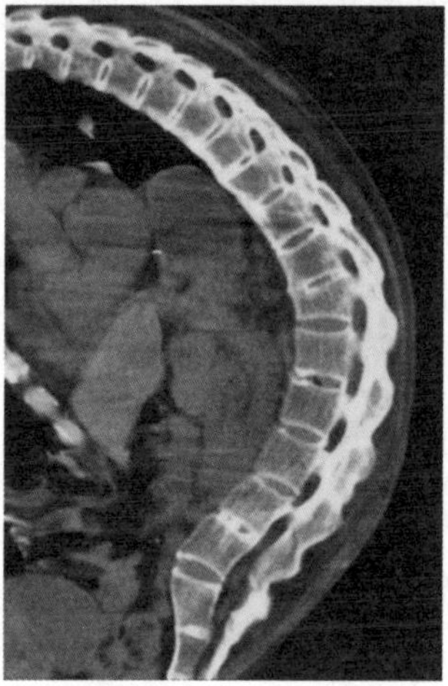

图 3-2-6　脊柱"竹节样"改变、矢状位 C 字形、多节椎体上下融合

(四)诊断

近年来对强直性脊柱炎的诊断国际上多采用 1984 年修订的标准:①下腰背痛的病程至少持续 3 个月,疼痛程度随活动减轻,但休息不减轻;②腰椎在前后和侧屈方向活动受限;③胸廓扩展范围小于同年龄和性别人群的正常值;④双侧骶髂关节炎Ⅱ～Ⅳ级,或单侧骶髂关节炎Ⅲ～Ⅳ级。如果患者具备第 4 条,并分别

附加第 1～3 条中的任何 1 条即可确诊为强直性脊柱炎。

(五)鉴别诊断

1. 类风湿关节炎 类风湿关节炎是以四肢小关节为主的炎症性破坏,可合并大关节破坏,常合并严重骨质疏松,女性多见,起病缓慢,早期可出现乏力、全身肌肉酸痛、手足麻木、刺痛等非特异性全身症状。随后反复发作,出现对称分布的多发性小关节炎表现,多为手足小关节,骶髂关节一般不受累,如侵犯脊柱,多只侵犯颈椎,一般无椎旁韧带钙化。多有类风湿因子阳性,HLA-B27 阴性。

2. 髂骨致密性骨炎 髂骨致密性骨炎的病变局限于骶髂关节,且 HLA-B27 阴性。

3. 脊柱退行性疾病 脊柱退行性疾病如腰椎间盘突出症等,腰椎管狭窄不累及整个脊柱,不影响大关节,慢性腰骶关节劳损为持续性、弥漫性腰痛,以腰骶部最重,脊椎活动不受限,X 线检查无特殊改变。出现急性腰骶关节劳损的患者,疼痛可因活动而加重,休息后可缓解。

(六)治疗

目前对强直性脊柱炎尚无根治方法,合理治疗可显著控制患者的病情,改善其预后。早期疼痛可给予非甾体抗炎药。鼓励患者适当进行脊柱功能锻炼,防止驼背。晚期严重驼背影响生活时可行手术截骨治疗,关节严重强直时可行关节置换术。

典型病例

患者,男,50 岁,强直性脊柱炎 30 年。夜间腰背痛逐渐加重,现出现严重驼背畸形,颈部无活动度,无法抬头,无法平卧,心肺功能明显下降,食欲下降,遂入院就诊。患者 2 年前出现腰部、两侧臀部间歇性疼痛,左侧为重,伴腰骶部僵硬感,疼痛多发生于夜间,休息后加重,活动后减轻。入院完善相关检查后,诊断为“强直性脊柱炎”。

查体:全脊柱僵硬,脊柱(包含颈椎、腰椎)无活动度,脊柱无明显侧弯，但后凸畸形严重（图 3-2-7）。行截骨矫正内固定术（图 3-2-8）。患者术后（图 3-2 9）与术前（图 3-2-10 A）相比，恢复良好（图 3-2-10 B）。

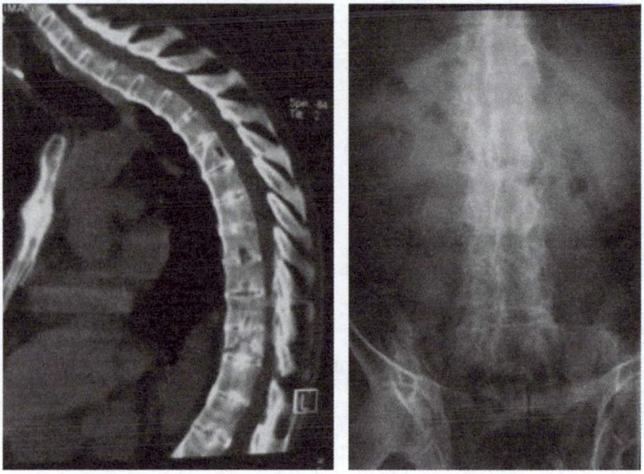

A B

图 3-2-7 强直性脊柱炎术前影像学检查

注：A. 术前 CT 矢状位示全脊柱融合，后凸畸形约 90°，关节突关节融合；B. 腰椎正位 X 线片示脊柱无明显侧弯，脊柱呈“竹节”样改变，双骶髂关节融合，骨盆前倾，闭孔消失。

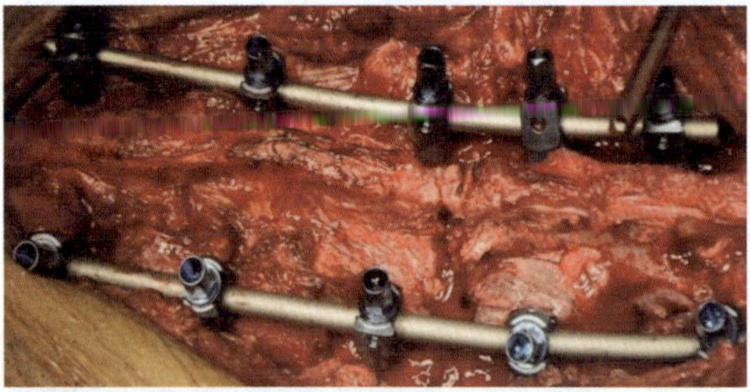

图 3-2-8 术中截骨后内固定

注：术中 L_3 椎体截骨，L_3 上下关节突关节截骨，后方加压，并植骨融合矫正畸形。

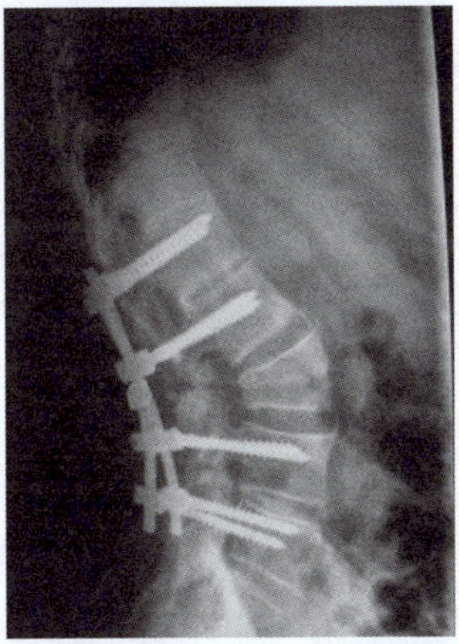

图 3-2-9 强直性脊柱炎术后 X 线片

注：术后 X 线侧位片示腰椎 3 椎体后方闭合截骨，椎体后 1/3 及后方上下关节突关节融合，基本矫正后凸畸形。

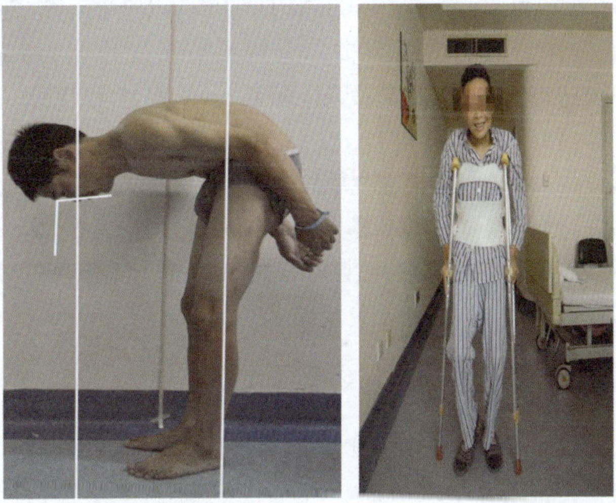

A B

图 3-2-10 强直性脊柱炎患者术前术后对比

注：A. 术前患者站立侧位显示折叠 90°，行走只能注视脚下，无法平视前方；B. 截骨融合术后在护具的保护下可下床行走，抬头目视前方。

三、痛风性关节炎

痛风性关节炎是由痛风所致的一系列关节急、慢性炎症疾病。早期为反复发作的急性关节炎伴高尿酸血症，晚期可因慢性关节炎、骨破坏、痛风石形成而产生关节畸形及功能障碍。痛风好发于30～40岁的男性。

（一）临床表现

患者多有痛风遗传家族史。在无症状期，患者仅有血尿酸增高或波动性增高，无症状期可持续10余年或终身。痛风症状期，关节炎可分为急性和慢性。急性期多在夜间或晨起突然发病，常有高嘌呤饮食摄入、饮酒、过度劳累等诱因。多为单关节炎，以踇趾跖趾关节多为见，踝，膝、足部其他关节，以及肘、腕、手也可发病。反复发作者可为多关节炎。急性关节炎发作时，局部红、肿、热、痛，可有渗液，局部活动受限，患者全身症状有畏寒、寒战、厌食、疲倦等，白细胞计数增加，红细胞沉降率加快，症状一般持续1～2周，之后逐渐恢复。症状消退后，除局部有脱屑或瘙痒外，一切正常。数月至1～2年复发，发作间期逐渐缩短，多关节受累可引起痛风性关节炎。慢性期可在关节旁或耳、鼻软骨处形成痛风石，溃破后可溢出白色尿酸盐结晶。

（二）实验室检查

痛风性关节炎发作时，患者的关节液浑浊，黏度降低，白细胞计数及中性粒细胞计数增加。应在控制高嘌呤饮食情况下连续监测患者的血尿酸及尿尿酸。若血尿酸升高而尿尿酸正常，提示尿酸排泄障碍；若血尿酸、尿尿酸均升高，则提示尿酸生成增多。

（三）影像学检查

X线片的特征性表现是受累关节可见邻近关节软骨边缘的骨质有圆形或不整齐穿凿样骨缺损。关节滑液经偏振光显微镜检查可发现白细胞内有双折光针形尿酸盐结晶。

(四)诊断

根据典型痛风病史、家族史、结石相关临床表现及尿酸改变一般可诊断。关节滑液经偏振光显微镜检查后发现白细胞内有双折光针形尿酸盐结晶是确诊的可靠依据。秋水仙碱对于缓解痛风症状有显著的特异性治疗作用。

(五)鉴别诊断

1. 其他晶体性关节炎　无典型红肿热痛的表现，如焦盐磷酸关节炎、羟磷灰石沉积病、类固醇晶体关节炎等。患羟磷灰石沉积病的女性略多于男性，常为老年人发病，为常染色体显性遗传性疾病，累及关节为肩、膝、髋、脊柱等。症状有时可加重，病程较长，秋水仙碱试验治疗无效。患类固醇结晶关节炎的女性多于男性，任何年龄均可发病，多为封闭关节发病，非家族遗传性疾病。封闭关节有时可急性发作，程度较重，病程较长。秋水仙碱试验治疗无效，为类固醇结晶，可见软组织钙化，血尿酸水平正常。

2. 类风湿关节炎　类风湿关节炎表现为晨僵，四肢小关节疼痛、活动受限，可合并大关节破坏，常合并严重骨质疏松、长期慢性关节疼痛畸形。

(六)治疗

1. 非药物治疗　控制饮食，减少或禁止高嘌呤食物的摄入，忌酒，多饮水。

2. 药物治疗　急性期口服或静脉缓慢注射秋水仙碱可显著缓解患者的疼痛症状。急性期不宜使用降低尿酸的药物，因其可致痛风石溶解，从而加重关节炎症。慢性期或发作间期可给予患者抑制尿酸合成或加速尿酸排泄的药物，抑酸药物可以使用别嘌醇等，排酸药物可以使用丙磺舒、苯溴马隆等。使用药物时应定期检测肾功能。

3. 手术治疗　对于保守治疗无效且痛风石影响日常生活(如穿鞋)的患者,建议手术取石。如合并畸形或关节功能障碍,则建议行关节置换等矫形手术。

四、血友病性关节炎

血友病性关节炎是一种继发于血友病以关节血肿及强直为主要症状的关节疾病。血友病是一种遗传性疾病,主要分为A、B、C三型,分别缺乏凝血因子Ⅷ、Ⅸ、Ⅺ。其中A型最为常见,A、B型仅男性发病,C型男、女均可发病,但此型较为少见。

(一)临床表现

血友病性关节炎患者常在轻微损伤时发生出血,以关节和肌肉部位多见。关节出血部位以负重大关节为主。发病初期关节逐渐肿大伴皮肤红热,经制动,血肿吸收情况可适当恢复。若关节反复出血,可致关节周围肌肉萎缩,关节功能受限。若关节周围损害则疼痛明显。血肿吸收可致关节囊及滑膜组织纤维化,骨赘形成。假性肿瘤可压迫周围邻近的血管、神经,发生肢体缺血性坏死或麻痹,患者也可因外伤致严重出血。关节外表现包括牙龈出血、皮肤瘀斑、女性月经增多等。

(二)实验室检查

1. 筛选试验　出血时间、凝血酶原时间试验、血小板计数及血小板聚集功能均正常,活化部分凝血活酶时间(activated partial thromboplastin time, APTT)延长,但不能鉴别血友病的类型。

2. 确诊试验　根据因子Ⅷ、Ⅸ的活性测定,可辅以诊断血友病的类型。

(三)影像学检查

X线检查常用于鉴别关节病变的严重程度。急性期可见关节间隙增宽及周围软组织肿胀;慢性期可见关节骨质疏松,关节间隙狭窄或关节破坏、强直。患者的关节及周围软组织反复出血,可形成假性肿瘤,原因是血友病患者的关节内积血向关节外延伸,软组织或骨膜下出血、骨皮质和骨髓内出血致继发性骨压迫所致,同时伴破骨与成骨过程,可见骨有不规则囊腔及腔内如死骨样骨小梁碎片。

(四)诊断

男性、有反复关节和软组织内出血者,如APTT时间延长、纠正试验阳性,以及凝血因子Ⅷ、Ⅸ定量明显降低,即可诊断该病。

(五)鉴别诊断

1. 类风湿关节炎　表现为晨僵,四肢小关节疼痛、活动受限,可合并大关节破坏,常合并严重骨质疏松,出现长期慢性关节疼痛畸形。病程较长,无出血倾向,且血清类风湿因子阳性。

2. 骨肿瘤　骨肿瘤多发生于骨干骺端,极少累及骨端,关节面完好。例如,骨母细胞瘤发生于骨端,但关节面完整。

3. 滑膜炎　滑膜炎多为单个关节炎症,且炎症指标有不同程度的升高,可伴或不伴关节破坏,如色素沉着绒毛结节滑膜炎患者的炎症指标不高,可伴关节面破坏,但凝血功能正常。

(六)治疗

1. 固定　若发现关节出血,应立即予以固定。

2. 输血　若关节积血严重须穿刺抽血以减压。未明确患者血友病的类型时,应及时输入配型新鲜血后再行穿刺减压。

3. 补充凝血因子　针对患者的血友病类型输注相应的凝血

因子，以干冻抗血友病球蛋白(anti-hemophiic globulin，AHG)浓缩剂最为常见。

4. 手术治疗　对于保守治疗无效的患者，可行手术治疗(如关节穿刺、关节镜手术、人工关节置换术等)以改善其关节功能。

典型病例

患者，男，24岁，因左膝关节肿胀伴疼痛10余年入院。患者自9岁后出现轻微外伤致左膝关节明显肿胀伴疼痛，且肿胀呈进行性加重，伴局部皮肤瘀斑。15岁于当地医院行关节穿刺引流术，愈后无明显不适。2年前再次出现左膝关节肿胀(图3-2-11)，为求进一步诊断而入院。

入院后行X线检查示股骨远端溶骨性破坏，软组织肿胀明显(图3-2-12)，进一步完善检查后确诊为血友病性假肿瘤。

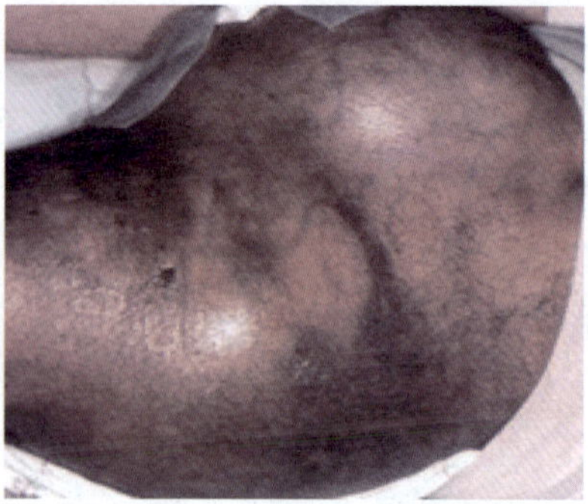

图3-2-11　**左下肢巨大血友病性假肿瘤**

注：关节肿胀，表面血管扩张，类似肿瘤病变。

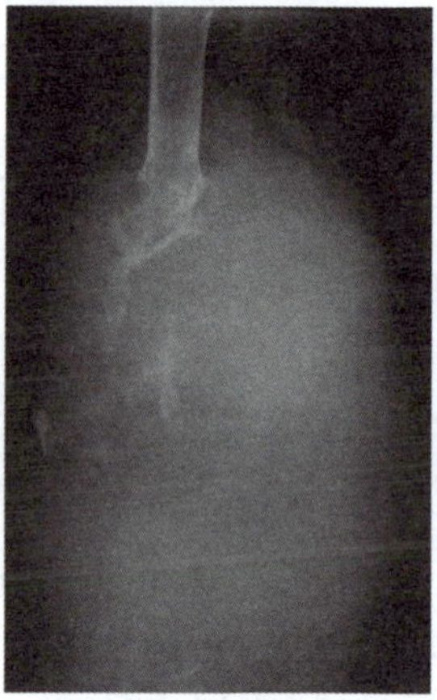

图3-2-12　**血友病性假肿瘤X线片**

注：股远端溶骨性破坏，软组织肿胀明显。

(冯　勇)

第三节　骨关节炎

骨关节炎(osteoarthritis,OA)是一种以关节软骨退行性变和继发性骨质增生为特征的慢性关节疾病。疾病的进展不仅累及关节软骨,而且累及整个关节,包括软骨下骨、关节囊、滑膜和关节周围肌肉。现在普遍认为骨关节炎不仅是关节软骨的疾病,而且涉及整个关节(滑膜、软骨下骨、肌肉及关节囊)(图 3-3-1)。骨关节炎多见于中老年人,女性多于男性,好发于负重较大的膝关节、髋关节、脊柱及远指间关节等部位,又称"骨关节病""退行性关节炎""增生性关节炎""老年性关节炎""肥大性关节炎"等。临床上最常见、对患者生活质量影响最大的是膝关节骨关节炎。

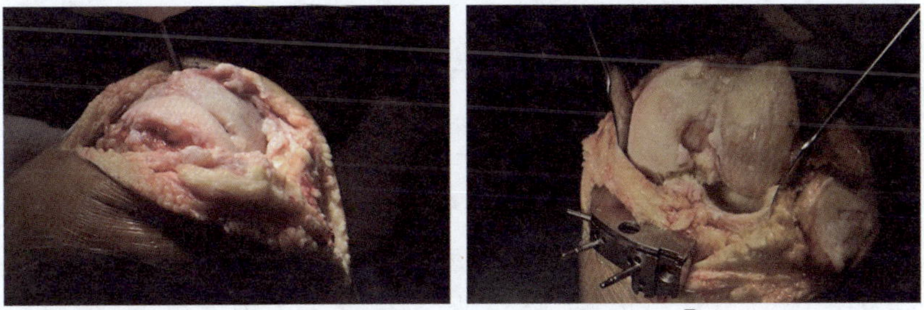

A　　B

图 3-3-1　膝关节骨关节炎

注:A. 膝关节骨关节炎侧面观;B. 膝关节骨关节炎正面观。

一、病因

原发性骨关节炎的发病原因迄今尚未完全明确,其发生发展是一个长期、慢性、渐进的病理过程,影响因素包括软骨营养、代谢异常,生物力学方面的应力平衡失调,生物化学的改变,酶对软骨基质的异常降解作用,累积性微小创伤,肥胖、关节负载增加等,一般认为是多种致病因素(包括机械性因素和生物性因素)的相互作用导致。其中年龄是主要的高危因素，其他因素包括外伤、肥胖、遗传、炎症、代谢等。女性发病率较高，在绝经后明显增加，可能与关节软骨中的雌激素受体有关。骨质疏松患者因软骨下骨小梁变薄变硬，其承受压力的能力下降，出现骨关节炎的概率较高。

二、分类

骨关节炎分为原发性和继发性两大类。

(一)原发性

原发性骨关节炎的发病原因不明，多发生于中老年人，无明确的全身或局部诱因，与遗传和体质因素有一定的关系。50 岁以上的中老年人多见。

(二)继发性

继发性骨关节炎可发生于青壮年，继发于创伤、炎症、关节不稳定、慢性反复的累积性劳损或先天性疾病等，如先天性髋关节脱位、创伤、关节内骨折、关节囊或韧带松弛引起的关节不稳定，以及关节畸形(如膝内翻、膝外翻等)引起关节力学改变，在这些原有病变基础上可发生骨关节炎。

三、病理

骨关节炎最早、最主要的病理变化发生于关节软骨。首先，关节软骨退变、变性、磨损、消失，软骨下骨裸露、硬化、象牙质变，随后，软骨下骨囊性变，关节边缘骨赘形成，伴滑膜增生及关节囊和周围韧带退变、纤维化、萎缩，最终关节面完全破坏、畸形(图 3-3-2)。

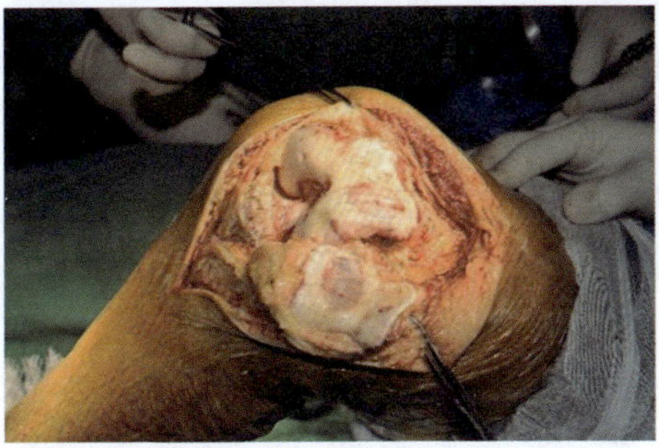

图 3-3-2　骨关节炎病理变化

注：术中病理显示关节软骨退变，软骨下骨硬化，关节边缘骨赘形成，伴滑膜增生，关节囊、周围韧带退变、纤维化及萎缩，关节面完全破坏、畸形。

(一)关节软骨病理改变

早期关节软骨变为淡黄色，失去光泽，继而软骨表面粗糙，局部发生软化，失去弹性。关节活动时发生磨损，软骨可碎裂、剥脱，形成关节内游离体，软骨下骨质外露。

(二)软骨下骨病理改变

软骨磨损最大的中央部位骨质密度增加，骨小梁增粗，形成“象牙质改变”。外周部位承受应力较小，软骨下骨质萎缩，出现囊样变。由于骨小梁的破坏和吸收，使囊腔扩大，周围发生成骨反应，从而形成硬化壁。

在软骨的边缘或肌腱附着处，因血管增生、软骨细胞代谢活跃，通过软骨内化骨，在外围软骨面出现骨质增生，即骨赘形成。

(三)滑膜病理改变

滑膜的病理改变有以下 2 种类型。

1. 增殖型滑膜炎　大量的滑膜增殖、水肿，关节液增多，肉眼观呈葡萄串珠样改变。

2. 纤维型滑膜炎　关节液量少，葡萄串珠样改变少，大部分被纤维组织形成的条索状物代替。滑膜的病变为继发性改变，剥脱的软骨片及骨质增生可刺激滑膜引起炎症，促进滑膜增生、渗出。

(四)关节囊与周围肌肉病理改变

关节囊发生纤维变性和增厚可限制关节的活动。关节周围肌肉因疼痛而产生保护性痉挛,进一步限制关节活动,可出现屈曲畸形或脱位。

四、临床表现

骨关节炎主要的症状是疼痛,初期为轻微钝痛,之后逐渐加剧,活动多时疼痛加剧,休息后好转。有的患者在静止或晨起时感觉疼痛,稍微活动后减轻,称为休息痛。但活动过量时,因关节面摩擦也可产生疼痛。疼痛可与天气变化、潮湿受凉等因素有关。

骨关节炎患者常感关节活动不灵活,上下楼困难,晨起或固定某个体位较长时间后关节僵硬,稍活动后减轻。关节活动时有各种不同的响声,有时可出现关节交锁。

(一)症状

1. *关节疼痛及压痛*　初期为轻度或中度间断性隐痛,休息时好转,活动后加重,疼痛常与天气变化有关。晚期可出现持续性疼痛或夜间痛。关节局部有压痛,在伴有关节肿胀时尤为明显。

2. *关节僵硬*　早晨起床时关节僵硬及发紧感,称为晨僵,活动后可缓解。关节僵硬在气压降低或空气湿度增加时加重,持续时间一般较短,常为几分钟至十几分钟。

(二)体征

1. *关节肿大*　手部关节肿大、变形较明显,可出现 Heberden 结节和 Bouchard 结节。部分膝关节因骨赘形成或关节积液也会导致关节肿大。

2. 骨擦感或骨擦音　由于关节软骨破坏、关节面不平，关节活动时可出现骨擦感或骨擦音，多见于膝关节。

3. 关节无力、活动障碍　关节疼痛、活动度下降、肌肉萎缩及软组织挛缩可引起关节无力，行走时软腿或关节交锁，不能完全伸直或出现活动障碍。

五、实验室检查

血常规、蛋白电泳、免疫复合物及血清补体等指标一般在正常范围内。伴有滑膜炎的患者可出现 C 反应蛋白（C-reactive protein，CRP）和红细胞沉降率（erythrocyte sedimentation rate，ESR）轻度升高。继发性骨关节炎患者可出现原发病的实验室检查异常。

六、影像学检查

X 线片可见非对称性关节间隙变窄，软骨下骨硬化和/或囊性变，关节边缘增生和骨赘形成或伴有不同程度的关节积液，部分关节内可见游离体或关节变形。严重者可出现关节畸形（如膝内翻）（图 3-3-3）。

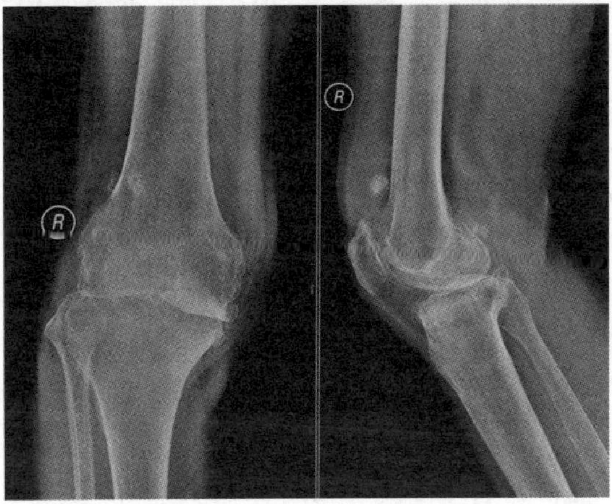

图 3-3-3　骨关节炎 X 线片

七、临床分期与诊断

(一)膝关节骨关节炎影像学分期、分级标准

1. 膝关节骨关节炎X线片表现(David区分法)

(1)0期:未见关节异常。

(2)Ⅰ期:可疑关节内骨赘,关节间隙正常。

(3)Ⅱ期:肯定关节内骨赘,可疑关节间隙狭窄。

(4)Ⅲ期:少量关节内骨赘、硬化、囊性变,关节间隙狭窄。

(5)Ⅳ期:关节内多发骨赘、硬化、囊性变,关节间隙严重狭窄或消失。

2. Kellgren&Lawrence分级标准

(1)0级:无改变。

(2)Ⅰ级:轻微骨赘。

(3)Ⅱ级:明显骨赘,但未累及关节间隙。

(4)Ⅲ级:关节间隙中度变窄。

(5)Ⅳ级:关节间隙明显变窄,软骨下骨硬化。

3. 膝关节骨关节炎放射学分类(Holden分级)

(1)Ⅰ级:关节间隙轻度变窄,很小的骨赘形成和轻微硬化。

(2)Ⅱ级:关节间隙中度变窄,中度的骨赘形成和中度硬化。

(3)Ⅲ级:伴有硬化的骨对骨改变但没有骨缺失。

(4)Ⅳ级:严重硬化,关节间隙消失。

4. 膝关节骨关节炎X线片分期　划分疾病的早、中、晚期可参照X线片表现。

(1)第一期:只有关节边缘骨质增生,关节间隙并不狭窄,说明关节软骨的厚度没有改变。

(2)第二期:除有关节边缘骨质增生外,还有关节间隙变窄,说明由于磨损,关节软骨正在逐渐变薄。

(3)第三期:除有上述变化外,还有软骨下囊性变,说明软骨下骨板亦因疾病的进展而被累及。软骨下囊性变可有程度上的

差别。

(4)第四期:关节已经毁坏,出现屈曲挛缩,表现为X形腿或O形腿,并有不同程度的骨缺损。

以上第一期属于早期病变,第二期与第三期的早期尚处于病变的中期,而第三期的后期与第四期处于病变的晚期。

(二)膝关节骨关节炎分期

临床上将膝关节骨关节炎分为4期。

1. 关节炎的发生前期　关节在活动后稍有不适,活动增加后伴关节疼痛及肿胀,在X线片及CT检查结果上看不出明显的软骨损害迹象。

2. 关节炎改变的早期　活动多后有明显的疼痛,休息后减轻,X线片显示改变较少,只有CT检查可见软骨轻度损害,放射性核素检查可见受损关节出现凝聚现象。

3. 骨关节炎的进展期　骨软骨进一步损害,造成关节畸形,功能部分丧失,X线片可见关节间隙变窄,关节周围骨囊性变,有时有游离体的出现。

4. 骨关节炎的晚期　骨增生、软骨剥脱,导致功能完全丧失,关节畸形明显,X线片示关节间隙变窄,增生严重,关节变得粗大,甚至造成骨塌陷。

(三)关节镜下软骨损伤分级

关节软骨损伤的Outerbridge分级(关节镜观察):①Ⅰ级,变软和肿胀;②Ⅱ级,直径<1.3 cm的破碎和裂开;③Ⅲ级,直径>1.3 cm的破碎和裂开;④Ⅳ级,软骨下骨裸露。

(四)骨关节炎的诊断标准

1995年美国风湿病协会(American College of Rheumatology, ACR)的诊断标准(2007年版骨关节炎诊治指南中膝关节骨关节炎的诊断标准与既往无明显差别,强调的内容仍然是膝关节骨关节炎与其他膝关节受累疾病的不同)：①前1个月大多数时间有膝痛。②有骨擦音，关节活动时有骨响声；X线片显示有骨赘形成。③滑液检查符合骨关节炎。④年龄≥40岁。⑤晨僵<30 min。⑥有骨擦音，关节活动时有骨响声。综合临床、实验室及X线检查，符合1+2条，或1+3+5+6条，或1+4+5+6条，可诊断膝关节骨关节炎。

八、治疗

骨关节炎发生后，随着年龄的增长，其病理学改变不可逆转。治疗目的是缓解或解除症状，延缓关节退变，最大限度地保持和恢复患者的日常生活。

(一)非药物治疗

初次就诊且症状不重的骨关节炎患者，非药物治疗是首选治疗方式，目的是减轻疼痛、改善功能，使患者能很好地认识疾病的性质和预后。

1. 患者教育　告知患者减少不合理的运动，适量活动，避免不良姿势，避免长时间跑、跳、蹲，减少或避免爬楼梯，注意减肥，进行游泳、骑自行车等有氧锻炼，膝关节在非负重位下做屈伸活动，可以保持关节最大活动度的关节功能和肌力训练等。

2. 物理治疗　物理治疗的目的主要是增加局部血液循环、减轻炎症反应，方法包括热疗、水疗、超声波、针灸、按摩、牵引、经皮电刺激神经疗法(transcutaneous electrical nerve stimulation，TENS)等。

3. 行动支持　行动支持主要减轻受累关节的负重，可采用手杖、拐杖、助行器等。

4. 改变负重力线　根据骨关节炎伴发的内翻或外翻畸形情况，采用相应的矫形支具或矫形鞋，以平衡各关节面的负荷。

(二)药物治疗

如非药物治疗无效,可根据关节疼痛情况选择药物治疗。

1. *局部药物治疗* 首先可以选择非甾体抗炎药(nonsteroidal anti-inflammatory drug,NSAID)的乳胶剂、膏剂、贴剂和非NSAID的擦剂等局部外用药,可以有效缓解关节轻中度疼痛,且不良反应轻微。

2. *全身镇痛药物* 依据给药途径可分为口服药物、针剂及栓剂。NSAID及软骨保护剂(包括双醋瑞因、氨基葡萄糖、塞来昔布等)可以缓解疼痛。部分药物(如硫酸软骨素等)可参与软骨代谢,延缓软骨退变。

3. *关节腔药物注射*

(1)注射透明质酸钠可起到润滑关节、保护关节软骨及缓解疼痛的作用。

(2)使用糖皮质激素。对于使用NSAID药物治疗4～6周无效的严重骨关节炎患者,或者不能耐受NSAID药物治疗、持续疼痛、炎症明显者,可行关节腔内注射糖皮质激素。但长期使用可加剧关节软骨损害、加重症状。因此,不主张随意选用关节腔内注射糖皮质激素,更反对多次、反复使用,一般每年最多不超过3～4次。

(三)手术治疗

1. *治疗目的* 骨关节炎外科治疗的目的:①进一步协助诊断;②减轻或消除疼痛;③防止或矫正畸形;④防止关节破坏进一步加重;⑤改善关节功能;⑥综合治疗的一部分。

2. *手术方法* 手术方法包括:①游离体摘除术;②通过关节镜行关节清理术;③截骨术;④关节融合术、关节成形术等。晚期出现膝内翻畸形和持续性疼痛,可行全膝关节置换术。对于髋关节骨关节炎晚期患者,可依据其年龄、职业及生活习惯等选用人工全髋关节置换术。

典型病例

病例一

患者，女，69岁，双侧膝关节反复疼痛5年。近1年，患者双侧膝关节疼痛加重，伴有跛行，膝关节活动受限。患者曾口服非甾体抗炎药和关节腔注射玻璃酸钠，均无明显好转。

查体：双侧膝关节压痛，外翻畸形，膝关节活动受限0°～100°。X线片显示双侧膝关节骨关节炎（图3-3-4 A），行双侧膝关节置换术（图3-3-4 B）。

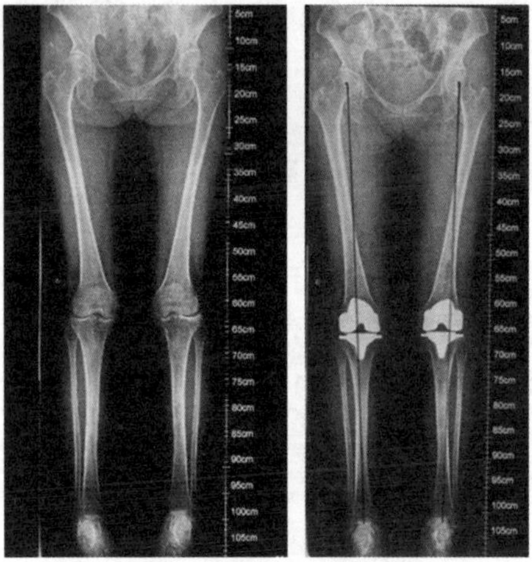

A　　B

图3-3-4　双侧膝关节骨关节炎

A. 双侧膝关节置换术前X线片；B. 双侧膝关节置换术后X线片。

病例二

患者，女，63岁，10年前外伤后左髋关节反复疼痛。近2年左髋关节疼痛加剧，伴有跛行和髋关节活动受限。患者曾口服非甾体抗炎药，但无明显好转。

查体：左髋关节压痛，活动受限，髋关节 Patrick 试验和 Thomas 征阳性。X 线片显示左髋关节骨关节炎（图 3-3-5 A），行左全髋关节置换术（图 3-3-5 B）。

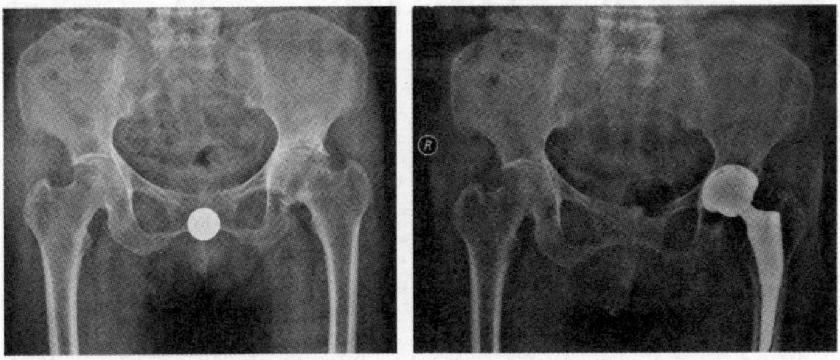

A　　　　B

图 3-3-5　左髋关节骨关节炎

注：A. 左侧髋关节骨关节炎术前 X 线片；B. 左侧全髋关节置换术后 X 线片。

（叶树楠）

第四章

常见脊柱疾病

第一节 颈 椎 病

颈椎病是一种退行性疾病，是颈椎间盘退变后，椎间松动从而刺激椎体后缘产生骨赘，或者由椎间盘破裂突出等因素导致颈脊髓、神经根或椎动脉受压而引起的一系列综合征。

一、病因及病理

颈椎病的病因和发病机制极为复杂，至今尚未完全阐明，不同类型颈椎病的病因不尽相同，总体来说是颈椎骨性或软组织结构的退行性变导致了颈椎病。目前发现同颈椎病发病相关的因素包括退变、创伤、劳损、发育性颈椎管狭窄、炎症及先天性畸形等。

(一)颈椎间盘退变

颈椎间盘退变是导致颈椎病的主要原因。随着年龄增长及颈椎长期超负荷使用，其修复能力降低，患者可出现颈椎结构退变及功能衰退。

(二)慢性劳损

慢性劳损是指超过正常生理活动范围最大限度或局部所能耐受值时的各种超限活动所引起的损伤。常见因素有以下 2 个方面。

1. 睡眠姿势不良 主要由枕头过高导致。

2. 日常生活习惯不良 长时间低头工作或娱乐等，尤其是躺在床上、睡高枕，都是不良的习惯，这些不恰当的体位易加速颈椎间盘退变及颈部软组织劳损。

（三）创伤

主要是头颈部的外伤。头颈部外伤与颈椎病的发生发展之间有明显的关系，损伤变的部位和程度不同，可在不同阶段产生不同的影响。

（四）炎症

颈部炎症可直接刺激邻近的肌肉和韧带，使韧带松弛、肌张力减低，椎节内外平衡失调，破坏其稳定性，加速和促进退变的发生和发展。

（五）发育性颈椎管狭窄

椎管狭窄者在遭受外伤后容易损伤脊髓，甚至轻微的外伤也易发病，且症状严重。椎管大者则不仅不易发病，而且症状亦较轻。

（六）颈椎畸形

先天性畸形对颈椎病的影响主要表现为应力的改变，以及神经、血管的刺激和压迫。

二、分类

颈椎病主要分为神经根型颈椎病、脊髓型颈椎病、交感型颈椎病、椎动脉型颈椎病和混合型颈椎病 5 种类型。

三、临床表现

颈椎病的病理表现多样化，因此，不同类型的颈椎病会出现不同的临床表现。

(一)神经根型颈椎病

神经根型颈椎病主要表现为单侧或双侧上肢疼痛,伴或不伴上肢感觉和运动障碍。部分患者可出现上肢牵拉试验阳性和压颈实验阳性。

(二)脊髓型颈椎病

脊髓型颈椎病主要表现为四肢无力、麻木、步态不稳,行走时似踩棉花的感觉,伴或不伴胸腰束带感。重者可出现行走困难、二便失禁,甚至瘫痪卧床。部分此型颈椎病患者可出现霍夫曼征阳性、腱反射亢进,甚至出现病理反射。

(三)交感型颈椎病

交感型颈椎病主要为交感神经紊乱的症状,患者可出现面部多汗、视物模糊、头晕、心动过速或过缓、四肢冰冷等症状。部分患者可出现闭目难立征阳性。

(四)椎动脉型颈椎病

椎动脉型颈椎病表现为头晕、头痛、记忆力减退、耳鸣、听力减退、吞咽困难等症状,其中头部旋转引发的眩晕是此型颈椎病比较明显的特点。此型颈椎病多无潜伏期,呈发作性,眩晕持续时间较短,轻者休息后可自行缓解,重者眩晕发作时可伴恶心、呕吐、步态不稳,甚至猝倒。部分患者由头部旋转引起猝倒的现象是本型颈椎病的另一个典型特点,患者跌倒后会立即起身,无意识障碍。

(五)混合型颈椎病

混合型颈椎病兼有以上 2 种或 2 种以上类型颈椎病的症状。

四、诊断

对于大部分颈椎病患者,可根据其病史、体征及影像学检查进行诊断。

1. MRI 检查 MRI 为首选检查方式,可清晰地显示脊髓、神经根及椎间盘组织,发现椎间盘突出及脊髓神经受压。

2. CT 检查 CT 检查可发现椎体后缘增生的骨赘及骨化的后纵韧带。

3. X 线检查 X 线检查可发现椎间隙狭窄和增生,动力位 X 线检查可发现退变节段出现不稳迹象。

4. 肌电图检查 肌电图可发现臂丛的病理性损害,对于颈椎病的诊断有积极意义。

5. 椎动脉造影 椎动脉造影对椎动脉型颈椎病的诊断有积极的意义。

五、鉴别诊断

(一)神经根型颈椎病

神经根型颈椎病要与尺神经炎、胸廓出口综合征、肌萎缩侧索硬化等疾病鉴别。

1. 尺神经炎 患者多有肘部神经沟压痛,且可触及条索状变性的尺神经,无前臂麻木,可通过发病部位及肌电图进行鉴别。

2. 胸廓出口综合征 可引起上肢麻木、疼痛、肿胀,锁骨上窝前斜角肌有压痛并放射至手,在进行上肢外展试验(即上肢外展 90°、135°和 180°)过程中可出现疼痛或疼痛加重,可通过该表现进行鉴别。

3. 肌萎缩侧索硬化 患者一般先出现双手明显的肌萎缩,逐渐发展至肘部和肩部,但无感觉障碍,神经纤维传导速度正常,可通过运动诱发电位进行鉴别。

（二）脊髓型颈椎病

脊髓型颈椎病要与脊髓肿瘤、肌萎缩侧索硬化、脊髓空洞症等疾病鉴别。

1. *脊髓肿瘤* 可同时出现感觉障碍和运动障碍，病情呈进行性加重，非手术治疗无效，应用 MRI 检查可进行鉴别。

2. *肌萎缩侧索硬化* 以上肢为主的四肢瘫是其主要特征，脊髓型颈椎病易与该病混淆，可通过典型症状和肌电图进行鉴别。

3. *脊髓空洞症* 多见于青壮年，病程缓慢，早期影响上肢，呈节段性分节。患者的感觉障碍以温觉、痛觉丧失为主，而触觉及深感觉基本正常，此现象称为感觉分离，而颈椎病患者无此现象。通过 CT 及 MRI 检查可进行鉴别。

（三）交感型颈椎病

交感型颈椎病要与冠状动脉供血不足、神经症及更年期综合征等疾病相鉴别。

1. *冠状动脉供血不足* 症状是心前区疼痛剧烈，伴有胸闷、气短，只有一侧或两侧上肢尺侧的反射疼痛，而无上肢脊神经根刺激症状，心电图有异常改变。服用硝酸甘油，症状可减轻。

2. *神经症* 无颈椎病的 X 线片改变，无神经根和脊髓压迫症状，应用药物治疗有一定效果。

3. *更年期综合征* 部分中年女性患者可伴有精神心理障碍、情绪异常，其与颈椎病的区别在于更年期综合征无颈椎病的影像学改变。

（四）椎动脉型颈椎病

椎动脉型颈椎病与交感型颈椎病的症状类似，因此，要与耳源性眩晕、眼源性眩晕、颅内肿瘤及锁骨下动脉盗血综合征等疾病鉴别。

1. 耳源性眩晕 有三大临床特点，分别为发作性眩晕、耳鸣、感应性进行性耳聋。而颈性眩晕症与头颈转动有关，耳鸣程度较轻。

2. 眼源性眩晕 可有明显的屈光不正，闭眼后可缓解。

3. 颅内肿瘤 患者有时也可突发眩晕，还可合并头痛、呕吐等颅内压增高的表现，血压可升高。头部CT检查可进行鉴别。

4. 锁骨下动脉盗血综合征 行血管造影可发现患者锁骨下动脉第一部分狭窄或闭塞，血流方向异常。

六、治疗

(一)一般治疗

1. 改善与调整睡眠姿势 枕头不宜过高或过低，以生理位为佳。此外，枕头的形状以中间低、两端高为佳。理想的睡眠体位应该是使整个脊柱处于自然曲度，髋、膝关节呈屈曲状，全身肌肉放松。要合理地选择床铺，建议睡硬板床，并垫以透气、柔软的垫子。

2. 纠正并改变工作中的不良姿势 定时改变头颈部体位，定期远视，调整桌面或工作台的高度或倾斜度。定时工作，定时休息。

(二)药物治疗

1. 非甾体抗炎药

(1)吲哚美辛：前列腺素合成抑制药之一，有明显的抗炎、解热和镇痛的作用，在非甾体抗炎药中，其镇痛作用最强。

(2)布洛芬：具有较强的抗炎、抗风湿及镇痛作用，胃肠道不良反应较轻，易于耐受。

(3)双氯芬酸钠：具有显著的抗风湿、消炎、镇痛和解热作用，能很好地改善关节和颈部疼痛，并改善患者的活动功能，耐受性良好。

(4)阿司匹林：解热镇痛作用较强，能降低发热者的体温，有明显的镇痛作用，对慢性疼痛效果较好。

2. 肌肉松弛药　用于缓解肌肉痉挛导致的颈肩痛，解除对神经、血管的刺激，偶伴有血压下降、心动过缓、心律失常等不良反应。

3. 镇静药　适用于精神兴奋、紧张、激动的患者，可减轻神经的兴奋性，也能使肌肉的紧张程度得到缓解，会有嗜睡、头晕、乏力、记忆力下降等不良反应。常用药物为地西泮，也可用健脑安神的中成药。

（三）手术治疗

1. 手术适应证　手术适应证包括：①出现明显的脊髓、神经根损害，经非手术治疗无效者；②在外伤或其他原因的作用下症状突然加重，甚至出现不完全瘫痪或完全瘫痪者；③影像学伴有明显颈椎间盘突出，脊髓或神经症状较重，经非手术治疗无效者；④出现颈椎某一节段明显不稳定，颈部疼痛明显，经正规非手术治疗无效者。

2. 手术方式　颈椎前路间盘切除植骨融合术可切除突出的椎间盘、致压的椎体后缘骨质及部分相邻的椎体，有时可以同时做神经减压，然后于椎间植骨融合。手术方式主要包括椎体次全切除、前路减压植骨融合内固定术及人工颈椎间盘置换术等。颈椎后路减压手术包括单开门椎管扩大成形术、椎板切除减压及螺钉植骨融合固定融合术。

典型病例

病例一

患者，女，55岁，双下肢步态不稳2个月，非手术治疗2个月无效入院。

查体：双侧膝反射亢进，双侧霍夫曼征阳性，术前MRI检查示C_4～C_7脊髓压迫（图4-1-1），诊断为脊髓型颈椎病，行颈前路减压椎间融合术（图4-1-2）。

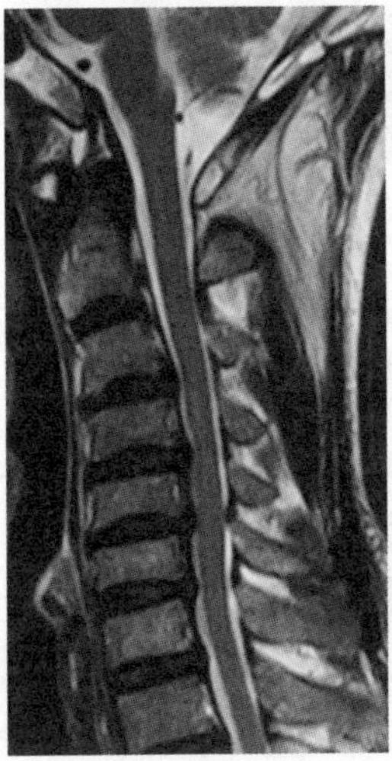

图 4-1-1　术前 MRI 示 C_4～C_7 脊髓压迫

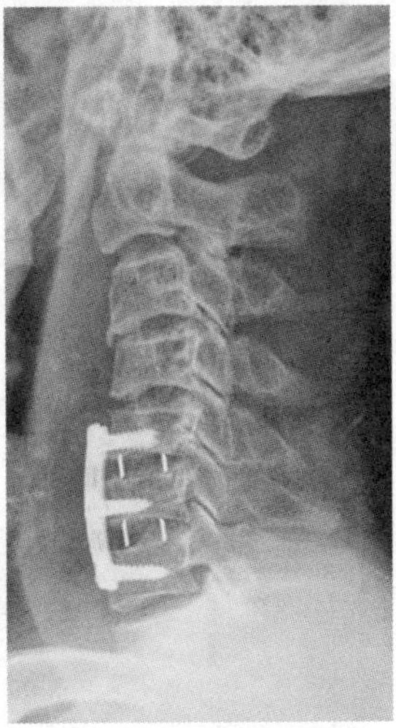

图 4-1-2　颈前路减压椎间融合术后 X 线片

病例二

患者，男，47 岁，双手疼痛麻木伴四肢无力 2 年，因症状加重 3 个月入院。

查体：左侧上肢牵拉试验阳性，左侧霍夫曼征阳性，双下肢肌张力增高，双侧膝反射亢进，双侧股四头肌肌力 4 级，MRI 检查示 C_3～C_6 脊髓压迫（图 4-1-3），诊断为混合型颈椎病，完善检查后行颈椎后路全椎板减压植骨融合术（图 4-1-4）。

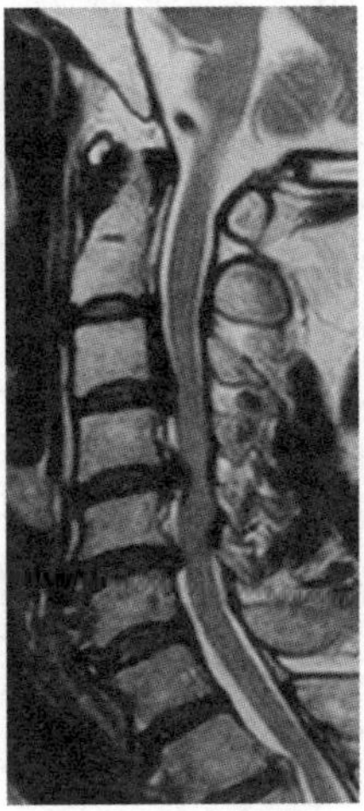

图 4-1-3　术前 MRI 示 C_3～C_6 脊髓压迫

病例三

患者，女，64 岁，因四肢乏力 6 个月入院。

查体：双手握力 4 级，双侧霍夫曼征阳性，双下肢肌张力增高，双侧膝反

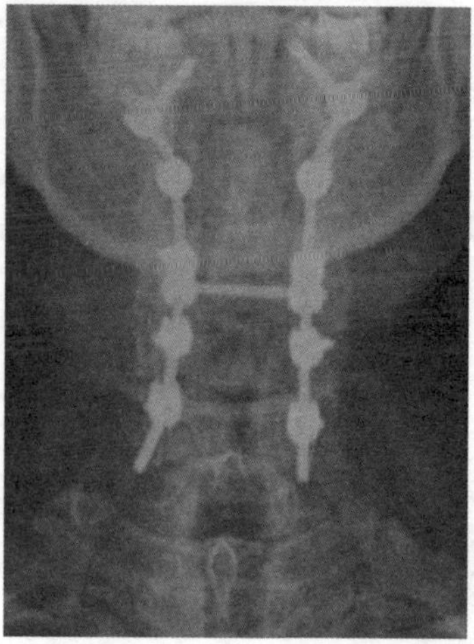

图 4-1-4　颈椎后路全椎板减压植骨融合术后 X 线片

射亢进，踝反射亢进，双侧股四头肌肌力 3 级，双侧胫前肌肌力 3 级。术前 MRI 检查显示 C_3～C_6 脊髓受压（图 4-1-5），诊断为脊髓型颈椎病，行颈后路单开门减压术（图 4-1-6）。

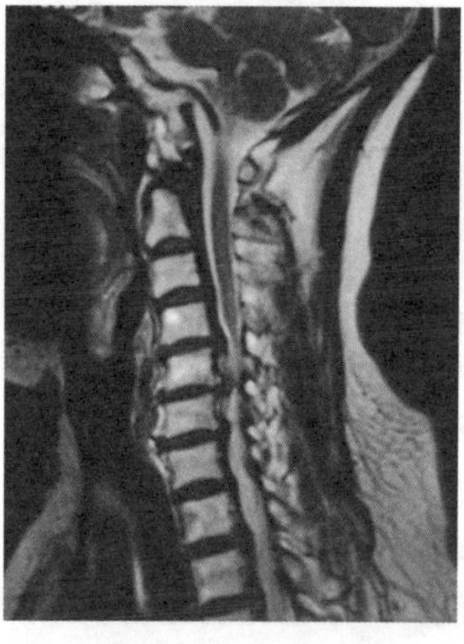

图 4-1-5　术前 MRI 示 C_3～C_6 脊髓压迫、椎管狭窄

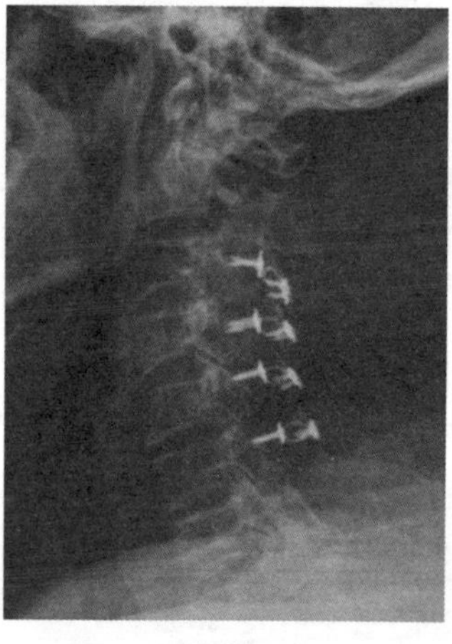

图 4-1-6　颈后路单开门减压术后 X 线片

病例四

患者，男，44岁，左上肢疼痛伴麻木6个月，非手术治疗3个月无效后入院。

查体：右侧上肢牵拉试验阳性，压头试验阳性，右手握力4级，右手示指及拇指尖感觉麻木。术前MRI检查显示 C_5～C_6 椎间盘突出（图4-1-7），诊断为神经根型颈椎病，行人工颈椎间盘置换术（图4-1-8）。

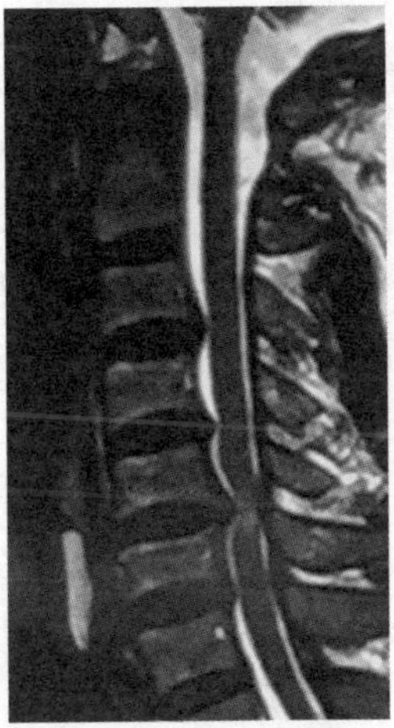

图4-1-7　术前MRI示 C_5～C_6 椎间盘突出压迫脊髓

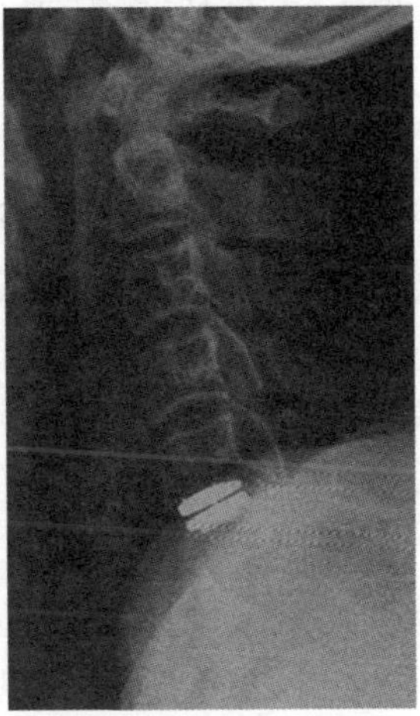

图4-1-8　人工颈椎间盘置换术后X线片

（范　李）

第二节　腰椎间盘突出症

腰椎间盘突出症是由椎间盘变性，纤维环部分或全部破裂，髓核突出，刺激或压迫神经根、马尾神经所致的一种综合征，是致腰腿痛最常见的原因之一，也是临床常见的一种脊柱退行性疾病。目前，临床上对椎间盘突出症诊断治疗过程中的许多环节均有较深入的研究，各种新技术、新理念层出不穷，但在腰椎间盘突出症的诊治方面仍然存在一些尚未解决的问题，各种治疗的并发症也不少见，因此，广大骨科医师应加深对该病的认识，提高诊断的准确率，选择合适的治疗方式，减少并发症，促进患者快速康复。

一、病因

腰椎间盘突出症的首要病因是椎间盘退变，导致椎间盘退变的因素较多，包括劳损、遗传、吸烟、体重、年龄等因素。其他与椎间盘突出症相关的因素包括：①外伤，是椎间盘突出症的重要因素，对于退变较为严重的椎间盘，承受较为轻微的外伤后就可能发生椎间盘突出，而儿童与青少年的椎间盘突出通常与较大的外力有关，如从事剧烈运动、搬运重物、高处坠落等。②职业因素，长期伏案的工作人员及汽车驾驶员长期处于坐位，椎间盘应力增加，关节突关节退变，对椎间盘的保护作用被减弱，容易发生椎间盘退变或突出。③妊娠，妊娠期间整个韧带系统处于松弛状态，后纵韧带松弛、体重增加，易使椎间盘膨出。④某些疾病因素，例如，糖尿病常致动脉硬化，易引起血液循环障碍，影响营养椎间盘周围的血供，易引起椎间盘组织的破裂。⑤腰椎结构异常，腰骶部存在移行椎、脊柱侧凸或腰椎滑脱是腰椎间盘突出的诱发因素。

二、腰腿疼痛机制

椎间盘突出导致腰痛的主要机制是椎管内广泛存在的脊神经脊膜支（窦椎神经）受刺激引起。椎间盘后方及后纵韧带、黄韧带、小关节囊上有脊神经脊膜支分布，当椎间盘突出刺激脊神经脊膜支后，可产生腰部、臀部及大腿后侧疼痛，此类疼痛为牵涉痛。

椎间盘突出导致神经根性疼痛的主要机制有 3 点：①机械压迫学说。机械压迫神经根是引起坐骨神经痛的重要原因，受压迫的神经根处于牵张状态易致损伤，从而继发神经根炎症与水肿，导致神经内张力增高。②化学性神经根炎学说。髓核从纤维环破口出后与神经根接触，髓核中的磷脂酶、蛋白多糖等化学物质对神经根有强烈的化学刺激，引起化学性神经根炎可导致疼痛。③自身免疫学说。椎间盘髓核组织是无血管的封闭组织，与机体免疫系统无接触，髓核突出后与机体免疫系统接触，导致局部免疫反应，从而引发神经根性疼痛。

三、临床表现

腰椎间盘突出症由于节段、部位、类型不同，以及压迫不同数量的神经根和马尾，其临床表现差异很大。

（一）症状

常见的症状主要包括以下 4 类。

1. *腰痛* 多数患者先有反复的腰痛，此后出现下肢疼痛，部分患者腰痛与下肢疼痛同时出现，也有部分患者只有下肢疼痛而无腰痛。腰痛有时表现为腰骶部的弥漫性疼痛，可出现臀部及大腿后侧疼痛，此类疼痛为牵涉痛。

2. *放射性下肢疼痛* 绝大多数的椎间盘突出发生于 $L_4 \sim L_5$ 和 $L_5 \sim S_1$，当突出压迫神经根时会出现沿神经根分布区域的放射性下肢疼痛。L_5 神经根受压，疼痛沿臀部、大腿后侧放射至小腿前外侧、足背和足趾。S_1 神经根受压，疼痛放射至小腿后外侧、足跟、足底和足外侧。高位腰椎间盘突出时可能出现腹股沟区、膝关节周围或大腿前内侧疼痛。

3. *下肢麻木无力* 神经根损伤较重时，可出现神经受累区域皮节分布的感觉减退，下肢麻木，严重时会出现神经支配区域肌肉力量减弱，甚至肌肉瘫痪。

4. *马尾损伤表现* 当腰椎间盘向后正中突出或髓核脱出时可对硬膜囊内的马尾产生压迫，患者可出现鞍区麻木感、性功能障碍及大小便功能障碍，严重者可出现尿潴留或尿失禁。

(二)体征

1. 腰部形态异常和活动受限　腰椎生理前凸变小、消失、后凸或侧凸。由于脊神经脊膜支受到刺激,患者可因腰部疼痛而影响活动。此外,腰椎活动特别是前屈活动时会对受压的神经根产生牵张作用,从而加重下肢的放射性疼痛,导致患者腰椎活动明显受限。

2. 压痛　多数患者会在病变节段棘突间或椎旁有压痛,有时向同侧臀部和下肢沿坐骨神经分布区反射。

3. 神经损害体征　腰椎间盘突出压迫神经根可能造成神经损害,从而出现其支配区的感觉、运动功能障碍及腱反射减弱。

4. 直腿抬高试验　患者取仰卧位,检查者将患肢保持膝关节完全伸直位,一手扶住患者的足跟并抬高患肢,当出现坐骨神经痛时为阳性。此试验阳性率约为 90%。

5. 直腿抬高加强试验　患者取仰卧位,将患肢直腿抬高至一定的程度而出现坐骨神经痛。然后抬高的患肢略降低,以使坐骨神经痛消失,此时将踝关节背伸,再次出现坐骨神经痛则为阳性。

6. 仰卧挺腹试验　患者取仰卧位,做挺腹抬臀的动作,使臀部和背部离开床面,出现患肢坐骨神经痛。

7. 股神经牵拉试验　患者取俯卧位,患肢膝关节完全伸直,检查者上提患者伸直的下肢,使其髋关节处于过伸位,当过伸至一定程度时,出现大腿前方股神经分布区域疼痛者为阳性。此方法常用于检测高位腰椎间盘突出症的患者。

四、诊断

腰椎间盘突出症的诊断必须结合临床症状、体征、影像学检查和其他相关检查进行综合判断,症状和体征反映的受累节段神经应与 MRI 或 CT 显示突出物压迫的神经支配区域相符。满足下列标准前 5 项中的 3 项,结合第 6 项,即可诊断为腰椎间盘突出症：①下肢放射性疼痛，疼痛位置与相应受累神经支配区域相符；②下肢感觉异常，相应受累神经支配区域皮肤浅感觉减弱；③直腿抬高试验、直腿抬高加强试验、健侧直腿抬高试验或股神经牵拉试验阳性；④腱反射较健侧减弱；⑤肌力下降；⑥腰椎 MRI 或 CT 显示椎间盘突出，压迫神经与症状、体征受累神经相符。

1. X 线检查　腰椎间盘突出症患者的 X 线片可完全正常，但部分患者可显示以下征象：①腰椎可呈侧凸，髓核位于神经根外侧，则腰椎凸向患侧，髓核位于神经根内侧，则腰椎凸向健侧；②椎体的前后缘可有骨质增生；③后方的小关节可有增生肥大；④椎间隙变窄；⑤腰椎生理前凸变小或消失，严重者出现后凸。

2. CT 检查　CT 检查可以观察椎管内不同程度组织密度的变化。腰椎间盘突出时 CT 可表现为椎体后缘出现突出的椎间盘影，椎管与硬膜囊间的脂肪层消失，神经根受压移位，硬膜囊受压变形。CT 还可以清楚地显示腰椎骨性结构，包括椎管形态、间盘钙化、关节突退变、内聚、侧隐窝狭窄，以及黄韧带肥厚与后纵韧带骨化、椎体后缘离断等。

3. MRI 检查　MRI 检查对诊断椎间盘突出有重要意义。通过不同层面的矢状位像及所累及椎间盘的轴位像可以观察病变椎间盘突出的形态及其所占椎管内的位置，从而全面地观察突出的髓核、硬膜和神经根之间的关系，为临床提供重要的诊断信息。此外，一些特殊的 MRI 检查技术（如神经根成像技术）可以清晰直观地显示腰骶神经根的形态、走行及细微结构特点，以及腰骶神经根受压后的变化，从而为临床评估责任节段及制定手术方案提供参考。

4. 其他检查　肌电图检查可有助于确定神经损害的范围及程度。通过对下肢不同组肌肉的电生理检查，根据异常结果判定受损的神经根。选择性神经根阻滞技术作为一种有创介入操作，有其适用范围，当存在多节段腰椎间盘突出且其他检查手段不能明确责任节段时，可以考虑通过选择性神经根阻滞技术明确责任节段。

五、鉴别诊断

1. 腰骶部劳损　腰骶部劳损可出现腰肌劳损、腰骶劳损或骶髂关节劳损等疾病的症状，有时易与腰椎间盘突出症混淆。患者可有一侧腰痛、臀痛及股外侧疼痛或不适，也可能有脊柱侧凸和活动受限及直腿抬高受限等表现，但放射痛的症状和体征多不累及小腿和足部，多无肌力感觉和反射改变。通过 CT 和 MRI 检查可鉴别。

2. 腰椎关节突关节综合征　腰椎小关节为滑膜关节，有神经分布。当腰椎小关节的上、下关节突在活动中发生异常错动时，可引发相应的临床症状，主要症状为腰痛，多发生于一侧椎旁，有时疼痛可向同侧臀部或大腿后放射，易与腰椎间盘突出症混淆。该病的放射痛不超过膝关节，且不伴有感觉、肌力减退及反射消失等神经根损伤的体征，直腿抬高试验通常也是阴性。

3. 腰椎管狭窄　神经源性间歇性跛行是腰椎管狭窄最突出的临床表现，部分患者有根性神经损伤的表现（如感觉、肌力减退等），易与腰椎间盘突出症混淆。两者之间的鉴别需要结合 CT 和 MRI 检查。

4. 腰椎滑脱症　腰椎滑脱症也可出现下腰痛症状，滑脱程度较重时还可出现神经根症状，且常诱发椎间盘退变突出。腰椎斜位 X 线片和 CT 检查可了解腰椎弓根峡部裂和滑脱程度。

5. 腰椎结核　腰椎结核患者可有全身中毒症状（如低热、盗汗、消瘦、食欲缺乏等）。患者常有长期的腰部疼痛，可见腰部保护性强直，活动受限。当感染坏死组织侵袭神经根时会出现下肢疼痛。实验室检查结果表现为红细胞沉降率加快、C 反应蛋白增高，有时患者可有贫血的表现。X 线片可见椎体或椎弓根破坏、椎间隙变窄。CT 和 MRI 检查示椎体破坏、腰大肌增宽和椎旁脓肿形成。

6. 腰椎肿瘤　腰椎或腰骶椎的原发性或继发性肿瘤、椎管内肿瘤、神经根及马尾肿瘤患者，可出现腰痛和下肢痛，此种疼痛不因活动和体位改变而变化，疼痛呈持续加重，影像学检查无退行性变，椎体可有破坏，MRI 检查可见椎体或椎管内有占位性病变。

六、治疗

(一)非手术治疗

大多数腰椎间盘突出症患者可以通过非手术治疗缓解症状。其适应证：①初次发作，病程较短，症状较轻者；②疼痛症状较重，但病程短，神经功能基本正常者；③全身状况差，无法耐受手术者。非手术治疗中卧床休息尤为重要，可以减少椎间盘承受的压力，缓解原先突出的椎间盘组织对神经根局限性的压迫，减轻临床症状。牵引可以使椎间隙增大及后纵韧带紧张，有利于突出的髓核部分还纳。推拿、按摩可缓解肌痉挛，松解神经根粘连。药物治疗最常用的是非甾体抗炎药，能缓解疼痛，又能抑制局部炎症反应，从而减轻神经根所受到的刺激。此外，脱水药、糖皮质激素、肌肉松弛药、离子通道调节剂、神经营养药等也常用于椎间盘突出症的临床治疗。

(二)手术治疗

当腰椎间盘突出症患者出现以下情况时，应考虑手术治疗：①病史超过 3 个月，经严格非手术治疗无效者；②非手术治疗有效，但反复发作且症状重者；③疼痛严重，无法入睡，强迫体位者；④病史时间较长，对生活或工作产生严重影响的患者。患者出现以下情况时，应急诊手术治疗：神经损害严重，出现足下垂或马尾损伤。腰椎间盘突出症的手术治疗方法有多种，主要包括经典的椎板间开窗间盘切除术、椎间盘切除融合内固定术及微创治疗。

1. *常规开放手术*　主要包括经典的椎板间开窗间盘切除术和椎间盘切除融合内固定术。椎板间开窗间盘切除术主要适用于后外侧型腰椎间盘突出症、中央型腰椎间盘突出症及以神经根管狭窄为主的腰椎管狭窄症。椎间盘切除融合内固定术主要适用于椎间盘突出伴有节段不稳定的患者。

2. 微创治疗　主要包括以下3类。

(1)注射治疗：包括硬膜外腔注射、选择性神经根注射、骶管注射、腰交感神经节注射等，注射治疗可以抑制神经末梢的兴奋性，改善局部血供，减轻局部炎症反应，达到镇痛的目的。

(2)通过各种物理或化学方法使髓核变小的微创技术：包括经皮椎间盘等离子消融术、经皮椎间盘臭氧消融术、经皮低能量激光椎间盘修复术、经皮椎间盘胶原酶化学溶解术等。此类技术术后远期疗效低于常规手术，复发率较高，因此，应严格把握适应证，谨慎使用。

(3)经皮脊柱内镜技术：适用于除造成马尾损伤外的绝大多数椎间盘突出症，具有与开放手术同等的治疗效果，住院时间更短，在疼痛缓解和功能恢复方面的效果极佳。主要包括单通道脊柱内镜技术和单边双通道脊柱内镜技术，前者适用于单纯腰椎间盘突出症，后者适用于腰椎间盘突出伴有腰椎管狭窄的患者。

（吴　斌）

第三节　脊柱先天性畸形

一、先天性脊柱侧凸

先天性脊柱侧凸是由脊柱发育的先天性异常引起的脊柱侧凸。脊柱畸形在出生时就存在，但临床畸形可能到儿童后期才明显，进行性脊柱侧凸逐步显现。先天性脊柱侧凸的男女比例为1.0∶4.4。这种类型的脊柱侧凸绝不能与特发性脊柱侧凸混淆，后者无椎体发育异常。

(一)分类

先天性脊柱侧凸是根据畸形的类型来分类的。以下是脊柱侧凸研究会提倡的MacEwen分型方法，现已被广泛接受。

1. 椎体形成异常　可能是部分(楔形椎体)或完全(半椎体)。

2. 椎体分节异常　可能是单侧(单侧未分割的条形骨)或双侧(椎体块)。

3. 混合型　包括椎体形成异常(图 4-3-1)和分节异常(图 4-3-2)。

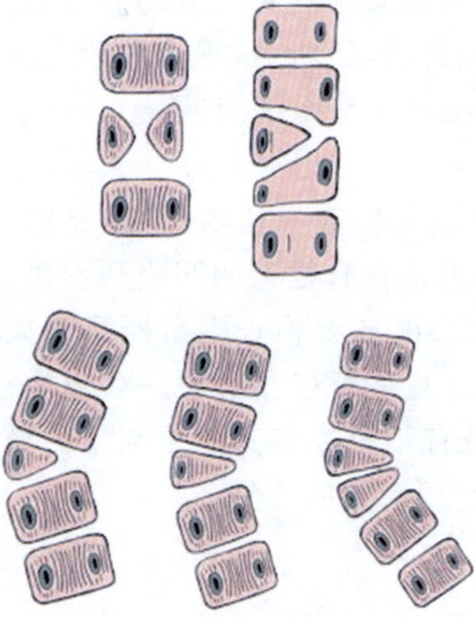

图 4-3-1　椎体形成异常

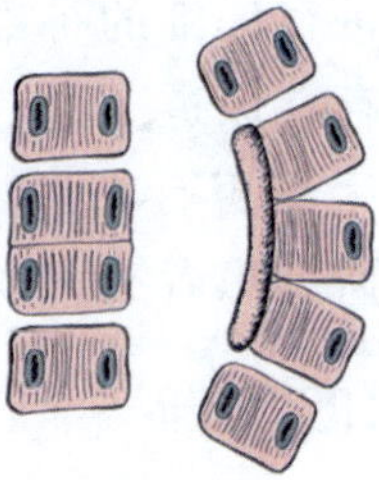

图 4-3-2　椎体分节异常

(二)自然史和预后

自然史决定了疾病的预后和治疗。先天性脊柱侧凸的自然病史已在一些研究中得到阐述，McMaster 和 Ohtsuka 等发现，只有 11%的病例为非进展性，14%为轻微进展，其余 75%为显著进展性。先天性脊柱侧凸像特发性脊柱侧凸一样，通常在青春期前的发育高峰期发展最快，也就是 10 岁以后。脊柱侧凸在生命最初几年表现为临床畸形，预后特别差，这种疾病表明了生长的显著不平衡，将持续整个生长期，可导致严重的畸形。

(三)临床表现

由于脊柱内外伴随异常的发生率很高，对先天性脊柱畸形患者的评估与常见的特发性或神经肌肉性脊柱畸形患者的评估之间有很大的不同。Letts 等发现，82%的先天性脊柱侧凸患者在 4 个不同的器官系统可出现相关的畸形。多器官的异常是常见的，因此，必须做完整、详细的病史检查和全面的体格检查。对产妇围生期史、家族史及患者发育里程碑必须进行充分的研究。系统的全面审查包括以下 6 个方面的评价：①听力、视力和牙齿问题；②唇腭裂；③疝气、肛肠异常和泌尿生殖系统问题；④心脏杂音；⑤呼吸障碍；⑥神经障碍。

在进行体格检查时，医师不仅要探查脊柱畸形，还要特别注意胸部畸形和皮肤病变(特别是覆盖在脊柱上的凹陷和发斑)，对患者进行详细的神经学检查。此外，还要检查生殖器是否成熟、是否存在尿道上裂、尿道下裂，以及是否存在隐睾。必须检查患者的手是否有畸形、鱼际是否发育不全或有其他更细微的异常。必须研究患者有无畸形或其他运动无力的迹象。

(四)诊断

准确的放射学评估是必不可少的。应常规拍摄全脊柱正位和侧位 X 线片。站立摄片是常见的，因为它可以显示重力作用下的曲线特征，以及躯干-骨盆平衡的代偿情况。全脊柱左右弯曲像可以评价弯曲的椎间隙的活动度及其相邻运动段的刚度或柔韧性。CT 和 MRI 检查是脊柱畸形的常规影像学检查，用于详细了解脊柱骨质及脊髓发育情况。这些评估在术前评估中尤为重要，因为在畸形矫正前，必须排除脊髓栓系综合征和脊髓纵裂等情况。

(五)治疗

治疗先天性脊柱侧凸的主要目标是防止严重畸形的发展，而不是等到严重畸形发展后再尝试进行重大和危险的矫正手术。对于脊椎发育严重失衡的患者，没有什么治疗是完美的。最好的结果是一个短、相对直的脊柱，而不是严重弯曲的脊柱，其发展可能不需要治疗。如果早期诊断，弯曲度仍然很小，就有机会行预防性手术，以平衡脊柱的生长。

预防严重的脊柱畸形比纠正脊柱畸形要容易。若单侧未分节，伴或不伴对侧半椎体，预后较差，不需要观察一段时间，无论患者多年轻，均需立即手术治疗。其他类型的先天性脊柱侧凸也可以随访观察。最常见的错误之一是未能认识其缓慢而无情的进展，直至为时已晚，已无法进行预防性治疗。因此，所有患者都需要每4～6个月进行1次放射学评估，一旦确定病情发展，必须立即治疗，以防止病情进一步恶化。

1. *非手术治疗*　定期就诊，行X线检查(每4～6个月)。在每个X线片上测量相同的椎体，使用完全相同的椎体标志，并将当前的胶片与之前的胶片和原始胶片进行比较。这些比较是必要的，因为进程是缓慢的。快速成长的2个阶段是生命的前4年和青春期(青春期可突增)，在这些时间段里有必要进行更频繁的随访。

对于特发性脊柱侧凸，支具是有效的，而先天性脊柱侧凸很少适合支具治疗。这是因为先天性脊柱侧凸的主要畸形是在椎体而不是软组织，而且弯曲倾向于僵硬。此外，如果自然史表明预后不良，矫形治疗是禁忌的。因此，矫形治疗的禁忌证是短而僵硬的弯曲、不分节的椎体、先天性脊柱前凸及先天性脊柱后凸。医师必须认识到矫形器的作用，并仔细监测临床和X线片上的曲度。如果做了矫形，但患者的侧凸曲线已进展，必须立即进行融合。只有当矫形器成功控制曲线时，矫形治疗才应继续。然而，术后可能需要支具辅助控制脊柱对齐和代偿曲线的发展，这些都不包含在融合中。

2. *手术治疗*　手术是治疗严重或进行性先天性脊柱侧凸最有效的方法。先天性脊柱侧凸有许多不同的手术治疗形式，每一种都有其作用。没有一种手术方法可以适用于所有类型的畸形。手术入路的选择取决于患者的年龄、椎体异常的部位和类型、曲率的大小及是否存在其他先天性异常。手术治疗是否成功取决于是否选择了正确的手术方法，并在正确的时间应用。

侧凸角度持续进展时，应进行手术治疗，特别是当矫形治疗无效时。例如，若 3 岁儿童的 Cobb 角为 25°，到 6 岁时进展至 35°，就需要手术治疗。由于担心手术会阻碍孩子的生长，通常倾向于在这个年龄段避免手术治疗，但实际上，如果侧凸畸形融合，儿童会长得更高，而不是发生进行性畸形，因为发育上的异常导致儿童缺乏正常的垂直生长潜力。先天性脊柱侧凸手术治疗中最常用的 4 种基本方法是凸侧生长阻滞（前、后半骨骺融合）、后路融合、前后路联合融合和半椎体切除。此外，椎体切除术是治疗先天性脊柱侧凸最彻底的手术。

典型病例

患者，男，12 岁，因腰背部侧凸 6 个月入院。

入院后经完善检查，行脊柱全长正、侧位 X 线片（图 4-3-3 A）和腰椎 CT 及三维重建（图 4-3-3 B），诊断为 L_4 节段半椎体。行 L_4 半椎体切除＋短节段腰椎融合固定术以矫正脊柱畸形，术后 X 线片显示脊柱侧凸 10°（图 4-3-3 C）。30 个月后的 X 线片显示正常的脊柱生理曲度，内固定确实，无松动、断裂（图 4-3-3 D）。

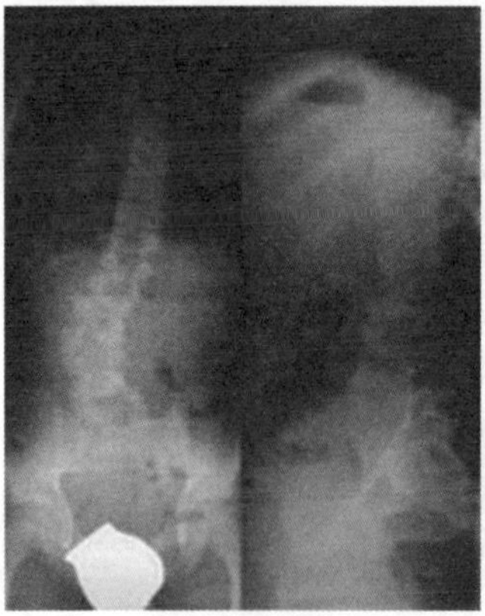

A

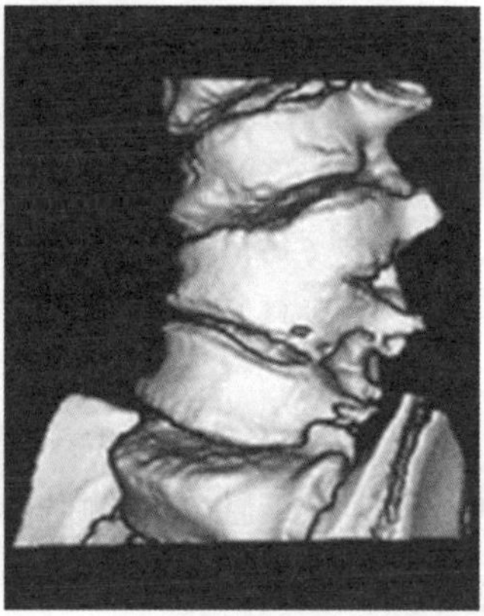

B

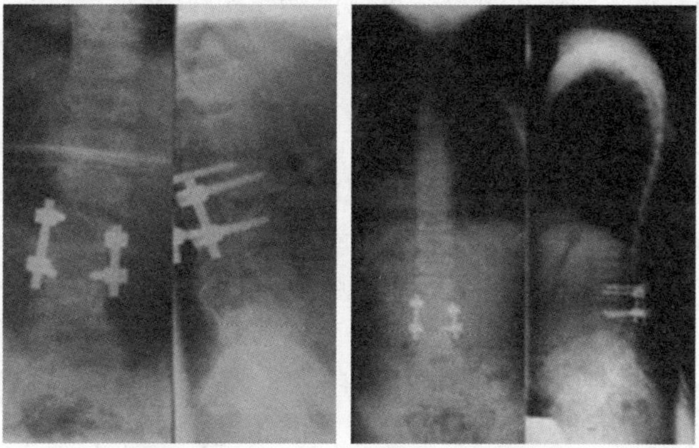

C　　　　　　　　D

图 4-3-3　脊柱半椎体切除矫形内固定术

注：A. 术前 X 线片示脊柱侧凸 46°；B. 脊柱三维 CT 重建示 L_4 半椎体；C. L_4 半椎体切除＋短节段腰椎融合固定术后 X 线片示脊柱侧凸 10°；D. 30 个月后的 X 线片显示正常的脊柱生理曲度。

二、先天性脊柱后凸

先天性脊柱后凸的畸形可在婴儿期就已经很明显。随着脊柱的生长，脊柱后凸逐渐严重。先天性脊柱后凸不如先天性脊柱侧凸常见，但如果不治疗，可导致截瘫。

(一)分型

先天性脊柱后凸有分割缺陷和形成缺陷 2 种类型。

1. 分割缺陷　最常发生于胸中或胸腰椎区，可能涉及 2～8 个节段，它们往往产生一个圆形的后凸，而不是尖锐的角状凸畸形，因此，截瘫很少是一个问题。主要临床症状是由必要的代偿性腰椎前凸过度引起的腰痛。通常情况下，分割缺陷引起的脊柱后凸开始于少年期晚期，随着前面的椎间盘间隙逐渐骨化。

2. 形成缺陷　更常见，可能只涉及一个层次，但也可能有多个缺陷。形成缺陷更可以是单纯前侧导致后凸,也可以是前外侧带后角半椎体导致后凸。前缺损越严重,畸形越严重。

(二)治疗

由脊柱后凸形成失败而引起的脊柱后凸普遍是进行性的,如果不治疗,可导致截瘫。截瘫可能发生在早期,但更常见于青少年发育高峰时期,未治疗的后凸畸形可迅速增加,它可能发生在轻微创伤后。上胸椎是侧支循环最差的脊髓部位(所谓的脊髓血供分水岭),因此,截瘫和脊柱后凸更常见。在北美,先天性脊柱后凸是脊柱畸形最常见的原因。

1. 非手术治疗　先天性脊柱后凸非手术治疗的效果极差,如支具治疗是无效的。自然史表明普遍预后不良,因此,治疗必须采用外科手术治疗。

2. 手术治疗

(1)分割缺陷:治疗的选择取决于畸形的大小及是否需要矫正。如果早期发现,分割缺陷可以通过后路融合治疗,后路融合应包括整个脊柱后凸,以及一个脊柱前凸和一个脊柱后凸。当后凸畸形出现且需要矫正时,联合入路(即对前柱截骨)是最好的,然后进行后路融合。

(2)形成缺陷:治疗的主要目的是预防截瘫。如果早期发现缺陷,当患者年龄<5 岁且后凸度<50°时,仅后路融合便可产生理想的结果。当畸形>50°或儿童年龄>5 岁时,必须进行前后联合融合术。

三、先天性脊柱前凸

先天性脊柱前凸是 3 种主要的先天性脊柱畸形中最不常见的一种。它是由前路活动生长的失败后分割造成的。单纯的先天性前凸是罕见的,先天性前凸合并后凸形成失败则极为罕见。不对称的分割缺陷(如后外侧),未分割棒导致脊柱前凸,这是比较常见的。

先天性脊柱前凸的治疗完全是外科手术。非手术治疗不起作用,因为病情可逐渐恶化。因为这些患者的变形力是前路生长,所有患者都需要前路入路。然而,因为患者有肺限制性疾病,前路手术的风险更大。如果有肺衰竭的因素存在,这些风险就会增加。术式包括前路融合和矫正 2 种。

四、先天性颈椎畸形

先天性颈椎畸形虽然罕见,但由于颈椎不稳定或狭窄对神经系统的损害,先天性异常的严重程度可从无症状到可能致命。许多异常直至出现并发症时才被发现,枕颈交界处的异常通常到童年晚期或青春期才被发现。

(一)颅底凹陷

颅底凹陷是指颅骨基底部位于枕骨大孔边缘的骨骼畸形。颅骨的底部似乎被上颈椎凹陷,因此,齿突的尖端更偏向头侧。这就增加了因损伤、循环窘迫或脑脊液循环障碍而造成神经损伤的风险。一般存在以下类型的基底印象:①原发性,常与其他异常相关的先天性异常(如寰枕融合、寰枕发育不全、寰枕后弓裂、齿状畸形、Klippel-Feil 综合征和 Goldenhar 综合征);②继发性,通常是由骨骼软化导致的发育状况,畸形在后续的生活中发展。

颅底凹陷时,由于颅底向颅穹隆方向移位,上颈椎侵袭脑干和脊髓,85%的有症状的患者会出现运动和感觉障碍。然而,大多数受影响的患者直至生命的第二个或第三个十年都没有症状,他们可能表现为头痛、颈部疼痛和神经系统损害,有症状的患病率为 15%。

(二)齿状突异常

齿状突异常可以从完全缺失到齿状突部分缺失,再到齿状突与齿轴分离。这些异常可导致寰枢椎不稳定,并可能导致神经功能缺损甚至死亡。齿状突异常伴韧带松弛,可导致寰枢椎不稳定，出现于唐氏综合征、Morquio 综合征、Klippel-Feil 综合征患者。

患者可能无症状或有局部颈部症状，有创伤后短暂的麻痹发作或脊髓受压后明显的脊髓病。区分齿状突与枕颈交界区其他异常的一个重要因素是，这种情况下的患者很少有脑神经相关症状，因为脊髓撞击区位于枕骨大孔下方。40％的患者的临床表现限于颈部疼痛和斜颈，无神经系统受累，预后良好。少数患者可能有脑和脑干缺血、癫痫发作和智力发育迟缓的症状和体征。据报道，有因轻微创伤而导致的突然死亡。

推荐的 X 线检查为张口、前后、侧位、屈伸位或 CT 重建。屈伸位 CT 检查是有价值的，因为 X 线片并不总是能显示异常或运动程度。CT 检查对多发性异常的患者是有用的，通常的 X 线片在确认齿状突是否存在时并不总是可靠的。测量方法可以使用从轴体后缘上方投影的直线到寰椎前弓后缘下方投影的直线。测量超过 3 mm 时应考虑病理状态。MRI 检查有助于评估脊髓的可用空间。如果存在神经系统受累，以及在监督下的屈伸片上有超过 10 mm 的不稳定性，则需要手术稳定；如果不稳定是渐进的，或者若颈部症状持续，建议的固定方法是颈椎后路 C_1～C_2 融合。手术治疗可以取得良好的疗效。

（三）Klippel-Feil 综合征

Klippel-Feil 综合征又称颈椎先天融合畸形，由短颈、后发际线低和颈椎活动受限三大临床特点组成，仅在伴有临床症状时方需治疗。

Klippel-Feil 综合征发病时的年龄变化很大，可贯穿整个生命周期。大量融合常发生在婴儿期或幼儿期，可导致外观畸形。婴儿期的神经系统问题通常与颅颈交界异常有关，颈椎椎体融合也可能出现在这个年龄段。C_1～C_2 融合多见于儿童，常伴有疼痛。下颈椎融合如果不是很大，通常要到 30 岁甚至更晚的时候才出现，彼时相邻节段可发生退行性改变或不稳定。

非手术治疗(如活动矫正、支具和牵引)可减轻症状。如果存在神经病变,非手术治疗后仍有明显疼痛,或者有不稳定的表现,必须考虑脊柱融合术。同样,如果存在神经损伤且有狭窄的表现,则需要行减压伴或不伴融合术。

典型病例

患者,男,12岁,因游离齿突伴脊髓压迫入院。

入院侧位X线片(图4-3-4 A)和正位X线片(图4-3-4 B)显示典型齿突。矢状位MRI T_2加权像(图4-3-4 C)和矢状位CT(图4-3-4 D)显示齿突骨和脊髓受压。行C_1～C_2融合术(图4-3-4 E、F)。术后支具固定(图4-3-4 G)。术后3个月MRI显示脊髓形态恢复良好,无压迫(图4-3-4 H)。

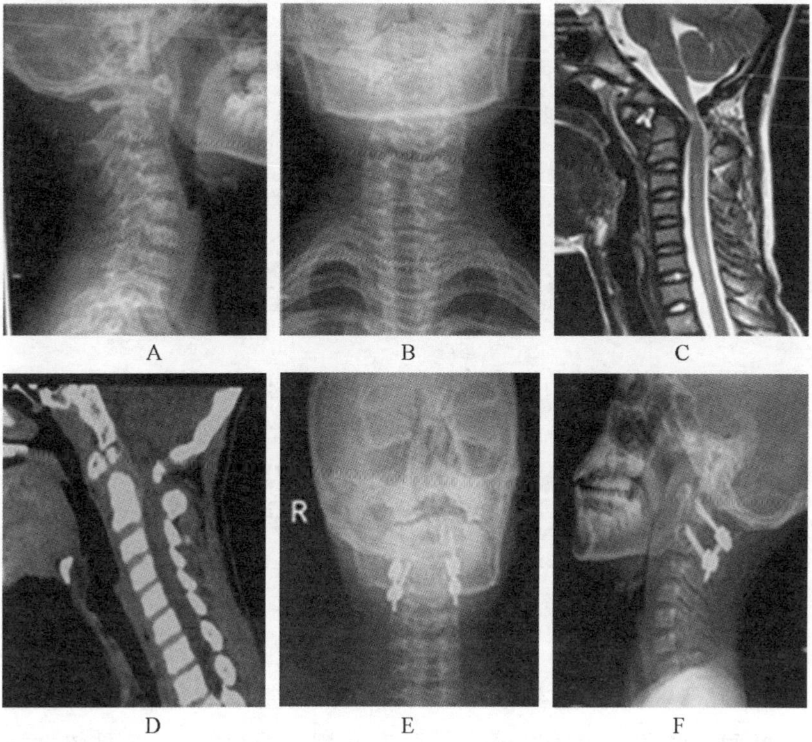

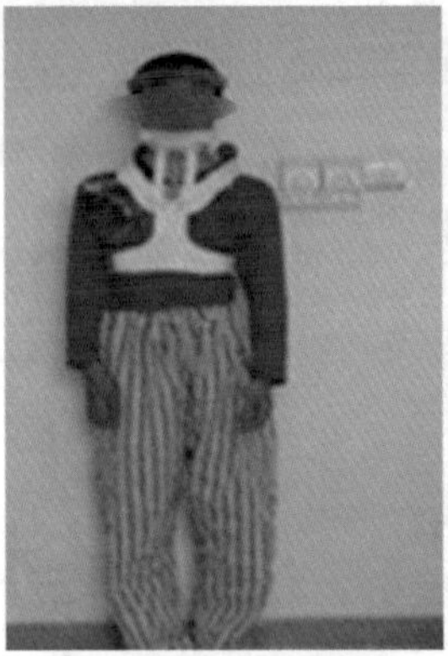

G

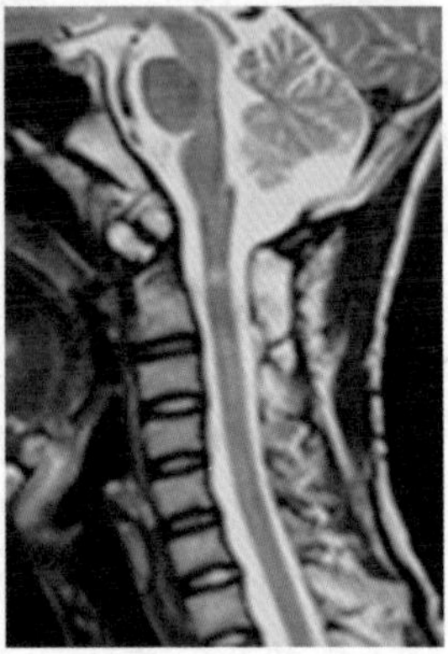

H

图 4-3-4 游离齿状凸小骨合并寰枢关节脱位

注：A. 侧位 X 线片示典型齿突；B. 正位 X 线片示典型齿突；C. 矢状位 MRI T_2 加权像示齿突骨和脊髓受压；D. 矢状位 CT 示齿突骨和脊髓受压；E. 术后 X 线片 A-P 成像；F. 术后 X 线片横向成像；G. 术后支具固定；H. 术后 3 个月 MRI 示脊髓形态恢复良好、无压迫。

（吴星火）

第四节 退变性脊柱侧凸

退变性脊柱侧凸（degenerative scoliosis，DS）是指由于椎间盘及双侧椎间关节等严重退变引发非对称性椎间隙塌陷、椎体旋转性半脱位或侧方滑移，在脊柱冠状面上表现为侧凸（>10°），在矢状面上表现为腰椎前凸消失及节段性后凸，从而引起一系列临床症状的脊柱退行性疾病。

一、发生机制

一般认为 DS 是在脊柱退变并失稳的基础上逐渐发生的，包括椎间盘和关节突关节退变及肌肉和韧带退变等，但其具体发病机制尚不明确。有学者认为，椎间盘和关节突关节退变引起椎间旋转和滑移可能是发生 DS 的始动因素，椎间盘和双侧椎间小关节非对称性退变可导致脊柱侧凸、旋转畸形，椎管或神经根管狭窄，刺激或压迫神经根，出现一系列相应的神经症状。椎间盘退变，尤其是“真空现象”，可导致脊柱旋转不稳定，关节突关节退变使椎间倾斜、滑移、旋转移位，这种不对称性退变首先导致脊柱节段性应力不对称分布，继而产生全脊柱负荷不对称，进而又加重了不对称退变，这种恶性循环导致侧凸的进行性发展。老年人椎旁肌肉退变和脂肪纤维化也是引起疼痛、畸形及失平衡的因素。另外，绝经期女性易发生骨质疏松，加之椎体不对称性负荷，极易发生椎体楔形变及压缩性骨折，进一步加重侧凸的发展。骨质疏松不会直接导致脊柱侧凸，但在加速侧凸的进展方面起积极的作用。

二、临床表现

DS 多见于 50 岁以上的老年患者，男女发病率比例为 1∶2，群体发病率在 6%左右。病变脊柱以腰段最为多见，少部分也可累及胸腰段，顶椎多位于相邻两个椎体之间，好发于 L_2～L_3、L_3～L_4 椎间隙，常累及 2～5 个节段，主要症状以腰痛、下肢放射痛和间歇性跛行最多见。

(一)腰痛

腰痛是最多见的首发症状和主要症状，可持续数月至几十年。背痛多在站立位时出现，坐位和蹲下休息不能缓解，平卧位可明显缓解。

(二)脊柱侧凸

大部分患者为腰弯和胸腰段弯，其中腰弯最多。Cobb 角通常较特发型侧弯小，累及节段通常较少，多伴随椎体间横向移位、椎体旋转、椎间隙狭窄和椎管狭窄。

(三)神经根受压症状

双下肢均可出现神经根症状,如下肢放射痛、麻木、无力等。神经根受压可能是椎弓根移位、椎体旋转、侧方滑移、关节突增生、侧隐窝狭窄、椎间盘突出、负重力线改变等引起神经根的牵拉和压迫导致。明确神经根压迫的原因,有助于明确手术减压范围。

(四)神经源性跛行

神经源性跛行是由于退变和脊柱侧凸共同造成腰椎椎管狭窄导致。椎管狭窄最常出现于侧凸主弯的顶椎节段(无论是凹侧还是凸侧),并伴有不同程度的结构性旋转畸形。神经源性跛行和血管源性跛行的症状会出现相互重叠,需要进行仔细的评估,前者弯腰时症状可缓解且足背动脉搏动良好,后者反之。

三、影像学检查

(一)X 线检查

常规拍摄站立位全脊柱正、侧位片。通过 X 线片在冠状面可以确定上下端椎、稳定椎,可以测量 Cobb 角、上下端椎终板倾斜度、顶椎旋转度、最大侧方移位和冠状面失平衡值(骶正中线与 C_7 铅垂线的距离),以及在矢状面上各节段之间的 Cobb 角、骨盆倾斜角度、矢状面失平衡值(C_7 铅垂线与 S_1 后上角的水平距离)。通过测量相关参数,可以充分了解矢状面、冠状面及整体的平衡情况,据此对退行性脊柱侧凸进行分型,对治疗策略、具体手术方式的选择及预测治疗效果具有重要意义。

(二)CT 和 MRI 检查

CT 和 MRI 检查可以对椎管内径、脊髓和神经根受压的程度和范围及相关节段椎间盘退变的情况等提供可靠的资料，对该病的诊断和治疗是不可缺少的。

四、常用分型

（一）SRS-Schwab 分型

2012 年，成人脊柱侧凸委员会（Scoliosis Research Society，SRS）对 Schwab 分型进行修订并纳入骨盆测量中骨盆入射角（pelvic incidence，PI）和骨盆倾斜角（pelvic tilt，PT）2 个参数，提出了全新的 SRS-Schwab 成人脊柱畸形分型，包括冠状面 Cobb 角、矢状面平衡、腰椎前凸与 PI 的匹配及骨盆后倾 4 个方面，用于确定手术指征、决定手术方式及预测临床结果，这是目前最重要的成人脊柱畸形分型系统。该分型包括侧凸类型和 3 个矢状面修订，主要用于 DS 的评估与交流，重建脊柱-骨盆序列平衡，确立 DS 的治疗目标，但应注意年龄和种族的差异。

4 种侧凸类型包括：①T 型（主胸弯），主弯顶椎在 T_9 或以上；②L 型（主胸腰弯或腰弯），顶椎在 T_{10} 或以下，判断主弯由 Cobb 角是否＞30°决定；③D 型（双主弯），胸弯和胸腰弯或腰弯均＞30°；④N 型（即冠状面不是主要畸形）或 S 型［即矢状面畸形（sagittal deformity）］，冠状面没有一个角度＞30°。

3 个矢状面修订参数［由 PI、腰椎前凸角（lumbar lordosis，LL）、PT、矢状位轴向轴（sagittal vertical axis，SVA）构成］：①PI-LL，正常值为±9°，3 种亚型包括“0”（10°以内）、“＋”（10°～20°）和“＋＋”（＞20°）；②SVA，正常值为＜4.0 cm，3 种亚型包括“0”（＜4.0 cm）、“＋”（4.0～9.5 cm）和“＋＋”（＞9.5 cm）；③PT，正常值为＜20°，3 种亚型包括“0”（＜20°）、“＋”（20°～30°）和“＋＋”（＞30°）

（二）Lenke-Silva 分型

2010 年，Lenke 等根据神经根症状、腰痛程度、前方骨赘、侧方滑移、冠状面Cobb角、腰椎后凸和矢状面平衡7个方面的内容进行评估，提出了成人退行性脊柱侧凸的Lenke-Silva分型系统以指导手术决策：①Ⅰ级，单纯减压；②Ⅱ级，减压＋后路短节段固定融合；③Ⅲ级，短节段固定＋侧凸矫形；④Ⅳ级，矫形恢复腰椎前凸；⑤Ⅴ级，延长融合节段至胸椎；⑥Ⅵ级，长节段融合＋特定节段的截骨矫形（表4-4-1）。

表4-4-1 Lenke-Silva分型及推荐手术方法

症状类型	非手术治疗	Ⅰ级	Ⅱ级	Ⅲ级	Ⅳ级	Ⅴ级	Ⅵ级
神经源性跛行	轻微	有	有	有	有	有	有
腰背痛	轻微	轻微	有/无	有	有	有	有
前方骨赘	有	有	无	无	无	无	无
滑脱	无	无	无	有	有	有	有
冠状面Cobb角＞30°	无	无	无	有	有	有	有
腰椎后凸畸形	无	无	无	无	有	有	有
整体失平衡	无	无	无	无	无	有（柔韧性好）	有（僵硬性）

五、治疗

（一）非手术治疗

1. 非手术治疗指征　主要有3个：①没有明显根性和背部疼痛症状；②影像学上椎管狭窄不明显；③冠状面和矢状面保持平衡。

2. 非手术治疗方法　初期要求患者加强腰背肌锻炼（如游泳），应用非甾体抗炎药、肌肉松弛药、物理治疗、运动疗法、轻度牵引等。如果症状严重，可行硬膜外注射激素、关节突阻滞等治疗以缓解疼痛。

(二)手术治疗

1. 目的和手术指征　手术治疗不作为首选治疗方式，只有在非手术治疗失败或效果不明显时，才考虑手术治疗。手术治疗的目的是缓解疼痛，解除压迫，重建脊柱的平衡与稳定，防止畸形进一步加重，改善患者的生活质量。疼痛是最常见的手术指征，关键是疼痛对生活质量的影响程度。结合临床症状和影像学表现(冠状面和矢状面失平衡)，同时伴有神经受损症状，可以考虑手术治疗。

2. 手术方式　手术方式包括单纯减压术、减压加短节段融合术、减压加长节段固定融合术及减压加长节段固定融合加截骨矫形术等。应参考 Lenkc-Silva 分型并结合患者的具体情况制定手术方案。

典型病例

患者，女，53 岁，腰痛 2 年，不伴有腿痛，腰痛进行性加重并右下肢麻木 1 年。

查体：腰椎后凸合并侧凸畸形，四肢肌力 5 级，右下肢外侧皮肤感觉减退，双侧直腿抬高试验(—)，生理反射存在，病理反射未引出。入院后完善相关检查，术前全脊柱正侧位 X 线片(图 4-4-1)可见腰椎侧凸合并后凸畸形，多个腰椎椎体旋转并侧方滑移，小关节突增生脱位，Cobb 角为 41°，诊断为退变性脊柱侧凸。行脊柱侧凸矫形+椎管减压植骨融合内固定术(融合节段为 T_{10}～S_2)。术后患者腰腿痛的症状明显改善，矢状位和冠状位平衡恢复(图 4-4-2)。末次随访时矫形效果良好，患者未诉特殊不适(图 4-4-3)。

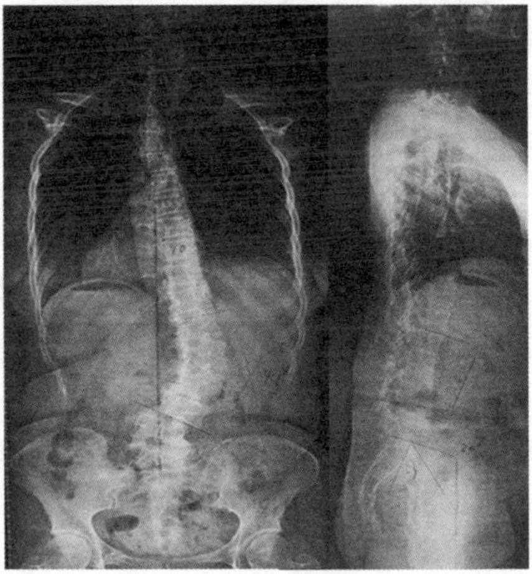

图 4-4-1　术前 X 线片示退变性脊柱侧凸、腰椎前凸消失、矢状面失平衡

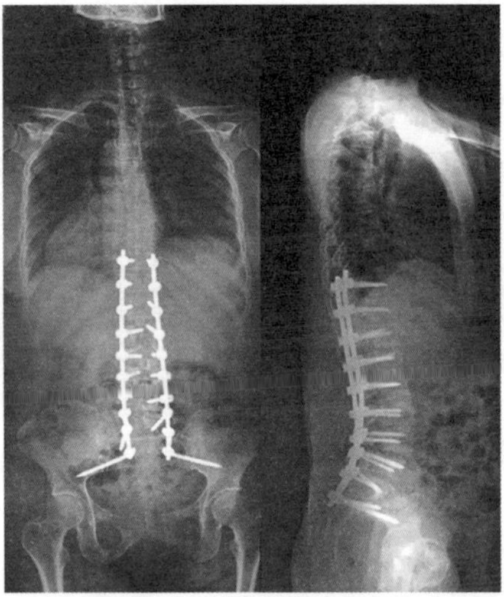

图 4-4-2　术后 X 线片示脊柱冠状面和矢状面恢复平衡

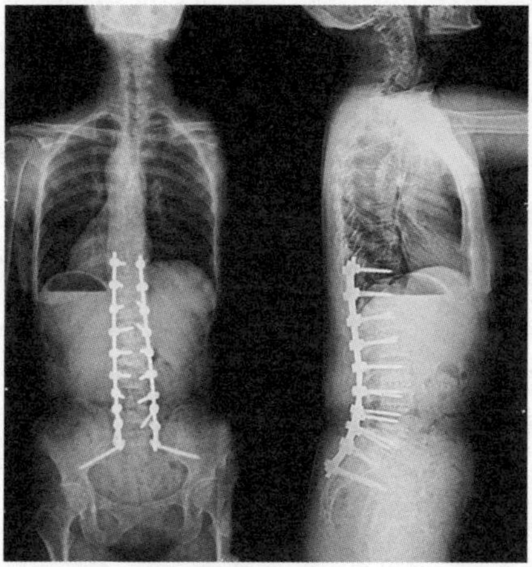

图 4-4-3　末次随访 X 线片示脊柱冠状面和矢状面平衡良好

（陈　超）

第五节　脊柱疾病治疗新进展

一、脊柱非融合技术

传统的脊柱融合术已有 100 余年的历史，一直被认为是治疗脊柱疾病的“金标准”。在大多数脊柱手术中，手术节段融合与否也是判断手术是否成功的主要标准之一。理想的脊柱内固定手术需要在缓解或消除临床症状的同时，恢复和保持手术节段术后稳定、减少或缓解邻近节段退变。但是越来越多的研究表明，脊柱融合术后存在脊柱活动度丧失、不融合假关节形成及邻近节段退变加速等，进而出现邻近节段退行性疾病（adjacent segment disease，ASD），邻近节段退变最高能达 30％～40％，成为脊柱融合术后再次手术的主要原因。因此，一些学者提出了适当保留手术节段运动功能、改变病变节段椎间盘压力传导方式、维持脊柱稳定性的非融合固定理念。

脊柱非融合技术的理念包含 3 个要素：①提供必要的稳定性；②保留手术节段的部分运动功能；③减少邻近节段退行性疾病的发生。其理论基础是通过控制异常位移和提供接近生理状态的载荷传导方式缓解疼痛，远期则期望形成正常的运动和载荷传导模式，防止脊柱退行性变。临床应用为通过一个保留有益运动和节段间负荷传递的稳定系统，在进行神经减压后，不做椎体节段融合，尽可能地产生与正常脊柱相似的活动。

脊柱非融合手术是传统脊柱融合术的一种选择替代方案，但并不是每个患者都适用。脊柱非融合手术更适合年轻、活动要求大的患者。与传统融合手术相比，脊柱非融合手术具有以下优势：①缩短住院时间；②减少融合手术对肌肉和软组织的损伤，缩短术后恢复期，减轻手术痛苦；③预防邻近节段退行性疾病及相关并发症；④一定程度上保留脊柱活动度。研究报道，脊柱融合和非融合手术在临床效果和并发症方面无显著性差异。非融合手术后症状改善不明显的患者，可能需要根据术后情况再次行融合手术治疗。

目前国内外常用的脊柱非融合技术主要包括脊柱前路功能重建的前路人工椎间盘置换术、人工髓核置换术和后路功能重建的后路动态内固定系统。其中后者主要包括经椎弓根固定的动态稳定系统、棘突间撑开系统及小关节成形装置等。

(一)人工椎间盘置换术

人工椎间盘置换是将具有模拟正常椎间盘运动与解剖功能的人工假体置入已摘除椎间盘的病变间隙，恢复椎间高度，保留其运动功能，从而避免融合技术导致的相邻节段椎间盘退变加速和相邻节段应力集中的问题。

1. 人工颈椎间盘置换术　人工颈椎间盘置换术是比较成熟的技术，是在前路椎间盘切除后通过在椎间隙置入一个可以活动的人工假体，代替原来的椎间盘并行使其功能，实现保留运动节段、减少相邻节段继发性退变的目的。传统的颈椎前路减压术发生相邻节段退变的概率为9％～17％，每年以3％的速度递增，10年能达25％左右，翻修率为1.5％～4.0％，可导致颈椎活动度丧失，而人工颈椎间盘置换术能保留颈椎正常的生理曲度，保留椎间隙活动度，并减少磨削引起的异位骨化。目前国内外常用的假体包括Bryan、Prodisc C和Mobi-C等。

(1)适应证：①主要以软性压迫为主的神经根型、脊髓型颈椎病；②颈椎间盘突出需行前路减压术者；③年龄＜50岁，且后方小关节无明显退变、活动良好者；④不存在明显的椎间隙狭窄及颈椎节段性不稳定者。

(2)禁忌证：①弥漫性特发性骨质增生、后纵韧带骨化症；②创伤、感染、肿瘤患者；③严重骨质疏松者和严重颈椎不稳定者；④强直性脊柱炎、类风湿关节炎者。

(3)并发症：①自发性融合；②异位骨化；③术后后凹；④假体坍塌和移位；⑤椎体骨折；⑥声音嘶哑、吞咽困难等。

(4)临床应用：人工颈椎间盘置换术最早于2002年提出，后续大量文献证实其能与融合术取得相同的临床疗效，而且对降低颈椎退行性病变的发生率远优于传统颈椎融合术。值得注意的是，人工颈椎间盘置换术很重要的并发症是异位骨化，近年来随着假体的改进、术中避免软组织损伤、充分灌注及围手术期使用非甾体抗炎药等措施的逐渐实施，其发生率明显降低。

典型病例

患者，男，27岁。1年前出现间断颈肩痛，经过休息、物理治疗等措施可缓解；近3个月来出现步态不稳，伴双腿麻木、乏力。

入院后完善相关影像学检查，提示C_4～C_5椎间盘突出，诊断为脊髓型颈椎病(图4-5-1)。行人工颈椎间盘置换术。患者术后下肢肌力及行走步态恢复，颈肩痛缓解。定期术后复查(图4-5-2)。

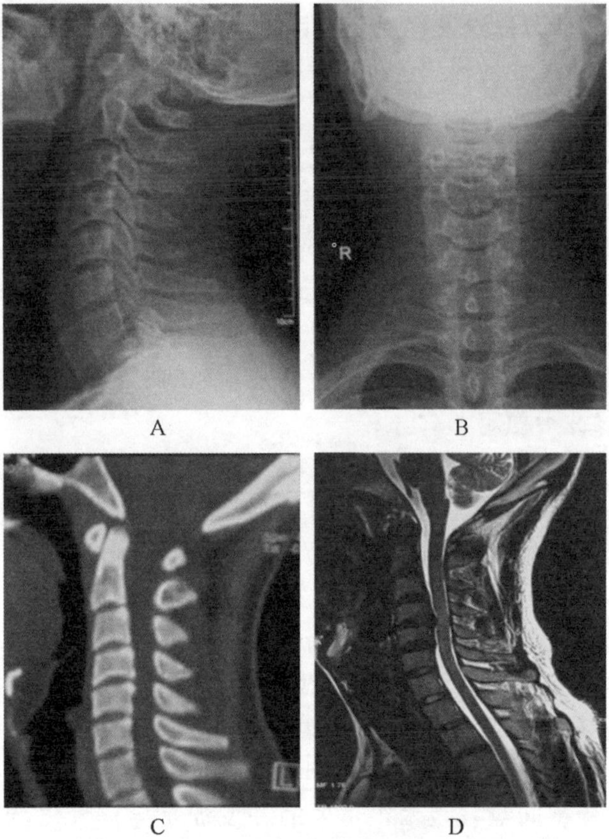

图 4-5-1　术前影像学检查

注：A. 颈椎侧位 X 线片；B. 颈椎正位 X 线片；C. 颈椎矢状位 CT；D. 颈椎矢状位 MRI。

2. 人工腰椎间盘置换术及人工髓核置换术　人工腰椎间盘置换术通常从前方腹膜外入路行椎间盘切除并置入假体，其在理论上具有保留生理活动度、装置的稳定性好、恢复腰椎序列、恢复椎间隙高度及椎间孔、不增加相邻节段应力载荷等优点。目前尚无显著证据表明人工腰椎间盘置换术较传统手术在临床效果上

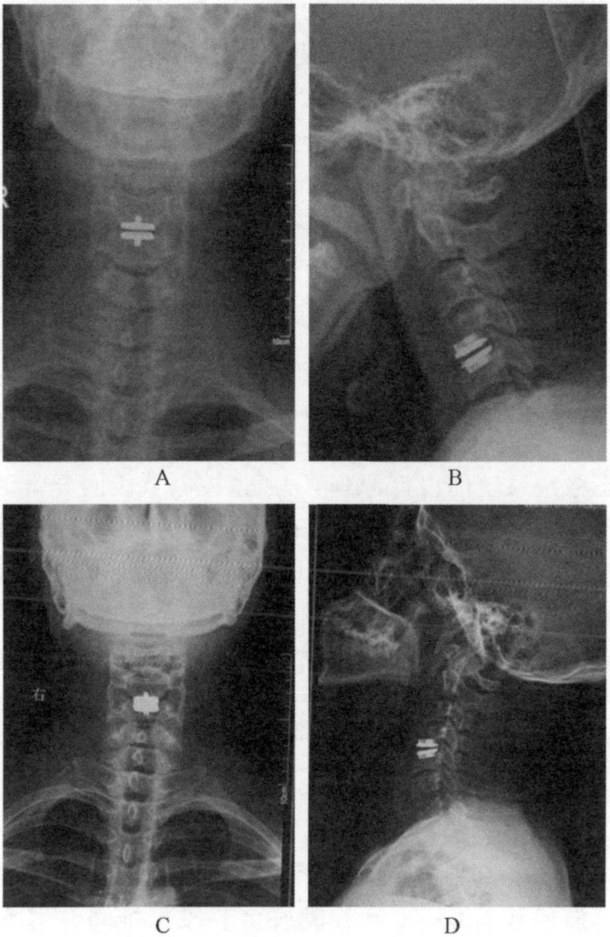

图 4-5-2　人工颈椎间盘置换术后影像学表现

注：A. 术后 1 周颈椎正位 X 线片；B. 术后 1 周颈椎侧位 X 线片；C. 术后 7 年颈椎正位 X 线片；D. 术后 7 年颈椎侧位 X 线片。

有明显的优势。另外，因为腰椎需要更大的生物力学载荷，腰椎间盘活动度更大，对假体的要求较高，相比颈椎发生退行性变的概率更高，而且前入路手术创伤较大，对技术的要求较高，手术风险较大，因此，其目前在国内外的应用仍受限。

人工髓核置换术是在人工腰椎间盘置换术的基础上出现的。由于椎间盘最早发生退变的结构是髓核，单纯髓核置换恢复了纤维环的张力和节段稳定性而未影响椎体终板的完整性，更可能成功地重建椎间盘的功能。由于人工髓核假体需要正常纤维环约束和通过再膨胀纤维环来减轻髓核的负荷，因此，人工髓核置换术仅适用于早、中期椎间盘退行性变，而不适用于严重椎间盘退行性变和椎间隙变窄者。由于其他早期椎间盘退变治疗方案的出现，人工髓核置换术近几年已逐渐被淘汰。

(二)经椎弓根固定的动态稳定系统

动态稳定系统的设计原理：①通过控制节段间异常活动和异常载荷传递，消除节段间不稳及由此导致的腰痛症状；②通过支撑力来恢复椎间盘高度；③在节段间异常活动不可避免时（如行椎板切除或椎间盘切除后），将其活动恢复至接近正常水平；④在解除疼痛的同时，避免或减缓相邻节段的退变。目前已经应用的经椎弓根固定的动态稳定系统包括 Graf 韧带系统、Dynesys、Transition、BioFlex、Stabilimax NZ、Cosmic、CD Horizon Agile 系统、N-Flex 等，其中以 Graf 韧带系统和 Dynesys 应用最为广泛。

1. *适应证*　包括：①腰椎管狭窄或退行性腰椎滑脱导致神经源性疼痛或腰背痛；②单节段或多节段腰椎间盘退变导致腰痛；③减压手术导致的脊柱不稳定；④退行性脊柱侧凸导致的腰椎管狭窄并处于进展期。

2. *禁忌证*　包括：①Ⅱ度以上的峡部不连或退变性腰椎滑脱者；②退变侧凸＞10°者；③需行颈、胸椎单侧手术，以往融合节段，局部肿瘤者；④重度骨质疏松者；⑤椎体骨折、脱位、感染，椎弓根细小者。

3. *并发症*　包括：①椎弓根骨折；②内固定松动、移位、脱落、断裂；③退行性变；④伤口感染；⑤异位骨化等。

4. 临床应用　Markwalder 和 Wenger 对 41 例应用 Graf 韧带系统的病例进行长期随访后发现，椎间不稳导致疼痛的年轻患者，若保守治疗无效，应用 Graf 韧带系统可以获得较好的远期获益，而存在侧凸或侧方不稳的患者，不建议应用此装置。

Dynesys 于 2002 年由 Stoll 等设计并应用，它比传统内固定器械的优势在于，可避免应力遮挡、内植物寿命更长。然而，目前的研究集中在将其作为一种真正的后方动态稳定装置使用。目前 Dynesys 被广泛推崇，许多临床研究认为其疗效十分理想。

典型病例

患者，男，37 岁。5 个月前搬重物后出现左臀部及左下肢放射痛，休息后稍有缓解。近 1 个月来左下肢疼痛逐渐加重，不能平卧。

入院完善相关影像学检查，提示 $L_4 \sim L_5$ 椎间盘突出，诊断为腰椎间盘突出症（图 4-5-3）。行 Dynesys 椎弓根固定术。患者术后左下肢疼痛明显缓解，定期术后复查（图 4-5-4）。

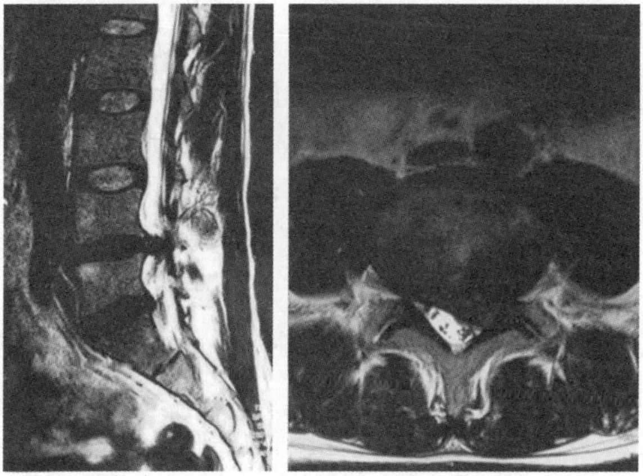

A　　　　B

图 4-5-3　术前 MRI

注：A. 术前腰椎矢状位 MRI；B. 术前腰椎横断面 MRI（$L_4 \sim L_5$ 节段）。

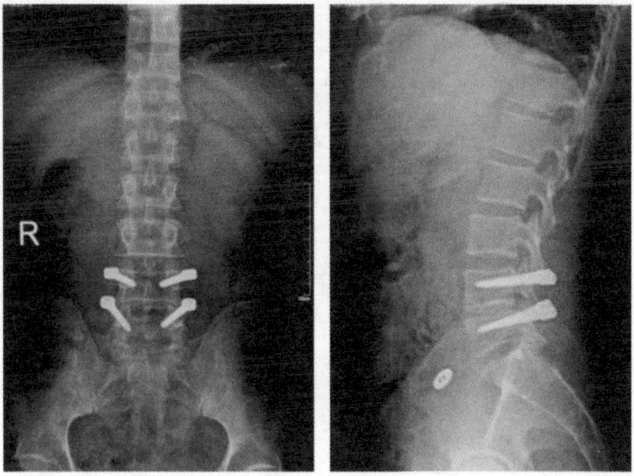

A　　　　B

图 4-5-4　Dynesys 椎弓根固定术后 X 线片

注：A. 术后腰椎正位 X 线片；B. 术后腰椎侧位 X 线片。

（三）棘突间撑开系统

棘突间撑开系统有待进一步发展，它是按照微创置入和撑开原理设计的，通过分离椎间孔、减轻潜在的神经根压迫来缓解症状。其优势在于费用低、属于微创手术，以及有可能应用于不适合其他脊柱手术方式的患者。棘突间撑开系统被寄希望于在获得坚强融合的同时可避免传统内固定产生的应力遮挡，因此又称半坚强固定，其中 X-STOP、Wallis、Diam、Coflex 的应用较为广泛。

1. 适应证　包括：①退行性腰椎管狭窄症；②椎间盘源性腰痛；③稳定性退行性腰椎滑脱；④巨大腰椎间盘突出症；⑤融合相邻节段。

2. 禁忌证　包括：①重度骨质疏松；②严重脊柱不稳定。

3. 并发症　包括：①假体脱位；②棘突骨折；③异位骨化。

4. 临床应用　有关 X-STOP 的报道相对较少，病例少，多为同一作者发表。有关 Wallis 的报道,国内较多,为病例系列,无随机对照试验(randomized controlled trial,RCT)等高级别证据研究,目前由于其合格证到期,鲜有使用。有关 Diam 的文献较少,以回顾性研究为主。Coflex 最早于 2007 年在国内使用,2012 年取得美国食品药品管理局(Food and Drug Administration,FDA)的认证,其具有出血少、创伤小、术后恢复快等优点,相比融合术,其在取得相同临床疗效的同时更能维持邻近节段的稳定性及椎间高度,目前在国内的应用最为广泛。

(四)联合非融合技术

为了处理一些特殊的病例,有些学者提出了前后路动态固定联合应用(如后路动态稳定系统与髓核置换技术联合应用等)结合非融合手术方法。理想的脊柱椎间关节成形术的目的是把脊柱的解剖和生物力学状态恢复至发生病理过程前的正常形态。尽管对于大多数患者来说,选择一种恰当的手术即可达到理想的治疗效果,但有时需要多种手术技术的结合才能达到目的。同时,当单一使用其中一种技术失败后,另一种技术也可以成为补救的措施。

髓核置换和后路动力稳定系统的混合应用,在理论上能阻止由退变、创伤和标准腰椎手术所产生的脊柱不稳定等病理变化的发生。采用动力椎弓根螺钉稳定技术的椎间盘髓核置换在理论上适用于巨大中央型、脊柱侧凸顶点的髓核脱出、椎体脱离但不伴有滑脱的髓核脱出,也可用于经椎间盘小孔的髓核脱出需行单侧小关节突内侧切除术的病例。但是,复合技术的应用会增加潜在并发症的发生风险。

(五)小结

许多研究证实,坚强的融合不等于良好的疗效。脊柱非融合技术是未来的发展趋势之一,其短期疗效肯定,人工椎间盘置换、后路动态稳定系统等技术已较为成熟,出现了大量的基础和临床研究成果，取得了不少令人鼓舞的成绩。一些脊柱退变较轻的中青年患者，在减压术后辅以非融合技术，不失为一种合适的选择。但其缺少前瞻性随机对照大宗病例研究，手术适应证也需要进一步反思，因此，在如何降低术后并发症发生率及再次手术率、内固定假体的长期有效性如何、非融合技术对退行性病变的影响等方面，仍需进一步研究。目前，非融合技术处于起步阶段，其利弊需要长期的临床实践来检验，期待更多骨科医师能广泛参与，期待多中心、深层次、更长时间的循证医学研究结果，以对未来脊柱非融合技术的发展提供有力的科学支持。

二、脊柱微创手术

脊柱微创手术（minimally invasive spine surgery，MISS）的临床疗效与传统开放手术相当，但是因其具有手术创伤小、术后疼痛轻、感染率低、住院时间短、机体功能恢复快等优点，近年来得到越来越多学者的青睐。

（一）概述

在过去的半个多世纪里，随着人们对脊柱疾病认知的深入、手术技术的发展、手术器械的研发和改进及精准影像定位技术的提高，脊柱微创手术技术逐步得到应用和普及。MISS 是以最小的创伤和最小的生理干扰对脊柱疾病进行手术治疗，从而达到最佳手术疗效的一种外科手术。

1. 脊柱微创手术的基本原则　MISS 不单指小的皮肤切口，其核心原则是最大限度地减少组织损伤、保留正常的解剖结构。

(1)在解决病痛的前提下，尽可能地做简单的手术，例如，若无畸形、失稳，就不需要做固定融合。

(2)利用神经肌肉的解剖间隙作为手术入路，如 Wiltse 经肌间隙入路。

(3)避免剥离重要组织（如多裂肌）的附着点。

(4)减少手术中肌肉等软组织的挤压和牵拉。

(5)限制骨组织切除。

2. *脊柱微创手术的应用范围和目的*　MISS的应用范围广泛，主要是针对脊柱退行性病变，包括3种手术方式：①微创脊柱减压；②微创经皮脊柱固定、融合；③经皮骨水泥椎体强化。其中微创脊柱减压手术是MISS的重头戏，单纯微创减压可以解决大部分需要手术干预的脊柱病变，只有畸形和失稳才需要做固定融合术，因此，下文重点介绍微创脊柱减压手术的方法。

3. *微创脊柱减压手术的方法*　微创脊柱减压有很多方式，包括历史悠久的显微镜下和显微内镜下椎间盘摘除(microendoscopic disectomy，MED)和椎管狭窄扩大成形术，以及近年来广泛开展的经皮脊柱内镜、双通道脊柱内镜下椎间盘摘除和椎管狭窄扩大成形术。经皮脊柱内镜和双通道脊柱内镜下椎间盘摘除是目前我国最为常用的微创脊柱减压手术。

(二)常用手术方式

1. *经皮脊柱内镜*　经皮脊柱内镜是通过微创小切口，经皮穿刺后将内镜置入脊柱并处理病变的手术方式，最早用于腰椎间盘突出症的治疗，后来也用于腰椎管狭窄症、颈胸椎间盘突出症及椎管狭窄症的手术治疗。经皮内镜腰椎间盘切除术(percutaneous endoscopic lumbar discectomy，PELD)在国内俗称椎间孔镜手术，是目前被广泛采用的微创手术方法。

(1)PELD的优点和缺点

1)优点：①最微创，手术切口仅为7 mm；②可局部麻醉下完成手术，适合不能耐受全身麻醉的患者，③对椎管的骚扰最小，翻修手术时瘢痕少；④后路手术复发的椎间盘突出，经椎间孔入路的PELD可以避开部分手术瘢痕，手术相对后路翻修更容易、并发症更少；⑤疗效可靠；⑥术后康复快。

2)缺点：①学习曲线陡峭；②显露和切除的范围有限，可能残留病变组织，或者神经松解不彻底，如侧隐窝的减压不充分等；③用于处理椎管狭窄或镜下融合手术时的效率偏低。

(2)PELD 的适应证和禁忌证

1)适应证:①腰椎间盘突出症;②腰椎管狭窄症;③部分腰椎感染病变的病灶清除和置管引流;④部分硬膜外椎管内或椎间孔区的良性病变的切除。

2)禁忌证:①脊柱不稳定;②恶性肿瘤;③抗生素控制不佳,有椎管内扩散可能的脊柱感染;④凝血功能障碍。

(3)PELD 的入路

1)经皮内镜椎间孔入路椎间盘切除术(percutaneous endoscopic transforaminal discectomy,PETD):主要用于极外侧椎间盘突出、椎间孔狭窄和 $L_4 \sim L_5$ 节段以上的椎间盘突出。

2)经皮内镜椎板间入路椎间盘切除术(percutaneous endoscopic interlaminar discectomy,PEID):主要用于椎板间隙宽大的 $L_5 \sim S_1$ 椎间盘突出。

(4)PELD 的麻醉方法

1)局部麻醉:辅以监测下的麻醉管理(monitored anesthesia care,MAC),静脉使用镇痛药(如非甾体抗炎药、阿片类镇痛药、曲马多等)和镇静药(如右美托咪定)。主要用于 PETD。

局部麻醉+MAC 的优点是保证患者术中的安全、舒适,减轻局部麻醉时的不适感及清醒患者的焦虑感,术后恢复快,费用低,可用于不能耐受全身麻醉的年老体弱患者。在局部麻醉下,患者可以反馈神经刺激,保证手术安全,还可以即时反馈神经减压的效果,特别适用于多节段椎间盘突出的精准治疗。

局部麻醉药的常用配方为 10 ml 罗哌卡因(1%)+20 ml 利多卡因(2%)+30 ml 生理盐水。局部麻醉时逐层浸润麻醉,皮肤、皮下为 10 ml,腰背筋膜浅、深层多点浸润共 15～20 ml,上关节突外侧为 5～10 ml,椎间孔为 10 ml。

2)全身麻醉:主要用于 PEID。其优点是可以避免手术中神经刺激的疼痛,还可以术中控制性降压,减少术中出血。

3)硬膜外阻滞:最好要达到感觉和运动分离,可镇痛但是保留运动功能,有利于监测神经功能。

(5)PELD 的体位

1)俯卧位：可用于 PETD 和 PEID。其优点是体位摆放稳定，而且脊柱外科医师通常更加熟悉俯卧位的解剖结构关系。摆放时需要适当减少腰椎前凸的角度，张开椎板间隙或椎间孔，需要避免腹部受压、减少术中出血。

2)侧卧位：主要用于 PETD。其优点是患者更加舒适，腹部不受压，椎间孔容易张大，术中可以做直腿抬高试验以检测手术效果，硬脊膜在重力作用下可向对侧偏移从而可能获得更大的安全区域。缺点是体位不稳定，术中透视难以维持标准的正侧位影像，操作不方便。

(6)PELD 的手术步骤

1)PETD 的手术步骤：①透视定位。通过 C 臂透视，以确定椎间盘突出节段并标记穿刺方向。②切口。约为 7 mm。椎管内椎间盘突出的 PETD，皮肤切口在距后正中线 $L_4 \sim L_5$ 或 $L_3 \sim L_4$ 节段为 8～10 cm，而 $L_2 \sim L_3$ 或 $L_1 \sim L_2$ 节段为 6～8 cm。椎间孔区病变的 PETD，切口旁开 5～7 cm。③穿刺置管。在 C 臂透视下，用 16～18 G 长针穿刺至椎间孔下半部分的 Kambin 三角内，穿刺时用局部麻醉药逐层浸润麻醉。穿刺接近椎间孔时要避免损伤出口神经。穿刺到位后，放置导丝，逐级扩开皮肤软组织，放置工作鞘管，放入内镜，引入生理盐水冲洗。④关节突成形。如果上关节突阻挡内镜进入椎管切除椎间盘，可以切除部分上关节突的外侧、腹侧进行关节突成形，可以使用可视化环锯和磨钻。⑤椎间盘切除。切除突出到椎管内的椎间盘组织，以及少量的退变松散的椎间隙后侧的椎间盘，移除的椎间盘组织量应该与 MRI 所示的突出椎间盘的体积相当。⑥神经根减压。显露受压的神经根，切除其腹侧压迫的椎间盘、骨赘，必要时切除后侧压迫的黄韧带，扩大侧隐窝，使神经彻底松解，恢复血供。当见到神经根周围无压迫、神经根恢复圆柱形、表面血管充盈流动好、神经根随心跳出现搏动，即可认为减压已充分。如果是局部麻醉手术，可以询问患者坐骨神经痛的症状是否得到改善；如果是侧卧位局部麻醉手术，可以做直腿抬高试验以验证减压效果。⑦缝合。用双极射频彻底止血后拔出工作鞘管，然后缝合。

2）PEID 的手术步骤：①透视定位。在棘突边缘垂直向下插入注射器针头，确认手术节段，穿刺方向为下位椎体后上缘。②切口。约为 7 mm，定位为棘突边缘，切开皮肤至腰背筋膜。③穿刺置管。用 6 mm 锥形扩张管穿刺到椎板间隙、黄韧带的背侧，放置工作鞘管。④切开黄韧带。用射频电刀在黄韧带中线处烫开一个小洞，然后用篮钳向外侧咬开黄韧带，直至上关节突内缘。⑤扩大神经根管。如果上关节突内缘和侧隐窝增生狭窄压迫神经，可用椎板钳、磨钻、骨刀扩大。⑥显露椎间盘。在神经根外侧电凝止血，松解软组织系带，将工作鞘管尖端放在神经根外侧，旋转工作鞘管，向内侧牵开保护神经根，显露突出的椎间盘。如果椎间盘在神经根腋下突出，可以直接在腋下显露，如果腋下范围不够大，可以切除部分下位椎板上缘。⑦切除椎间盘和神经根减压。最终神经根恢复正常圆柱形、表面血管通畅、可用神经剥离子自由推动，即为减压彻底。⑧缝合。

（7）PELD 的并发症

1）神经损伤：发生神经损伤的常见原因有 5 个方面。①穿刺时在椎间孔区损伤出口神经；②工作鞘管挤压出口神经，出口神经支配区麻木无力，一般数小时至 1 天后可缓解；③用环锯做关节突成形时损伤神经根；④突出椎间盘和神经根粘连，切除椎间盘时损伤神经根；⑤神经根变异。发生神经损伤后的处理措施：①使用激素及神经营养药，如有疼痛，可用非甾体抗炎药、普瑞巴林或加巴喷丁；②做神经康复功能锻炼。

2）硬脊膜破裂：发生硬脊膜破裂的常见原因有 3 个方面。①使用环锯做关节突成形时过于深入椎管；②黄韧带、突出椎间盘和硬膜囊粘连，分离时硬脊膜破裂；③PEID 破黄韧带时射频或篮钳损伤硬膜囊。硬脊膜损伤可能导致灌洗的生理盐水进入硬膜下腔，从而发生颅内压增高症状，如颈痛、头痛、烦躁、惊厥等。发生硬脊膜破裂后的处理：①尽快结束手术；②降低水压；③头高足低位；④如果没有马尾疝出嵌顿，无须修补，可用明胶海绵覆盖破口；⑤如果是全身麻醉手术，可以缓慢麻醉，如果有颅内压增高症状，可以加强镇静，一般等待 2 h 后可好转；⑥术后卧床 3 天。

3)出血和血肿：出血一般源自椎间孔和椎管内小的动静脉破裂，一般射频电极可以止血。严重的出血多来自椎间孔区腰椎节段血管的破裂出血，一般通过在工作鞘管内放入锥形导棒压迫 5～20 min 即可止血。非常严重的节段动脉出血需要介入治疗栓塞血管。

4)感染：脊柱的感染会有严重的后果，治疗时间比较长。避免感染的方法：①器械的消毒要达到标准，尽量采用高压蒸汽灭菌，长的管状器械消毒应该用环氧乙烷，而不是低温等离子。②手术台应使用防水单覆盖，可以避免布料渗湿后失去无菌隔离的效果。③内镜及配件应消毒，或者用无菌腔镜套密封。光纤通常需要消毒，光纤套袋通常达不到防水密封的效果，这与空气介质的腹腔镜要求不一样。

(8)PELD 的术后处理：局部麻醉术后 2 h、全身麻醉术后 6 h，如无并发症出现，患者可开始活动，日间手术者可安排其出院。

2. 双通道脊柱内镜手术　双通道脊柱内镜手术（biportal endoscopic spinal surgery，BESS），又称“单侧双通道内镜技术（unilateral biportal endoscopic spine surgery，UBE）”。BESS/UBE 由 2 个经皮的孔道完成手术，一个是内镜通道，用于放入内镜进行观察，另一个是工作通道，用于放置器械进行操作。

(1)BESS/UBE 的优点和缺点

1)优点：①微创，软组织损伤小；②减压广泛，在单侧入路双侧减压时优势突出；③高效灵活；④手术视野清晰、范围大；⑤视野及操作方式更接近于开放手术，对于有脊柱开放手术经验者来说，比较容易学习和掌握，学习曲线平缓；⑥可利用现有的骨科手术工具，如关节镜和脊柱开放手术器械。

2)缺点：①无天然体腔，需要人工建立腔隙，有一定的技术难度；②三角操作需要学习和熟悉；③水介质，对止血的要求较高，否则会出现视野的混浊;④视野不稳定、晃动。

(2)BESS/UBE 的适应证和禁忌证

1)适应证:①椎管狭窄症(中央椎管和侧隐窝狭窄);②椎间盘突出症;③部分硬膜外椎管内或椎间孔区的良性病变的切除;④腰椎不稳定需要镜下融合。

2)禁忌证:①凝血功能障碍;②恶性肿瘤;③抗生素控制不佳、有椎管内扩散可能的脊柱感染;④脊柱不稳定。

(3)BESS/UBE 的入路

1)椎板间入路:用于椎管减压和椎间盘摘除时中线旁开 1.0～1.5 cm;用于镜下融合时中线旁开 2.0～2.5 cm。

2)椎间孔入路:中线旁开 3～3.5 cm,用于椎间孔区病变手术。

(4)BESS/UBE 麻醉

1)首选全身麻醉,术中控制性降压和保持良好肌肉松弛。

2)局部麻醉＋MAC,用于个别体弱不能耐受全身麻醉的患者。

(5)BESS/UBE 的体位:绝大多数医师使用俯卧位。

(6)BESS/UBE 的步骤

1)透视定位。在中线旁用注射器针头垂直地面插入,确认手术节段和切口位置。

2)切口。内镜通道切口 5 mm,工作通道切口 10 mm(减压)或 15 mm(融合),2 个通道分别在椎间隙的头尾两侧,距离 3 cm;切口中线旁开距离 1.0～1.5 cm(减压)或 2.0～2.5 cm(融合)。

3)通道分别插入内镜鞘管和导棒,交汇在椎板及其间隙背侧,透视确认手术节段和内镜、器械的位置。

4)扩张和分离软组织。在工作通道逐级扩张软组织,在椎板背侧剥离多裂肌。

5)放置内镜,使用生理盐水持续灌注,镜下进一步剥离、清理软组织,显露椎板和关节突。

6)用椎板咬骨钳、磨钻或骨刀切除椎板、关节突,切除范围包括上位椎板下缘遮盖椎间隙的部分、下关节突内侧遮盖上关节突内侧的部分、上关节突内侧和侧隐窝压迫神经的部分。如果做单侧入路双侧减压，还需要去部分棘突根部、对侧下关节突腹侧内缘、对侧上关节突内侧和侧隐窝压迫神经的部分。

7)切除黄韧带。椎间盘切除，只需要切开黄韧带外侧的附着处，保留黄韧带并用拉钩牵开，显露神经根和椎间盘。如果黄韧带增厚导致椎管狭窄，需要去掉全部黄韧带。

8)切除椎间盘。显露神经根和椎间盘，松解神经根的粘连，用神经拉钩牵开神经根，切开突出的纤维环，摘除突出的髓核。如果椎间隙内的椎间盘退变严重，需要进行盘内部分摘除。

9)止血。软组织出血可以用等离子或射频电极止血，骨质出血可以用等离子刀烧灼或骨蜡涂抹，椎管内静脉出血可以用明胶海绵填塞。

10)放置引流管。常规不放引流管，多节段广泛椎管减压的患者需要放置引流管。

11)缝合。

(7)BESS/UBE 的并发症：与 PELD 的并发症基本类似，需要补充以下 2 点。

1)定位错误：包括节段错误和部位错误。BESS/UBE 的移动范围大、不固定，内镜下又是局部视野，缺乏全貌，会发生向上、下节段的偏移，或者偏移到棘突、椎板关节突外缘及对侧椎板。术中需要在放置内镜和导棒后在透视下确认。如果术中感觉可疑迷失，可以再次透视定位。

2)峡部、棘突骨折：BESS/UBE 过程中内镜下的局部视野加上使用高效的去骨工具(如大椎板钳、磨钻、骨刀)，可能造成局部去除骨质过度，导致医源性峡部裂和棘突骨折。预防方法为术中确认峡部外缘和棘突根部头端，不做过分切除，以避免不恰当的撬拔动作。

(8)BESS/UBE 的术后处理

1)基本同 PELD 的术后处理。

2)引流管可以术后第1天拔除。

3)多节段广泛椎管减压的患者需要卧床休息2天,以防止术后血肿。

(三)微创腰椎间盘摘除术后的注意事项和功能康复

一般建议患者术后使用腰围,可适当限制腰部的活动和负重(如弯腰和久坐),防止复发。术后功能康复锻炼如下。

1. *术后早期* 若无并发症,应尽早下床慢走,做直腿抬高(适度)、踝泵运动及核心肌群锻炼。

2. *术后1个月* 做平板支撑和臀桥等腰部锻炼。

3. *术后3个月* 可以恢复快跑、游泳等锻炼形式,避免剧烈的对抗性运动和负重劳动。

4. *术后6个月* 可以做对抗性运动和体力劳动。

(四)微创腰椎间盘摘除术后的复发及处理

1. *术后复发* 术后复发率为7%～8%,某些类型椎间盘突出的手术复发率可高达30%。

导致复发的高危因素有宽基底型突出、终板炎、节段性后凸或不稳定、过早剧烈腰部活动或负重、大体重、吸烟等。导致症状复发的医源性因素有突出椎间盘摘除不彻底、神经根管减压不彻底、过度切除关节突导致脊柱不稳定等。

PELD的术后复发率稍高(约10%),与椎间盘摘除和神经根减压不彻底有关。BESS/UBE的术后复发率较低,尤其是积极的盘内退变椎间盘摘除和神经根管扩大可以显著减少症状性椎间盘突出的复发。

2. *术后复发的处理*

(1)早期(3周内)突出复发:表现为术后症状缓解,突然出现腰腿痛症状,MRI检查证实椎间盘突出压迫。需要与术后反跳痛鉴别,其表现为术后症状缓解,缓慢出现腰腿痛症状,MRI检查未发现椎间盘突出压迫神经。术后反跳痛的机制主要是炎症刺激。

早期突出复发经过短期抗炎镇痛治疗后，如果效果不佳，可以进行积极的翻修手术，因为此时神经根周围尚未形成坚固的瘢痕粘连，翻修手术相对较容易。

(2)3 周后的复发：按照新发生的椎间盘突出症处理，使用消炎镇痛药和普瑞巴林等药物对症治疗并休息，约 2/3 的患者保守治疗是有效的。如果保守治疗无效，可以行翻修手术。

（潘海涛　吴永超）

第五章

常见骨与关节感染性疾病

第一节　骨与关节结核

一、概述

骨与关节结核曾是一种常见的感染性疾病，与生活和卫生状况有直接的关系。随着医疗技术的进步、生活水平的提高及抗结核药物的出现，骨与关节结核的发病率明显下降。但是随着人口的增长、人口流动的增加及耐药菌的出现，骨与关节结核的发病率有回升的趋势，应引起重视。

2005 年世界卫生组织（World Health Organization，WHO）在日内瓦举行的第八届结核病年会的报告中指出，2003 年以来，全球每年新增结核感染病例数已上升至 880 万例，骨与关节结核占结核总发病率的 3%～5%，占肺外结核的 35%～50%，是发病率最高的肺外结核。估计约 75 万活动性骨与关节结核患者，其中约 50%为脊柱结核，膝关节结核和髋关节结核各占约 15%，其他关节结核占 10%。

二、微生物学和病理学

结核的病原菌主要是牛型分枝杆菌。由于多数经血液途径传播感染，发病初期，病灶局限于长骨干骺端，关节软骨面完好。如果及时治疗，结核会被很好地控制，关节功能可不受影响。如果病变进一步发展，结核病灶便会侵犯关节腔，使关节软骨面受到不同程度的损害，称为全关节结核。全关节结核会遗留各种关节功能障碍。若不能被控制，会继发感染、破溃，产生瘘管或窦道，此时关节已完全毁损(图 5-1-1)。

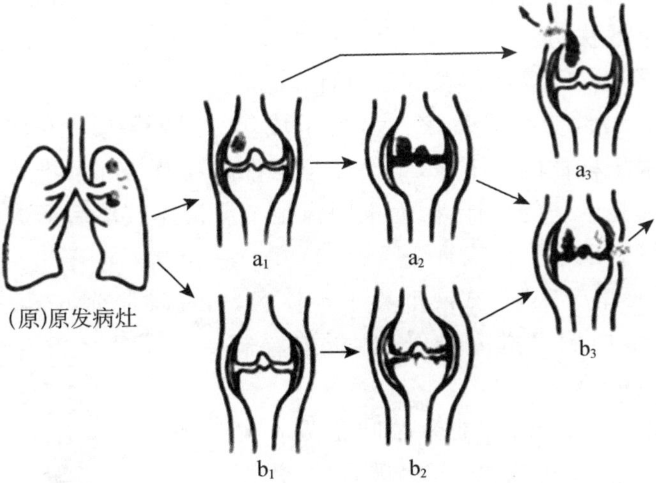

图 5-1-1　骨与关节结核临床病理发展

注：a_1. 单纯骨结核；a_2. 由骨结核引起的全关节结核；a_3. 单纯骨结核穿破皮肤形成窦道；b_1. 单纯滑膜结核；b_2. 由滑膜结核引起的全关节结核；b_3. 全关节结核穿破皮肤形成窦道。

三、脊柱结核

(一)流行病学

在骨与关节结核病中，脊柱受累占 50%左右，最常受累的椎体是腰椎，骶髂关节结核、骶椎结核和颈椎结核相对较少见，但颈椎结核所致截瘫的发生率较高。男性比女性略多见，儿童、成年人均可发生，以 20～30 岁青壮年多见。

(二)病理分型

椎体结核可分为中心型和边缘型2种。

1. 中心型椎体结核　多见于10岁以下的儿童,好发于胸椎。病变进展快,整个椎体被压缩成楔形。一般只侵犯一个椎体,也可能穿透椎间盘而累及邻近椎体。

2. 边缘型椎体结核　多见于成年人,腰椎为好发部位。病变局限于椎体的上下缘,很快侵犯至椎间盘及相邻的椎体。椎间盘破坏是本病的特征,因而椎间隙很窄。椎体破坏后形成的寒性脓肿可有以下2种表现。

(1)椎旁脓肿:脓液汇集于椎体旁,可在椎体前方、后方或两侧,还可向后方进入椎管内,压迫脊髓和神经根。

(2)流注脓肿:椎旁脓肿积聚至一定数量后,压力增高,可穿破骨膜,沿肌筋膜间隙向下方流动,在远离病灶的部位出现脓肿。例如,下胸椎及腰椎病变所致的椎旁脓肿在穿破骨膜后,积聚在腰大肌鞘内,形成腰大肌脓肿。浅层腰大肌脓肿位于腰大肌前方的筋膜下,可向下流动积聚在髂窝内,形成髂窝脓肿。腰大肌脓肿还可沿腰大肌流窜至股骨小转子处,成为腹股沟处深部脓肿。脓肿还能绕过股骨上端的后方,出现在大腿外侧,甚至沿阔筋膜下流至膝上部位(图5-1-2)。

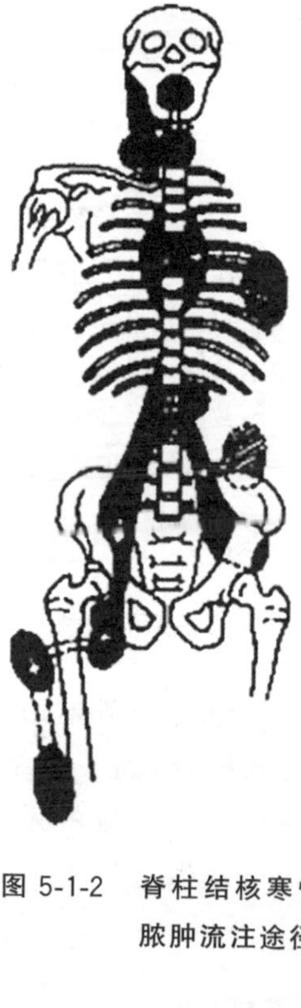

图5-1-2　脊柱结核寒性脓肿流注途径

(三)临床表现

脊柱结核的典型临床表现为病变部位疼痛、体重下降、不适、盗汗等。体格检查可见局部压痛、肌痉挛和脊柱活动受限，患者可伴有脊柱畸形和神经系统障碍，有时以截瘫、后凸畸形、窦道为主诉。

脊柱结核的疼痛部位与疾病的位置一致，常见胸椎，其次为腰椎，颈椎、骶椎较少见。有些患者可伴有椎旁脓肿及腹股沟和臀部脓肿。10%～47%的患者在疾病过程中出现截瘫。在胸椎和颈椎发病时，截瘫的发生率更高。

颈椎结核除有颈部疼痛外，还有上肢麻木等神经根受刺激的表现，咳嗽、喷嚏时会加重疼痛与麻木，神经根受压时疼痛剧烈。如果疼痛明显，患者常用双手撑住下颌，头前倾，颈部缩短，姿势十分典型。有咽后壁脓肿者可妨碍呼吸与吞咽，睡眠时有鼾声。后期可于颈侧触及寒性脓肿所致的颈部肿块。

胸椎结核有背痛的症状，必须注意。发生于下胸椎病变的疼痛，有时表现为腰骶部疼痛。脊柱后凸十分常见，有些家长偶然发现患儿有胸椎后凸畸形才来医院就诊。

腰椎结核患者在站立与行走时，需要减轻自身体重对病变椎体的压力以缓解疼痛。患者从地上拾物时，不能弯腰，需挺腰、屈膝、屈髋、下蹲才能取物，为拾物试验阳性。另一种检查方法为患儿俯卧，检查者用双手提起患儿双足，将两下肢及骨盆轻轻上提，如有腰椎病变，由于痉挛，腰部会保持僵直，生理前凸消失。

疾病后期患者会有腰大肌脓肿形成，可在腰三角、髂窝或腹股沟处看到或摸到脓肿。腰椎结核患者脊柱后凸通常不严重，检查者沿骶棘肌两侧，用手指顺序按、摸，亦能发觉轻度后凸畸形。少数患者直至发现寒性脓肿才来就诊。

脊柱结核患者中截瘫的发生率约为10%，胸椎结核合并截瘫者多见，其次为颈椎、颈胸段和胸腰段，腰椎最为少见。初始表现为背部疼痛和病变节段束带感，然后出现截瘫。当脊椎结核并发高位截瘫时，患者不但出现四肢瘫痪，呼吸肌也受到侵犯，极易发生窒息及出现肺部合并症。临床可通过感觉平面的测定来确定脊髓受压的部位。脊柱结核并发截瘫患者大小便功能障碍出现得比较晚。早期表现为排尿困难，逐渐发展为完全尿闭。当膀胱的反射功能恢复后，可出现小便失禁。大便功能障碍的最初表现为便秘和腹胀，也可出现失控现象。

（四）影像学检查

1. X线检查　早期表现为骨质变薄，随着椎间盘周围病变的发展，可出现骨破坏，椎间隙变窄，与化脓性脊柱炎相似。前方椎体多个节段受累，椎体被侵蚀为扇贝状。中心型病变与肿瘤类似，表现为中央变薄和骨质破坏，接着出现椎体塌陷。脊柱生理弧度可出现改变，呈后凸或侧凸畸形。偶尔可见腰大肌内脓肿吸收后残留的钙化表现。

2. CT和MRI检查　CT检查对了解软组织病灶的界线及证实骨质破坏的程度有帮助（图5-1-3）。MRI应为首选的检查，可以显示骨和软组织的病变，同时可行多个切面的检查（图5-1-4）。由于椎间盘对结核的反应较迟，有时MRI可显示正常信号的椎间盘。在形态学上，结核感染和化脓性感染在MRI上显示的变化是不同的，但其 T_1、T_2 信号与化脓性感染较为相似。增强MRI可以区别脓肿与肉芽组织，如果仅在周围有增强影的团块，通常提示脓肿，整个团块均增强则是肉芽肿的表现。

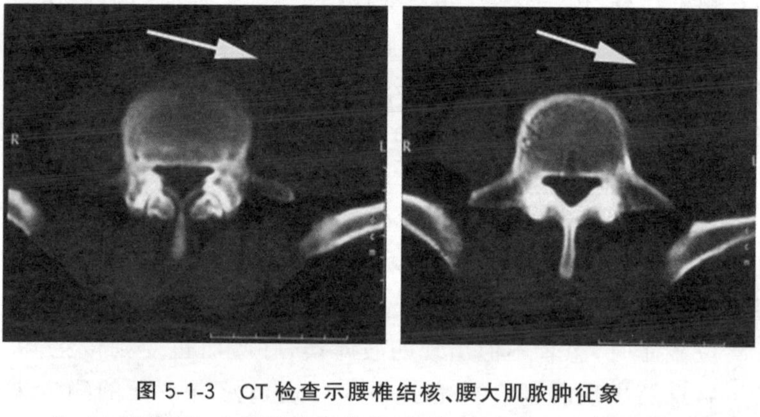

图5-1-3　CT检查示腰椎结核、腰大肌脓肿征象

注：与对侧相比，左侧椎旁腰大肌（箭头所示）明显肿胀，其内低密度区为结核脓肿。

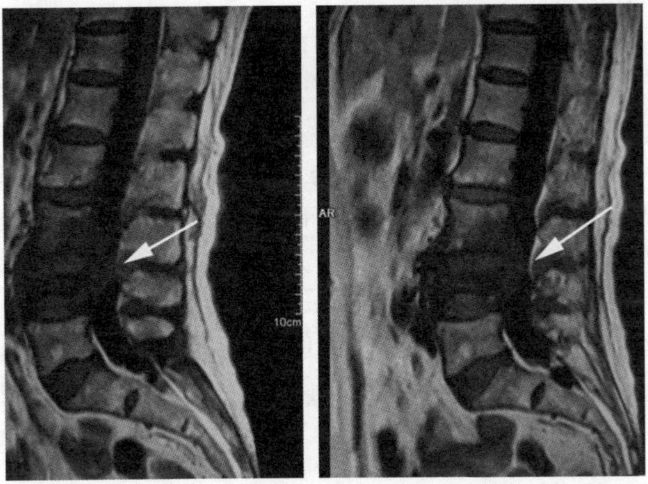

图 5-1-4 腰椎结核 MRI 影像

注:腰椎 MRI 检查可见 L_4 椎体破坏,结核病灶向后凸入椎管内,椎间盘信号变化不明显。

(五)诊断

根据上述临床表现及影像学检查,结合患者红细胞沉降率增快、结核菌素皮肤试验阳性,应考虑脊柱结核的诊断。急性肺结核患者痰标本或胃洗液的抗酸杆菌检查可能为阳性,对诊断有帮助,但确诊需行椎体病灶或软组织活检。由于椎体病变通常为溶骨性,可伴有椎旁脓肿,CT 引导下的细针穿刺活检对于诊断非常有效。皮下脓肿穿刺若能发现病原菌,可不必行脊柱活组织检查。

(六)鉴别诊断

本病必须与以下疾病鉴别。

1. 强直性脊柱炎　多数有骶髂关节炎症,症状以后背疼痛为主。X 线检查无骨破坏与死骨,胸椎受累后会出现胸廓扩张受限等临床表现,血清人类白细胞抗原(human leucocyte antigen,

HLA)-B27 多数为阳性。

2. 化脓性脊柱炎　发病急，有高热及明显疼痛，发展很快，疼痛及脊柱活动明显受限，早期血培养可检出致病菌。X 线表现为进展快，其特征性 X 线表现可鉴别。

3. 腰椎间盘突出症　无全身症状，青壮年多见，症状以下肢神经根受压为主，红细胞沉降率正常。X 线片无骨质破坏，CT、MRI 检查可确诊椎间盘髓核突出。

4. 脊柱肿瘤　多见于老年人，疼痛逐日加重，X 线片可见骨破坏，后期可累及椎弓根，椎间隙正常，通常无椎旁软组织影。

5. 嗜酸性肉芽肿　多见于胸椎，以 12 岁以下儿童多见。整个椎体均匀性压扁成线条状，上下椎间隙正常，无发热等全身症状。

6. 先天性脊柱侧凸　多见于青少年，多由半椎体畸形或先天性椎体融合等因素造成，可出现程度不一的脊柱畸形，但无发热等全身症状。

7. 退行性脊椎骨关节病　老年性疾病，椎间隙可变窄，邻近的上下关节突增生、硬化，无骨质破坏与全身症状。

（七）治疗

脊柱结核的治疗目标是根除病灶、治疗神经功能障碍及防止脊柱畸形。抗结核药物是治疗脊柱结核必不可少的一部分。目前使用的一线化疗药包括异烟肼、利福平、吡嗪酰胺、链霉素和乙胺丁醇。

手术治疗的适应证：①诊断不明确需进行组织学检查；②结核病灶压迫脊髓出现神经损伤需行减压；③形成脓肿和窦道；④需要矫形的晚期结核引起的脊柱畸形。

在抗结核药物出现之前，非手术治疗的死亡率高达 12%～43%。患者神经系统症状的发生率可达 60%。随着抗结核药物的临床运用，如果能早期诊断，死亡率可＜5%。进行性后凸可引起严重的外观畸形和神经功能障碍，并可影响呼吸和心脏功能。

非手术治疗比手术治疗后凸畸形的发生率更高。在手术治疗方面，后路融合固定或后路融合固定加前路清创融合对保留脊柱正常序列的效果最好。一般认为，前路清创融合可部分改善后凸畸形，而单纯前路清创不能阻止后凸畸形的发展。手术所使用的内固定器械依据需要固定的不同脊柱节段（颈、胸、腰椎），可以有多种选择，一般应包括病灶上、下各 1 个健康椎体。植骨有利于脊柱融合稳定，一般取患者的自体髂骨或结合人工骨材料进行。

若脊柱结核患者出现神经症状，影像学检查有脊髓受压的表现（图 5-1-5），且受压节段与临床症状、体征一致时，原则上均应该手术治疗。对于部分老年人，若全身情况很差，不能耐受手术，可先化疗，待全身情况改善后再行手术治疗。手术方式通常为前路清创减压、支撑植骨。手术时应把死骨及干酪样坏死物完全清除，直至病变椎体有出血为止。减压要充分，通常需要减压至后纵韧带，有硬膜压迫时应至硬脊膜。脊柱的成角畸形可通过支撑植骨（包括植入钛网后支撑植骨，甚至是人工椎体置换）等新技术，依据患者实际的病情及治疗需要灵活地选择及运用（图 5-1-6）。

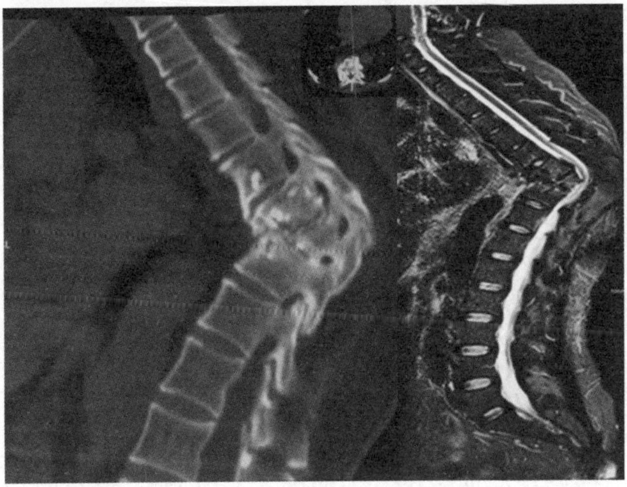

图 5-1-5　腰椎结核并发严重后凸畸形

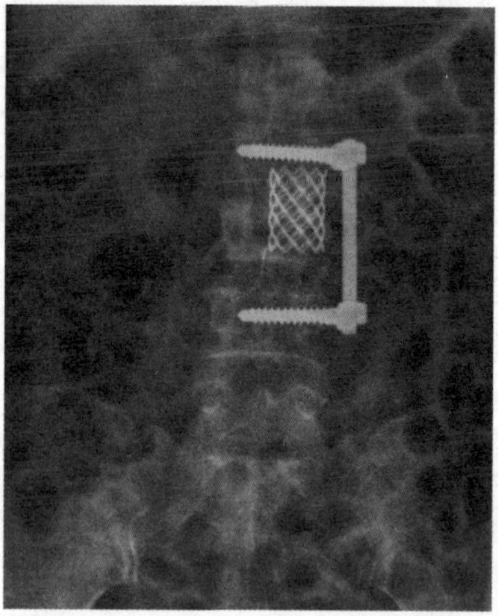

图 5-1-6 腰椎结核手术治疗

注：腰椎结核术后，清除破坏的死骨及结核病灶后，植入钛网支撑并恢复椎体高度，相邻脊柱节段使用钉棒内固定系统稳定手术脊柱节段。

四、髋关节结核

髋关节结核的发病率在骨与关节结核中占第三位，仅次于脊柱和膝关节。患者多为儿童。常为单侧发病。

(一)临床表现

起病缓慢，可有低热、乏力、倦怠、食欲缺乏、消瘦、贫血等全身症状。典型病例的临床表现有跛行和患髋疼痛(常放射至膝)。早期仅表现为跛行和患髋不适感。儿童病例常有夜哭，因入睡后髋部保护性肌痉挛消失，患髋偶然移动时突然发生疼痛所致。髋关节的活动因疼痛而受限。早期髋关节前侧可有压痛，但肿胀多不明显，继而股四头肌和臀肌显著萎缩。患肢出现屈曲、外展、外旋畸形，随病情发展，髋关节可表现为屈曲、内收、内旋畸形。

(二)影像学检查

髋关节结核的早期诊断极为重要。骨盆正位片显示的局限性骨质疏松通常是最早的影像学表现,如有关节间隙轻度狭窄更应引起注意。在疾病后期,常有破坏性关节炎伴少量反应性硬化的表现。偶尔可在数周内迅速出现关节完全破坏,出现空洞和死骨,严重者股骨头部几乎消失(图 5-1-7),也可出现病理性脱位。CT 与 MRI 检查可评估髋关节内积液量,并可发现微小骨破坏病灶(图 5-1-8)。MRI 检查可显示骨内炎性浸润(图 5-1-9)。

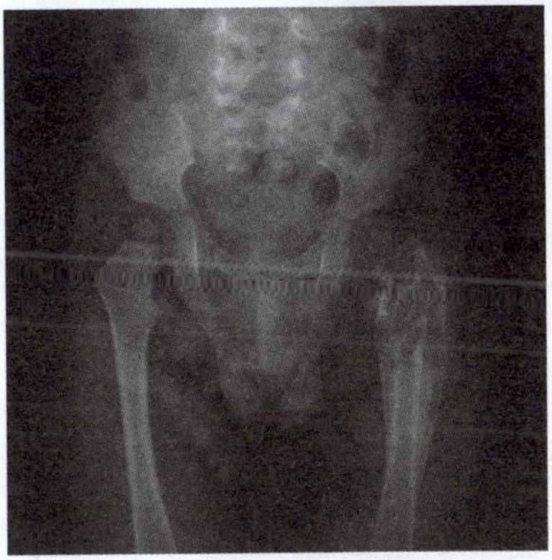

图 5-1-7　左髋关节结核 X 线片

注:患者为小儿,可见股骨颈及转子间骨质完全破坏,出现空洞和死骨。

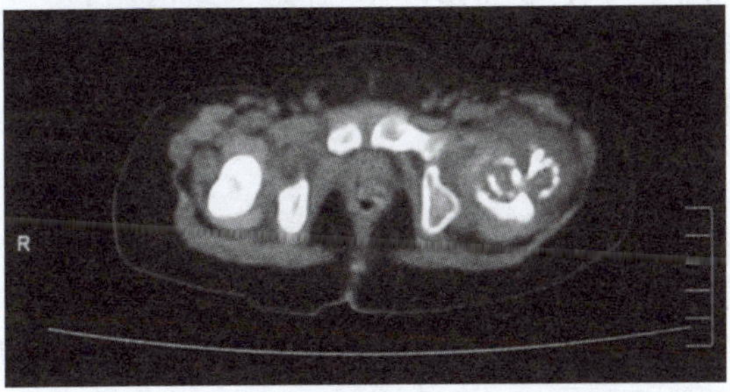

图 5-1-8　左髋关节结核 CT 影像

注:同一患儿,可见病灶部位出现空洞和死骨,伴有周围软组织肿胀。

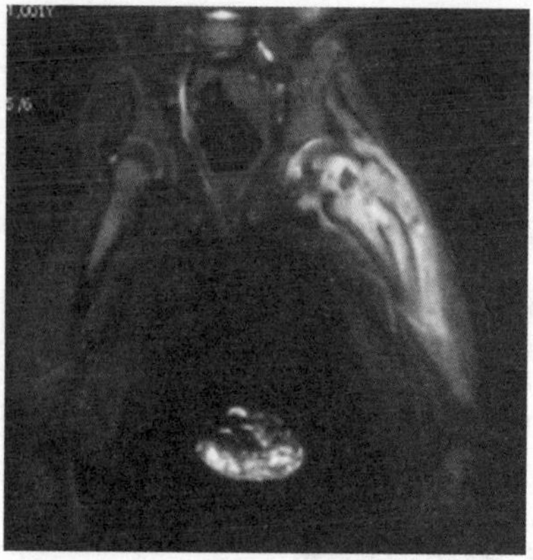

图 5-1-9　左髋关节结核 MRI 影像

注：同一患儿，可见左股骨内及周围软组织炎性浸润，已波及整个左髋关节至股骨上段，股骨颈内有空洞。

（三）病理检查

早期髋关节结核以单纯滑膜结核多见。单纯骨结核的病灶常位于髋臼上缘，其次为股骨头和股骨颈靠近骺板处。单纯骨结核形成脓肿较多见。若病变继续发展，逐渐侵蚀、穿破关节面软骨，进入关节腔，可使全关节受到感染。髋臼结核产生的脓液可向下穿破关节软骨面而侵入髋关节。向后常汇集于臀部，形成臀部脓肿，也可穿破骨盆内部，形成盆腔内脓肿。

（四）诊断

根据病史、症状、体征及影像学检查，本病一般不难诊断。但早期病变轻微时，需要反复检查和仔细观察，比较双侧髋部 X 线片，如此可不致漏诊。

（五）鉴别诊断

本病需与以下髋部疾病鉴别。

1. 化脓性髋关节炎　化脓性髋关节炎一般为急性发病，患者高热、寒战、白细胞增多；骨结核病灶穿入髋关节也可急性发病，并伴有全身中毒症状。必要时可穿刺并做病理涂片进行检查或细菌培养。对于慢性低毒性化脓性髋关节炎与髋关节结核混合感染的鉴别，有时较困难，必须依靠脓液的细菌培养和活组织检查才能确诊。

2. 强直性脊柱炎　强直性脊柱炎与骶髂关节结核有时容易混淆，前者多见于男性青壮年，患者双侧骶髂关节及腰椎有疼痛，活动受限，常为双侧发病。

3. 儿童股骨头坏死(Legg-Perthes 病)　该病具有典型的 X 线检查特征，即股骨头致密扁平、关节间隙增宽，之后可出现股骨头破碎、坏死及囊性变，股骨颈粗而短。临床检查髋关节活动很少受限，红细胞沉降率正常。

4. 成人股骨头坏死　成人股骨头坏死多见于外伤性髋关节脱位或股骨颈骨折后，也可见于大量使用激素后。X 线片显示股骨头上部致密、变扁，随后碎裂、塌陷。

5. 一过性髋关节滑膜炎　一过性髋关节滑膜炎多见于 8 岁以下儿童，主诉为髋或膝关节疼痛、跛行或不愿走路，髋关节活动轻度受限。患儿发病前一般有上呼吸道感染病史，可以采用卧床休息、患肢皮肤牵引数周并结合抗生素治疗。

(六)治疗

全身支持及抗结核药物的应用对改善患者的全身情况，以及作为术前准备及术后治疗的措施都是非常重要的。一线抗结核药物包括异烟肼、利福平、吡嗪酰胺、链霉素和乙胺丁醇。如髋部疼痛剧烈并伴有肌痉挛或屈曲畸形时，应采用皮肤牵引。

单纯滑膜结核可关节内注射抗结核药物。可在腹股沟韧带中部下方，在股动脉及股神经外侧进针。若疗效不佳，可采用关节镜下或常规开放手术方式行滑膜切除术。术后用皮肤牵引和丁字鞋制动 3 周。

对于单纯骨结核患者，股骨头及髋臼有脓腔及死骨时，应及早清除病灶，若遗留较大空腔，可用骨松质充填。

对于早期全关节结核患者，如无手术禁忌证，为了挽救关节，应及时行关节镜下或常规开放病灶清除手术。

晚期全关节结核有 2 种情况需要治疗：①局部仍有活动性病变，如脓肿、窦道等。②病变虽已静止，但仍有关节疼痛或畸形。对局部仍有活动性病变者，可根据患者的具体情况采用手术或非手术治疗。手术治疗可在清除病灶后行关节植骨融合术。对病变虽静止但仍有疼痛者，可行髋关节融合术。部分患者在严格的抗结核药物的控制下，可行全髋关节置换术。对于髋关节有明显屈曲和内收畸形者，可行转子下截骨术，以矫正畸形、改善功能。对于髋内、外翻畸形患者，可于成年后行股骨转子下截骨矫形术，以矫正畸形。对于明显的肢体不等长者，可考虑行肢体延长术。

五、膝关节结核

膝关节结核的发病率仅次于脊柱结核，占全身骨与关节结核的第二位。患者多为儿童及青壮年。

(一)临床表现

膝关节结核患者起病缓慢，有低热、乏力、疲倦、食欲缺乏、消瘦、贫血、夜间盗汗等全身症状，红细胞沉降率可增高。单纯滑膜结核的早期症状为关节弥漫性肿胀，局部疼痛多不明显。查体时可发现“膝眼”饱满，髌上囊肿大，浮髌试验阳性。穿刺可得黄色浑浊液体。单纯骨结核的局部症状更少，仅在骨病灶附近有肿胀和压痛。早期全关节结核，肿胀、疼痛和关节功能受限均比较明显，晚期可出现股四头肌萎缩，关节肿胀呈梭形。由于疼痛和肌痉挛，可使膝关节处于半屈曲位，也可因关节肿胀、骨质破坏和韧带松弛，胫骨向后半脱位，并可发生膝外翻畸形。骨骺被破坏后，骨生长受到影响，可致患肢发生短缩畸形。

(二)影像学检查与关节镜检查

影像学检查通常不典型。单纯性滑膜结核表现为髌上囊和软组织肿胀。中心型的单纯骨结核，表现为骨质模糊，呈磨砂玻璃样，之后可形成死骨及空洞；边缘型表现为边缘骨质被侵蚀、破坏。全关节结核患者的骨质广泛疏松、脱钙。骨质被侵蚀、破坏，关节间隙变窄或消失，破坏严重时可出现胫骨向后半脱位，有时还可有膝外翻、外旋畸形。窦道长期不愈合者可出现骨质硬化现象。CT 与 MRI 检查可以较早地发现 X 线片未显示的病灶，如局部小脓肿、软组织增厚、坏死骨等，尤其是 MRI 检查，对关节内病变有早期诊断价值。

关节镜检查对早期诊断膝关节滑膜结核具有独特的价值，既可做关节液培养、组织活检，也可行镜下滑膜切除术等治疗。

(三)病理学表现

膝关节滑膜丰富，因此，早期病灶以滑膜结核多见。滑膜结核发病缓慢，症状轻微，患者就诊时多数已转变为全关节结核。此时滑膜已完全受结核性肉芽组织的破坏，并进一步破坏关节面软骨。最后可侵犯骨质，膝关节可形成纤维性或骨性强直。单纯骨结核多位于股骨下端和胫骨上端，当转变为全关节结核时，关节面软骨及软骨下骨质的破坏比较局限。大部分关节软骨面尚保持完整，随后软骨及骨质继续破坏，形成死骨、空洞。脓液可进入髌上囊，腘窝或膝关节两侧，形成脓肿。若脓肿破溃，可长期流脓，继发混合感染，窦道可经久不愈。

(四)治疗

单纯滑膜结核应使用全身抗结核药物治疗，约 80％的病例可治愈，并保留正常或近乎正常的关节功能。局部治疗包括从膝关节前方注射抗结核药物，成人注入异烟肼(每次 200 mg)，儿童减半；效果不显著者也可加用链霉素，成人 1.0 g，儿童 0.5 g。每周注射 1～2 次。3 个月为 1 个疗程。若上述治疗无效，对滑膜明显增生肥厚的病例可行滑膜切除术。为了术后早期开始功能锻炼、保证关节功能的恢复，应行不切断交叉韧带和侧副韧带的次全滑膜切除术。对于单纯骨结核患者，当骨质破坏较重且有转变为全关节结核的危险时，应尽早行病灶清除术，手术时尽可能不进入关节内，清除病灶后可用松质骨充填骨腔。术后用管形石膏固定 3 个月，之后逐渐练习不负重活动。如病变仅限于非负重骨，可行节段切除术。对于全关节结核，15 岁以下的患者只行病灶清除术；15 岁以上且关节破坏严重时，可在清除病灶后行膝关节加压融合术（图 5-1-10）。有窦道或有屈曲挛缩者均宜行关节融合术。加压钢针一般在术后 4 周拔除，后改用管形石膏 2 个月。局部制动十分重要，无论是手术治疗，还是非手术治疗，固定时间一般不少于 3 个月。在某些情况下，若结核病灶已完全控制，全膝关节置换术也是一种选择。

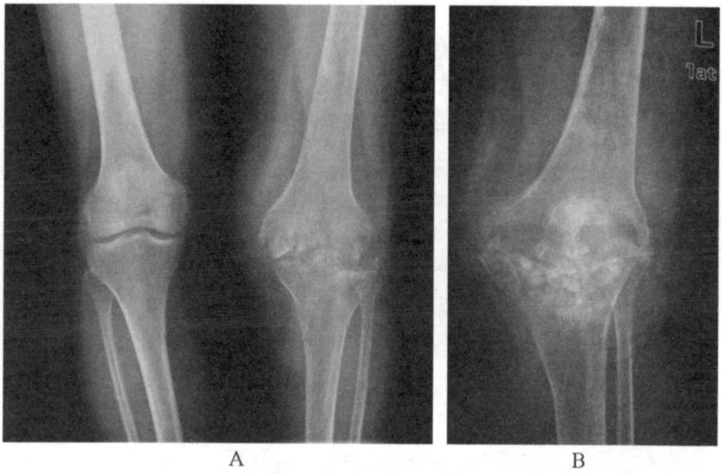

图 5-1-10　左侧膝关节结核行病灶清除关节融合术

注：A. 左侧膝关节结核 X 线片；B. 左侧膝关节结核病灶清除关节融合术后 X 线片。

（王　晶）

第二节　化脓性骨髓炎

一、急性化脓性骨髓炎

急性化脓性骨髓炎常发生于儿童长管状骨干骺端，发生最多的部位是胫骨近端和股骨远端，以骨质吸收、破坏为主。常见的致病菌是金黄色葡萄球菌，其次为乙型溶血性链球菌和白色葡萄球菌，偶有大肠埃希菌、铜绿假单胞菌及肺炎链球菌的感染。

(一)临床表现

发病突然，有明显的全身中毒症状(如发冷、寒战、体温急剧上升等)，多有弛张热，体温高达 39～40 ℃，脉搏加速，口干，食欲缺乏。可伴有头痛、呕吐等脑膜刺激征，患者烦躁不安，严重者可有谵妄、昏迷等败血症的表现，或者发生中毒性休克。儿童较多见，以胫骨上段和股骨上段最多见，其次为肱骨和髂骨，脊柱与其他四肢骨骼都可以发病，肋骨和颅骨少见。患者发病前通常有外伤病史，但找到原发感染灶，或者在病史中询问出原发感染灶者却不多见。自然病程可以维持 3～4 周。脓肿穿破后疼痛即刻缓解，体温逐渐下降，形成窦道，病变转入慢性阶段。部分病例因致病菌的毒性较低，特别是白色葡萄球菌导致的骨髓炎，临床表现很不典型，缺乏高热和中毒性症状，体征也较轻，诊断比较困难。

(二)影像学检查

1. X 线检查　起病后 14 天内的 X 线检查通常无异常发现，使用过抗生素的病例在 X 线片上有表现的时间可以延迟至 1 个月左右。早期是无骨质改变的 X 线征，并不能排除骨髓炎，应以临床表现为依据，2～3 周后 X 线片表现骨质疏松，骨松质内可见微小的斑片状破坏区。一般在干骺端处有一模糊区，同时因骨膜被掀起，可有明显的骨膜反应及层状新骨的形成，并可见肿胀的软组织阴影。数周之后出现骨皮质内、外侧虫蚀样的破坏现象，骨质脱钙及周围软组织肿胀阴影，有时会出现病理性骨折。

2. CT检查　CT检查可以提前发现骨膜下脓肿，对小的骨脓肿仍难以显示。

3. 核素骨显像　病灶部位的血管扩张和增多，使锝-99m早期浓聚于干骺端的病变部位，一般于发病后48 h即可有阳性结果。放射性核素骨显像只能显示病变的部位，不能做出定性诊断，因此，该项检查只具有早期间接辅助诊断的价值。

4. MRI检查　MRI检查可以早期发现局限于骨内的炎性病灶，包括病变部位的骨髓破坏、骨膜反应等，并能观察到病灶的范围，病灶内炎性水肿的程度和有无脓肿形成具有早期诊断价值。

（三）病理学表现

急性化脓性骨髓炎的病理变化为骨质破坏与死骨形成，后期有新生骨，成为骨性包壳。大量的菌栓停滞在长骨的干骺端，阻塞小血管，可迅速发生骨坏死，并有充血、渗出及白细胞浸润。白细胞释放的蛋白溶解酶可破坏细菌、坏死的骨组织及邻近的骨髓组织。渗出物和破坏的碎屑成为小型脓肿并逐渐增大，使容量不能扩张的坚硬骨腔内的压力更高。脓肿不断扩大并与邻近的脓肿合并成更大的脓肿。扩大的脓肿依据局部阻力的大小而向不同方向蔓延。若细菌的毒力较弱，或者机体的抵抗力较强，可形成局限性骨脓肿。

（四）鉴别诊断

1. 蜂窝织炎和深部脓肿　全身中毒症状较轻，伴广泛的局部炎症反应，压痛范围也较大。

2. 风湿病与化脓性关节炎　肿胀、压痛发生于关节间隙而不在骨端，关节活动度明显降低甚至消失。可通过关节腔穿刺以明确诊断。

3. 骨肉瘤和尤文肉瘤　病情缓慢，可通过影像学检查进行鉴别。

(五)治疗

早期诊断和治疗是治疗成功的关键。

1. 全身治疗

(1)抗生素的应用:首先选用对葡萄球菌有效的抗生素,如在3天内无明显疗效,应及时调整抗生素。尽快根据细菌培养结果选择敏感抗生素。危重患者采用静脉或肌内注射,病情稳定后改为口服。

(2)加强支持疗法及对症治疗:输液可以纠正脱水,维持水、电解质平衡,预防酸中毒。此外,要注意休息,增加营养,必要时少量、多次地重复输新鲜血。根据需要应用镇静、镇痛及解热药物。

2. 局部治疗

(1)局部开窗减压,切开引流:常用且有效的治疗方法,早期切开引流,排出脓液,减少毒素吸收,可降低败血症的发生风险。

(2)患肢抬高及制动:应用石膏、夹板或牵引,可使患肢休息及抬高,减少扩散,减轻肌肉痉挛与疼痛,防止畸形或病理性骨折等。

二、慢性化脓性骨髓炎

慢性化脓性骨髓炎是因急性化脓性骨髓炎未能彻底控制而反复发作、逐渐演变的结局。大多数患者的全身症状可消失,只有在局部引流不畅时才会有全身症状的表现。一般情况下,症状限于局部,通常顽固难治,甚至数年或数十年仍不能痊愈,以死骨形成和新生骨形成为主。金黄色葡萄球菌为主要致病菌,但是绝大部分病例为多种细菌的混合感染,最常检出的是A群和非A群链球菌、铜绿假单胞菌、变形杆菌、大肠埃希菌。近年来革兰氏阴性菌引起的骨髓炎逐渐增多。儿童患者还可出现流感嗜血杆菌骨感染。

(一)临床表现

临床上进入慢性炎症期时,在病变不活动阶段可以无症状,有局部肿胀、骨质增厚、表面粗糙、肢体增粗及变形。如有窦道,伤口可长期不愈,偶有小块死骨排出。有时伤口暂时愈合,但由于存在感染病灶,炎症扩散,可引起急性发作,表现为疼痛,表面皮肤转为红、肿、热及压痛。体温可升高 1～20 ℃,全身发冷、发热。一般健康状况较差时,也易发作。由于炎症反复发作及多处窦道,对肢体功能的影响较大,可有肌肉萎缩。如发生病理性骨折,可有肢体短缩或成角畸形,多有关节挛缩或僵硬。

(二)影像学检查

1. X 线检查　X 线片可显示虫蛀状骨破坏与骨质稀疏,并逐渐出现硬化区。表现为浓白致密,边缘不规则,完全孤立的死骨及大量较致密的新骨形成,骨膜反应为层状,部分呈三角状,状如骨肿瘤。

2. CT 检查　表现为软组织肿胀广泛,不仅见于骨病变相邻的肌肉、肌间隙或皮下组织,还可累及远隔部位,脓肿样囊腔及骨膜下脓肿形成,软组织内出现气体、脂液平面、窦道等,这些均是骨髓炎的可靠征象。

3. MRI 检查　MRI 显示骨髓病灶的表现为 T_1 加权像上信号强度减低,T_2 加权像或 STIR 上信号强度增高。不均匀增厚的骨皮质表现为 T_1 加权像、T_2 加权像均为低信号。脓肿的表现则与液体相似,即在 T_1 加权像上呈低信号,在 T_2 加权像上呈高信号。

(三)病理学表现

由于死骨形成,较大死骨不能被吸收,成为异物及细菌的病灶,引起周围炎性反应及新骨增生,形成包壳,骨质增厚、粗糙。如形成窦道,常经年不愈。如引流不畅,可引起全身症状。外周骨膜亦不断形成新骨而成为骨壳。少数病例整段骨干脱落成为死骨,由新生的骨壳包围着,骨壳逐渐变厚、致密。骨壳通常有多个孔道，经孔道排出脓液及死骨碎屑至体表面。软组织损毁严重而形成瘢痕，表面皮肤菲薄，极易破损，窦道经久不愈，表皮内陷生长而深入窦道内。死骨排净后，窦道口闭合。儿童病例，小的腔隙可由新骨或瘢痕组织充填；成人病例，腔隙内难免会有致病菌残留，后期可复发感染。

（四）治疗

采用手术、药物等综合疗法，即可改善全身状况，控制感染。手术指征为有死骨形成、骨死腔及流脓窦道。手术原则是清除死骨，消灭死腔，切除窦道，根除感染。手术前做脓液细菌培养，选择敏感抗生素，以便手术前后应用。

典型病例

患者，男，58岁，左小腿疼痛不适数十年。X线片如图5-2-1所示。

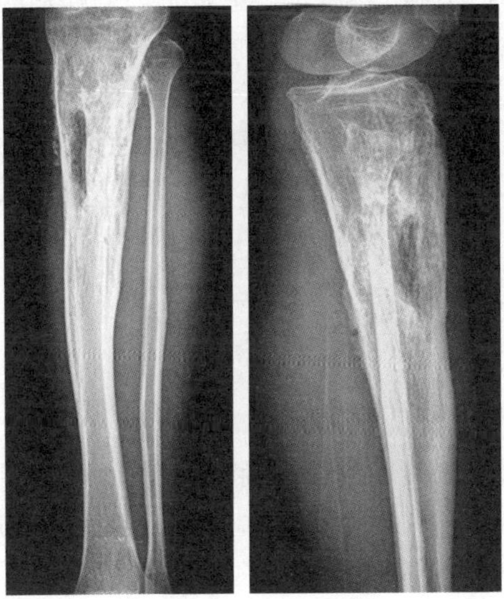

A　　B

图5-2-1　**右胫骨慢性骨髓炎**

注：A. 右胫腓骨正位X线片；B. 右胫腓骨侧位X线片。

（刘先哲）

第三节　化脓性关节炎

化脓性关节炎为关节内的化脓性感染。多见于儿童，好发于髋、膝关节。常见的致病菌为金黄色葡萄球菌（占85%左右），其次为白色葡萄球菌、淋球菌、肺炎链球菌、肠道杆菌等。

一、临床表现

原发化脓性病灶的表现可轻可重，甚至全无，一般都有外伤诱发病史。起病急骤，有寒战、高热等症状，体温可达39 ℃以上，甚至出现谵妄、昏迷，小儿多见，病变关节迅速出现疼痛与功能障碍。浅表的关节（如膝、肘关节）局部红、肿、热、痛明显，关节常处于半屈曲位，这样可以使关节腔内的容量最大，而关节囊可以较松弛，以减轻疼痛。深部的关节因有厚实的肌肉，局部红、肿、热均不明显，关节通常处于屈曲、外旋、外展位。患者常因剧痛而拒绝做任何检查。关节腔内的积液在膝部最为明显，可见髌上囊明显隆起，浮髌试验可为阳性。因为关节囊坚厚、结实，脓液难以穿透至软组织内，蜂窝织炎表现严重，深部脓肿穿破皮肤后会成为瘘管，此时全身与局部的炎症表现均可得到迅速缓解，病变转入慢性阶段。

二、影像学检查

（一）X线检查

早期只可见关节周围软组织肿胀的阴影，膝部侧位片可见明显的髌上囊肿胀，儿童病例可见关节间隙增宽，出现骨骼改变的第一个征象为骨质疏松。接着因关节软骨破坏而出现关节间隙进行性变窄，软骨下骨质破坏使骨面毛糙，并有虫蚀样骨质破坏。一旦出现骨质破坏，病情可进展迅速，并有骨质增生使病灶周围的骨质变为浓白，后期可出现关节挛缩畸形，关节间隙狭窄，甚至骨小梁通过，发展为骨性强直。

（二）CT 和 MRI 检查

CT 和 MRI 检查可以提前发现关节腔内的渗液及炎性病变，较 X 线片更为敏感，具有早期诊断价值。

三、病理学表现

化脓性关节炎的病变发展过程可分为以下 3 个阶段。

（一）浆液性渗出期

细菌进入关节腔后，滑膜明显充血、水肿，有白细胞浸润和浆液性渗出物。渗出物中含多量白细胞，关节软骨没有破坏，如治疗及时，渗出物可完全被吸收而不会遗留任何关节功能障碍。本期病理改变为可逆性。

（二）浆液纤维素性渗出期

病变继续发展，渗出物变得浑浊，数量增多，细胞亦增加。滑膜炎症因滑液中出现了酶类物质而加重，使血管的通透性明显增加，多量的纤维蛋白出现在关节液中，纤维蛋白沉积在关节软骨上可以影响软骨的代谢，白细胞释放出大量溶酶体，可以协同软骨基质进行破坏，使软骨出现崩溃、断裂及塌陷，修复后必然会出现关节粘连及功能障碍。出现不同程度的关节软骨损毁，部分病理已成为不可逆性。

（三）脓性渗出期

炎症已侵袭软骨下骨质，滑膜和关节软骨都已破坏，关节周围亦有蜂窝织炎。渗出物已转为明显的脓性。修复后关节重度粘连甚至纤维性或骨性强直。病变为不可逆性，后遗有重度关节功能障碍。

四、鉴别诊断

(一)关节结核

发病一般比较缓慢,伴有低热、盗汗,罕见高热、局部红肿等急性炎症表现。

(二)风湿性关节炎

常为多发性、游走性、对称性关节肿痛,也可有高热,痊愈后一般不会造成关节功能障碍。

(三)类风湿关节炎

儿童的常见症状为发热,多发关节肿痛,且呈对称性。少数病例为单关节型,鉴别较困难。关节腔穿刺抽液进行生化检测类风湿因子,检出阳性率高。

(四)创伤性关节炎

一般不伴发热,关节腔穿刺液清亮或为淡血性。

(五)痛风性关节炎

血尿酸指标高于正常值,常伴有急性关节肿胀和疼痛。

五、治疗

早期足量全身性使用抗生素,原则同急性血源性骨髓炎。

(一)一般治疗

采用支持疗法的同时早期足量全身性联合应用抗生素,并根据关节液细菌培养、药敏试验结果,及时调整抗生素。应用石膏、夹板或牵引等方法固定患肢于功能位。炎症消退后,及早开始肌肉收缩锻炼,避免关节僵硬、畸形。

(二)穿刺治疗

关节穿刺吸出渗出液,用生理盐水冲洗后注入抗生素。

(三)手术治疗

1. 关节液黏稠、脓液不易吸出　应切开关节，排出脓液及坏死组织。用大量生理盐水冲洗后，注入抗生素，缝合伤口。术中也可置入引流管，进行持续冲洗和引流。

2. 关节强直于非功能位　多采用截骨矫形术、关节切除融合术、关节成形术或人工关节置换术等。

典型病例

患者，男，58 岁，右髋关节疼痛伴活动受限 4 个月。X 线、CT 及 MRI 检查见图 5-3-1。

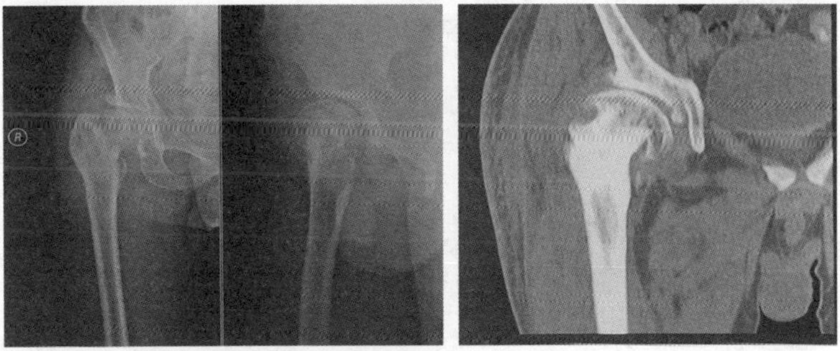

A　　　B

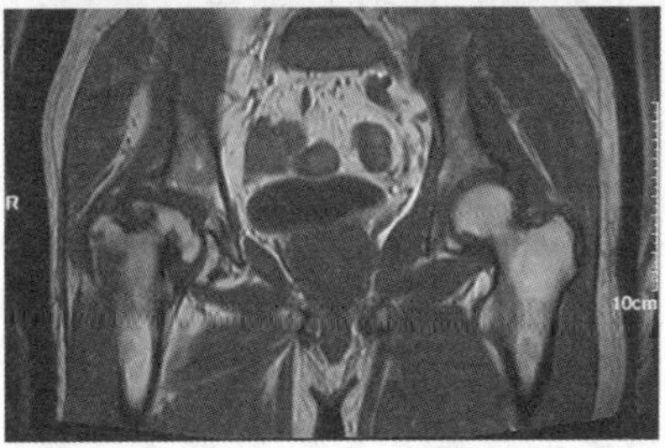

C

图 5-3-1　右侧化脓性髋关节炎影像学表现

注：A. 右髋关节 X 线正位片；B. 右髋关节 CT 影像；C. 右髋关节 MRI 影像。

（刘先哲）

第六章

骨肿瘤与代谢性骨病

第一节　骨肿瘤概述

一、定义

凡是发生在骨或起源于各种骨组织成分的肿瘤，不论原发性、继发性还是转移性，统称为骨肿瘤。

二、特点

良性原发性骨肿瘤比恶性多见。前者以骨软骨瘤和软骨瘤多见，后者以骨肉瘤和软骨肉瘤多见。骨肿瘤的发病与年龄相关，如骨肉瘤多发生于青少年，骨巨细胞瘤主要发生于成年人，骨肿瘤多见于长骨活跃的部位（即干骺端），如股骨远端、胫骨近端、肱骨近端等。

三、临床表现

（一）疼痛与压痛

疼痛是肿瘤生长迅速的最显著的症状。良性肿瘤多无疼痛，但是某些良性肿瘤（如骨样骨瘤）可因反应骨的生长而产生剧痛；恶性肿瘤几乎均有局部疼痛，开始时为间歇性、轻度疼痛，之后发展为持续性疼痛、夜间痛，并可有压痛。良性肿瘤恶变，或者合并病理性骨折，疼痛可突然加重。

(二)局部肿块和肿胀

良性肿瘤常表现为质硬而无压痛的肿块，生长缓慢，通常被偶然发现。局部肿胀和肿块发展迅速，多见于恶性肿瘤。局部血管怒张反映肿瘤的血供丰富，多属恶性。

(三)功能障碍和压迫症状

邻近关节的肿瘤，由于疼痛和肿胀可使关节活动功能障碍。脊髓肿瘤无论是良性还是恶性，都可引起压迫症状，甚至出现截瘫。若肿瘤血供丰富，可出现局部皮温升高及浅静脉怒张。位于骨盆的肿瘤可引起消化道和泌尿生殖道的机械性梗阻症状。

(四)病理性骨折

轻微外伤引起的病理性骨折是某些骨肿瘤的首发症状，也是恶性骨肿瘤和骨转移癌的常见并发症。肿瘤常因创伤被早期发现，但创伤不会导致肿瘤。晚期恶性骨肿瘤可出现贫血、消瘦、食欲缺乏、体重减轻、低热等全身症状。远处转移多为血行转移，偶见淋巴转移。

四、诊断

骨肿瘤的诊断必须将临床表现、影像学检查和病理检查结合。

(一)影像学检查

1. X 线检查　能反映骨与软组织的基本病变。骨内肿瘤性破坏表现为溶骨型、成骨型和混合型。良性骨肿瘤的病灶界线清楚、密度均匀，多为膨胀性病损或外生性生长。病灶骨质破坏呈单房性或多房性，内有点状、环状、片状强化影，周围可有硬化反应骨，通常无骨膜反应。恶性骨肿瘤的病灶多不规则，呈虫蛀样或筛孔样，密度不均，边界不清。某些生长迅速的恶性肿瘤很少有反应骨，X线片多表现为溶骨性缺损，骨质破坏。有些肿瘤（如前列腺骨转移）可激发骨的成骨反应。若骨膜被肿瘤顶起，骨膜下产生新骨，呈现三角形的骨膜反应阴影，称为Codman三角，多见于骨肉瘤。若骨膜的掀起为阶段性，可形成同心圆或板层排列的骨沉积，X线片表现为“葱皮现象”，多见于尤文肉瘤。若恶性肿瘤生长迅速，超出骨皮质的范围，同时血管受到牵拉而垂直于骨皮质分布，肿瘤骨与反应骨沿放射状血管方向沉积，表现为“日光现象”。

2. CT和MRI检查　可为明确骨肿瘤的性质提供依据，CT检查可用来评价骨质破坏程度，MRI检查可以识别肿瘤的侵袭程度及其与邻近组织的关系，协助制定手术方案、评估治疗效果。

3. ECT检查　可明确病损范围，早期发现可疑的骨转移灶，提示骨转移瘤的发生，但特异度不高，不能单独作为诊断依据，需要经X线片或CT检查证实。ECT检查可以辅助了解异体骨、灭活骨的骨愈合情况。

4. 数字减影血管造影（digital subtraction angiography，DSA）检查　可以显示肿瘤的血供情况，如肿瘤的主干血管、新生的肿瘤性血管等，有利于选择性血管栓塞和注入化疗药物。

5. 其他检查　超声检查可以显示软组织肿瘤及突出骨外的肿瘤情况。

（二）病理检查

病理组织学检查是确诊骨肿瘤的唯一可靠检查。按照标本采集的方法可分为穿刺活检和切开活检。骨与软组织肿瘤的活检首选穿刺活检，穿刺活检最好由手术医师完成，考虑更多的因素是后期手术入路的选择及穿刺针道能否被完整切除。按照病理切片的制作方式可分为冷冻活检和石蜡活检，后者可获得准确的病理结果。

(三)生化测定

大多数骨肿瘤患者的化验结果是正常的。尿Bence-Jones蛋白阳性可提示骨髓瘤的存在。

(四)现代生物技术检测

分子生物学和细胞生物学领域的新发现揭示了与临床转归及预后相关的机制,可辅助诊断并进行肿瘤的分类。

五、外科分期

肿瘤的病理分级可以反映肿瘤的生物学行为和侵袭程度,用外科分期来指导骨肿瘤的治疗是合理且有效的措施。外科分期是将外科分级(grade,G)、肿瘤解剖定位(territory,T)和区域性或远处转移(metastasis,M)结合起来,并进行综合评价。

外科分级取决于临床表现、影像学特点、组织学形态等方面的变化,可分为3级(表6-1-1)。

表6-1-1　外科分级

分级	表现
G_0(良性)	1. 组织学为良性细胞学表现,分化良好 2. 肿瘤X线表现为边界清楚、局限在囊内或外生隆起突向软组织 3. 临床显示包囊完整,无卫星病灶,无跳跃转移,极少远隔转移
G_1(低度恶性)	1. 组织学分化中等 2. X线表现为肿瘤穿越瘤囊,骨皮质破坏可向囊外生长 3. 临床显示为生长缓慢,无跳跃转移,偶有远隔转移
G_2(高度恶性)	1. 组织学分化中等 2. X线表现为边缘模糊,肿瘤累及软组织 3. 临床表现为肿块生长快,症状明显,有跳跃转移现象,常发生局部及远隔转移

肿瘤解剖定位是指肿瘤的侵袭范围，以肿瘤囊和间室为界，可分为囊内、间室内和间室外肿瘤。T_0 为囊内；T_1 为间室内；T_2 为间室外。间室内肿瘤是指肿瘤在各个方向上都包在一个自然屏障（如骨、筋膜、滑膜组织和骨膜）中；间室外肿瘤是指肿瘤生长在间室外（如腘窝），或者因肿瘤生长、骨折、出血及手术污染而超出自然屏障。间室外生长可作为肿瘤具有侵袭性的标志。

转移指肿瘤区域或远处发现转移病灶。M_0 为无转移；M_1 为转移。

六、治疗

骨肿瘤的治疗应以外科分期为指导。进行手术治疗时应按照外科分期来选择手术界限和方法，尽量达到既切除肿瘤，又可保全肢体的目的（表 6-1-2～表 6-1-4）。

表 6-1-2　手术界限

类型	切除范围	镜下所见达到要求	手术方法	
			保肢	截肢
囊内手术	在病损内	肿瘤限于边缘	囊内刮除	囊内手术
边缘手术	反应区—囊外	反应组织	边缘整块切除	边缘截肢
广泛手术	超出反应区，经正常组织	正常组织	广泛整块切除	广泛经骨截肢
根治手术	正常组织—间室外	正常组织	根治整块切除	根治解脱

表 6-1-3　良性肿瘤的治疗依据

分期	分级	部位	转移	治疗要求
1	G_0	T_0	M_0	囊内手术
2	G_0	T_1	M_0	边缘或囊内手术＋有效的辅助治疗
3	G_0	T_2	M_0	广泛或边缘手术＋有效的辅助治疗

表 6-1-4　恶性骨肿瘤的治疗依据

分期	分级	部位	转移	治疗要求
$Ⅰ_A$	G_1	T_1	M_0	广泛手术：广泛局部切除
$Ⅰ_B$	G_1	T_2	M_0	广泛手术：截肢
$Ⅱ_A$	G_2	T_1	M_0	根治手术：根治性整块切除＋其他治疗
$Ⅱ_B$	G_2	T_2	M_0	根治手术：根治性截肢＋其他治疗
$Ⅲ_A$	$G_{1\sim2}$	T_1	M_1	肺转移灶切除，根治性切除或姑息手术＋其他治疗
$Ⅲ_B$	G_{1-2}	T_2	M_1	肺转移灶切除，根治性切除或姑息手术＋其他治疗

(一)良性骨肿瘤的外科治疗

1. 刮除植骨术　适用于良性骨肿瘤及瘤样病变。术中彻底刮除病灶至正常骨组织，采用药物或理化方法杀死残留瘤细胞后置入填充物，临床常用同种异体骨或人工骨填充。

2. 外生性骨肿瘤切除术　外生性骨肿瘤切除术(如骨软骨瘤切除术)的关键是完整切除肿瘤骨质、软骨帽及软骨外膜，防止复发。

(二)恶性骨肿瘤的外科治疗

1. 保肢治疗　不断成熟的化疗手段促进了保肢技术的发展，而且实践证明，保肢治疗与截肢治疗的生存率和复发率相同，局部复发率为5%～10%。手术的关键是明确合理的外科边界，完整切除肿瘤，广泛切除的范围包括瘤体、包膜、反应区及周围的部分正常组织，即在正常组织中完整切除肿瘤，截骨平面应在肿瘤边缘3～5 cm，软组织切除范围为反应区外1～5 cm。

2. 截肢术　对于就诊较晚、破坏广泛及对其他辅助治疗无效的恶性骨肿瘤患者，截肢术仍是一种重要且有效的治疗方法。但对于截肢术的选择，须持慎重的态度，严格掌握手术适应证。

3. 化疗　化疗的开展，特别是新辅助化疗概念的形成及其法则的应用，极大地提高了恶性骨肿瘤患者的生存率和保肢率。对于骨肉瘤等恶性肿瘤，围手术期的新辅助化疗已经是标准的治疗流程。新辅助化疗最好在有经验的骨与软组织肿瘤治疗中心进行。

4. *放疗*　可强有力地抑制恶性肿瘤细胞的繁殖能力。尤文肉瘤对放疗敏感，可在化疗后或与化疗同时进行。骨肉瘤对放疗不敏感。

5. *其他治疗*　有血管栓塞治疗、恶性骨肿瘤的温热-化学疗法等。

（景豆豆　邵增务）

第二节　良性骨肿瘤及瘤样病变

一、骨软骨瘤

骨软骨瘤又称“外生性骨疣”，是指在骨的表面覆以软骨帽的骨性突出物，是最常见的良性骨肿瘤。通常位于干骺端的一侧骨皮质，向骨表面生长，以股骨远端、胫骨近端和肱骨近端最为常见。可分为单发性和多发性，多发性有遗传倾向，并影响骨骺发育或产生肢体畸形，称为多发性遗传性骨软骨瘤病。

（一）临床表现

临床上骨软骨瘤生长较慢，至成年时停止生长，常无疼痛或压痛，常因偶然摸到肿块或X线检查时发现，可能由于肿瘤生长压迫周围神经或肌腱组织而产生了相应的症状。若肿瘤突然长大或生长迅速，应考虑恶变的可能。

（二）影像学检查

1. X线检查　骨性突起附于干骺端，邻近骨骺线，多背离关节生长，肿瘤以细小蒂部或广基地与骨质相连，外缘与正常骨皮质相连，为一层菲薄的骨皮质，瘤体内可见骨小梁，并与正常骨的骨小梁相延续。肿瘤顶部的软骨帽常不显影,若存在钙化,在X线片上可见不规则的点、线、片状致密影(图6-2-1、图6-2-2)。

2. CT检查　骨性基底的骨皮质和骨松质均与载瘤骨相延续,表面有软骨覆盖,软骨边缘多光整,其内可见点状或环形钙化。增强扫描无明显强化。CT可显示骨皮质和骨松质与载瘤骨相延续的肿瘤基底。

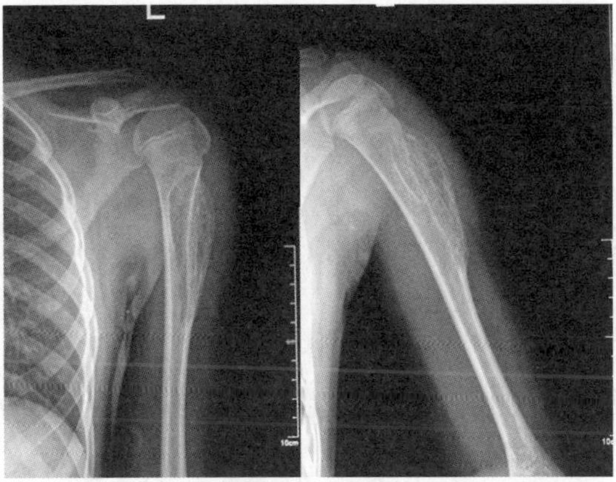

图6-2-1　X线片示左肱骨近端骨软骨瘤

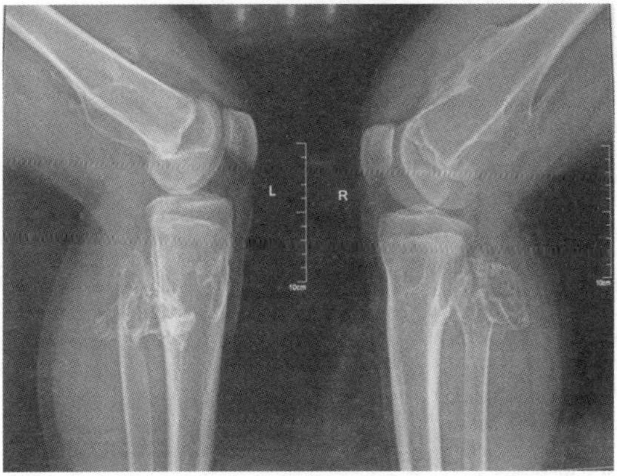

图6-2-2　X线片示双下肢多发骨软骨瘤

3. MRI 检查　骨性基底各部的信号特点与载瘤骨相同，软骨帽在 T_1 加权像上呈低信号，在脂肪抑制 T_2 加权像上为明显的高信号，信号特点与关节透明软骨相同。由于 MRI 能清楚地显示软骨帽，对估计骨软骨瘤是否恶变有一定的帮助，若软骨帽厚度＞2 cm，则提示恶变。

（三）病理学表现

肿瘤组织由瘤体及其顶端透明的软骨帽和外层纤维包膜构成，其外还可有滑膜囊。软骨内化骨位于靠近后板的干骺端，背离方向生长。软骨帽由透明软骨构成，外层细胞呈柱状排列，其下明显可见肥大细胞层、退变的基质钙化层及原发小梁骨，软骨帽与骺板的生长机制在各方面均相似。

（四）鉴别诊断

1. 多发性软骨瘤病　多发性软骨瘤病表现为多个部位的软骨瘤病变，有一定的遗传倾向，可行全身骨骼 ECT 检查以明确诊断。

2. 周围型软骨肉瘤　骨软骨瘤可能恶变为软骨肉瘤。软骨肉瘤的体积较大，影像学可见肿瘤内散在钙化，需要结合 MRI 和 ECT 检查进行判断，必要时可行骨活检术。

（五）治疗

对于无症状患者，可行对症支持治疗。对于肿瘤体积较大、有临床症状者，如压迫神经、影响邻近关节活动、有恶变倾向等，可以考虑手术治疗。预后一般较好，局部复发率低。

多发性骨软骨瘤病，外科手术难以做到全部切除，可针对引发症状的部位进行手术治疗，需要定期复诊。多发性骨软骨瘤病的恶变率为 10%～20%，需警惕。

二、软骨瘤

内生软骨瘤是指发生在髓腔内的软骨瘤，最为常见。软骨瘤单发者多见，多发者较少见，单发软骨瘤少部分在长骨（主要是肱骨和胫骨），并具有发生于一侧上、下肢或两侧上、下肢对称生长的特点，同时合并肢体发育畸形，又称“内生软骨瘤病”，其发生于一侧肢体者又称“欧利（Ollier）病”。软骨瘤伴发多发性血管瘤者称 Maffucci 综合征。

（一）临床表现

软骨瘤多见于青少年，发病缓慢，体积小，几乎无血管，因此，早期一般无明显症状，随着局部逐渐膨胀，特别是在指/趾部，可发生畸形，同时伴有酸胀感。而发生于四肢长骨者大部分无症状，仅因其他疾病或病理性骨折时才被发现。

（二）影像学检查

1. X 线检查　发生于指/趾骨时，一般呈中心位。可见边缘清晰、整齐的囊状透明阴影，受累骨皮质膨胀、变薄，在透明阴影内可见散在的砂粒样致密点，这是软骨瘤主要的 X 线征象。发生于掌/跖骨者，有时肿瘤阴影较大，常偏于骨端，骨皮质的膨胀亦较显著，但均无骨膜反应。发生于四肢长骨的病例，肿瘤的阴影广泛。当肿瘤恶变时，可见骨皮质破坏及骨膜反应。

2. CT 和 MRI 检查　表现为烟卷样或爆米花样，有更明确的钙化征象，这是与软骨肉瘤鉴别的重要依据。

（三）病理检查

1. 肉眼观　肿瘤组织由白而亮的透明软骨形成分叶状，无血液。内生软骨瘤边缘不规则，这是因为分叶状软骨沿骨松质缝隙蔓延，并侵蚀骨皮质。

2. 镜下观　单发软骨瘤为分化良好的成熟软骨组织，软骨细胞分布疏松，呈圆形，核浓染，细胞群成串排列，多为单核，双核细胞罕见。病变区域内可有黏液组织，可见梭形细胞与黏液。此外，可见骨化和钙化之软骨。

(四)鉴别诊断

软骨瘤需要与高分化软骨肉瘤鉴别。高分化软骨肉瘤发生于髓腔者为中心型,发生于骨膜者为骨膜型,好发于四肢长骨和骨盆,影像学上可见肿瘤组织侵袭骨皮质。

(五)治疗

一般采用手术治疗。手术方式为肿瘤刮除植骨术,必要时需要内固定。手术过程中行肿瘤骨彻底扩大刮除,用无水酒精灭活瘤腔,并用骨松质或人工骨填充、植骨。预后一般较好。

典型病例

患者,男,50岁,因左上臂外伤后间断疼痛1周入院。

查体:左上肢活动稍受限,上臂明显压痛。完善左肱骨正、侧位X线片,诊断为左肱骨上段病变并病理性骨折(图6-2-3)。左上臂MRI示左肱骨近端髓腔内骨质病变,行左肱骨肿瘤刮除植骨内固定术。术后病理证实左肱骨内生软骨瘤。术后复查,X线片示骨质愈合良好(图6-2-4)。

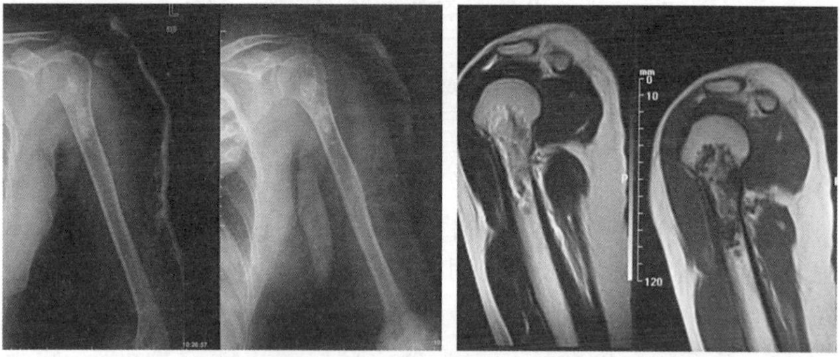

A　　　　B

图6-2-3　术前X线和MRI检查

注:A. X线片示左肱骨上段病变并病理性骨折;B. MRI检查示左肱骨上段髓腔内骨质病变。

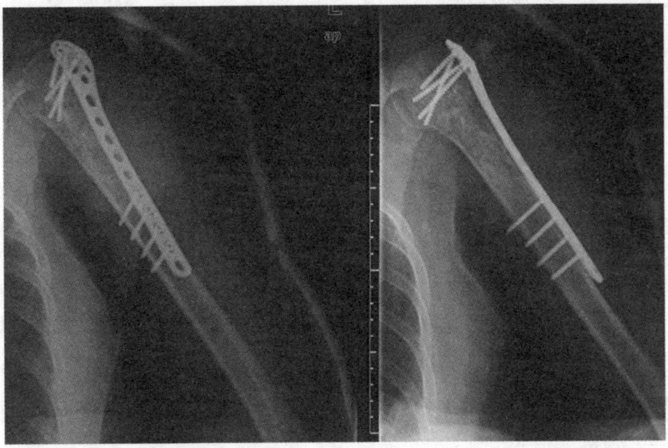

图 6-2-4　术后左肱骨近端正、侧位 X 线片示左肱骨近端髓腔内植骨良好

三、骨样骨瘤

骨样骨瘤是一种来源于成骨性结缔组织的良性肿瘤，瘤巢界限清楚，周围为硬化的反应骨。常见发病年龄为 10～20 岁。多见于长骨（如胫骨、股骨干等），其次为脊柱附件。

（一）临床表现

骨样骨瘤的常见症状为疼痛，表现为持续性钝痛，夜间加重，服用非甾体抗炎药可以缓解疼痛症状。病变在下肢者，受累骨周围肌肉萎缩，偶有跛行；病变在脊柱附件者，腰背肌可有痉挛，可造成脊柱侧凸。

（二）影像学检查

X 线片示病变位于骨皮质者，可见透亮的圆形溶骨性破坏，骨皮质增生，变硬、变厚，纵向累及数厘米；病变位于骨松质者，病变周围骨松质明显硬化；病变位于脊柱附件者，硬化反应骨可波及上下几个椎体及附件。瘤巢本身为低密度区,但在X线片上常因与周围硬化骨重叠而不易辨别。

(三)病理检查

1. 肉眼观　肿瘤组织呈棕褐色颗粒状,砂粒感,杂以黄白斑点,瘤巢一般在2 cm以下,与周围增生的反应骨之间有明显的界线。

2. 镜下观　肿瘤组织由骨样组织和骨性结缔组织组成。骨样组织呈条索状或片状,不同程度地钙化、骨化,无正常骨小梁形成,成骨性结缔组织包括增殖的成骨细胞、薄壁血管和纤维。偶见多核巨细胞。

(四)鉴别诊断

1. 感染性疾病　患者一般存在感染病史或发热史,血白细胞、红细胞沉降率、C反应蛋白等炎症指标偏高。对于小范围的局限性感染,需穿刺活检以明确诊断。

2. 疲劳性骨折　患者一般有较长时间的运动史,休息后疼痛好转,负重后疼痛加重,影像学表现可见骨膜增厚,无瘤巢表现。

(五)治疗

一般需要采用手术治疗,彻底刮除瘤巢组织,用无水乙醇灭活,必要时需要植骨。预后一般较好。

典型病例

患者,男,26岁,右大腿间断疼痛2个月,以夜间疼痛为主,遂于门诊就诊。

入院后行右股骨正、侧位X线检查(图6-2-5),考虑为骨样骨瘤。行右股骨肿瘤刮除术。术后病理示右股骨骨样骨瘤。患者术后疼痛明显好转,预后良好(图6-2-6)。

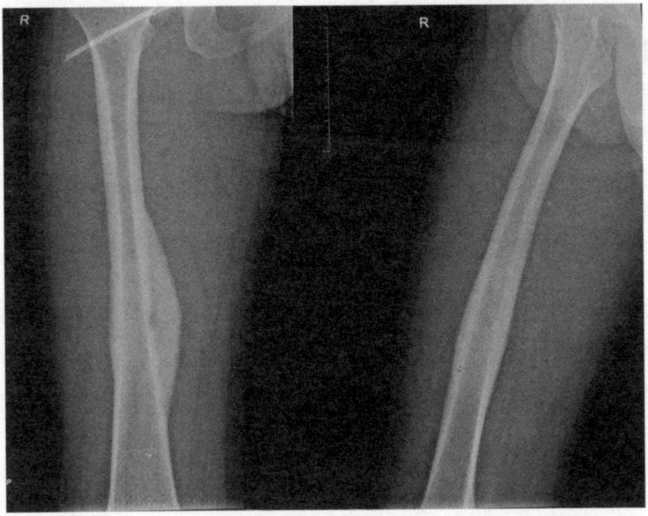

图 6-2-5　术前 X 线片示右股骨中段肿瘤样病变

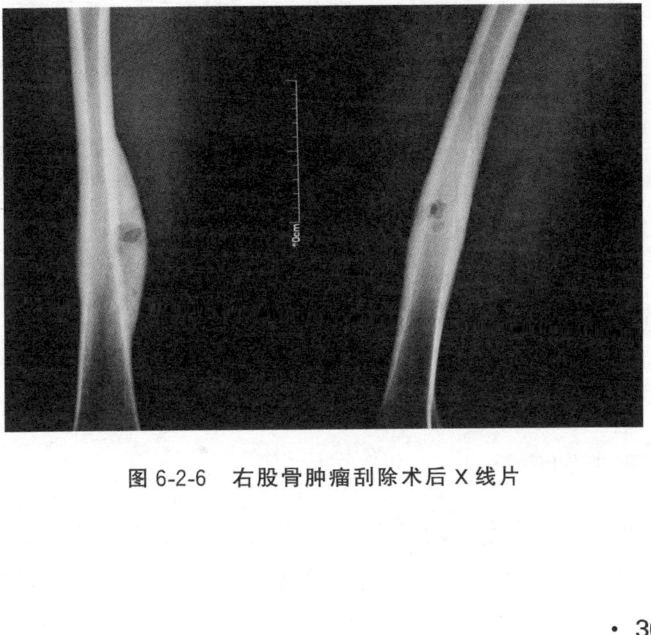

图 6-2-6　右股骨肿瘤刮除术后 X 线片

四、骨纤维结构不良

骨纤维结构不良是以骨纤维变性为特点的良性瘤样病变，又称“骨纤维异常增殖症”。该病可累及任何部位的骨骼。单发性四肢病变常位于近侧骨端，多发于股骨、胫骨、肱骨、腓骨和头面骨，常偏向一侧肢体，双侧受累时并不对称。

（一）临床表现

大多数患者的早期病变无任何症状，多在X线检查时发现，有的出现肢体疼痛、功能障碍、畸形甚至病理性骨折。有些患者的首诊症状就是骨折，其诱因仅为轻度外伤。

（二）影像学检查

X线片示病变呈膨胀性溶骨改变，呈磨玻璃样和基质层片状，有时伴有囊状阴影，可有不规则的钙化影，骨皮质菲薄不均一，可见骨干弯曲畸形，病变边界清楚，无骨膜反应。股骨近端的反复骨折愈合形成典型的“牧羊人拐杖征”。

（三）病理检查

1. 肉眼观　病变部位多呈膨胀性，外有包膜，病灶内的成分各不相同。有的呈灰白色，质地坚韧，切面有砂粒感，有的呈暗红色，质地柔软。

2. 镜下观　病变部位组织为增生的纤维组织，其替代了正常的骨髓组织，纤维结缔组织内可有不规则的骨组织。骨小梁基质内的纤维排列紊乱，病变组织外缘一般无成骨细胞包绕，病灶内可见黏液变性、多核巨细胞、软骨成分等，偶可见破骨细胞。

（四）鉴别诊断

根据病史、临床表现和X线检查比较容易诊断典型的骨纤维结构不良。单发患者应注意与骨囊肿、内生软骨瘤和骨巨细胞瘤等鉴别。

(五)治疗

1. 非手术治疗　双膦酸盐化合物可应用治疗骨纤维结构不良,减轻患者的疼痛,主要是通过抑制破骨细胞来实现的,具体机制不详,其疗效尚需进一步观察。

2. 手术治疗　主要的手术方式是刮除病灶并植骨内固定,但是刮除术的复发率较高。病变范围较广的患者可行病骨切除植骨和功能重建。多发病灶一般不适合手术治疗,仅对有症状的部位行手术治疗,主要针对畸形和病理性骨折。

典型病例

患者,男,18岁,左大腿间断疼痛1年余,外院行左股骨正、侧位X线检查(图6-2-7),示右股骨上段骨质病变。

入院后完善术前检查,行左股骨骨肿瘤刮除植骨内固定术。术后病理显示左股骨纤维结构不良。术后复查X线片(图6-2-8),预后良好。

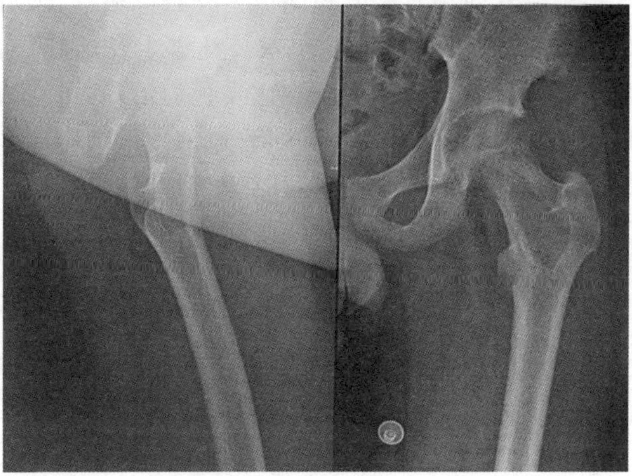

图6-2-7　术前X线片示右股骨上段骨质病变

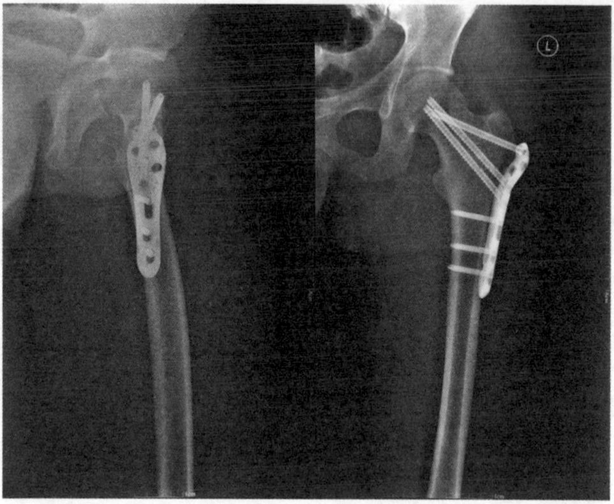

图 6-2-8　左股骨骨肿瘤刮除植骨内固定术后 X 线片

五、骨巨细胞瘤

骨巨细胞瘤在我国是较常见的原发性骨肿瘤之一，其来源尚不清楚，可能起源于骨髓内间叶组织。此瘤生长活跃，对骨质的侵蚀性和破坏性较大，如得不到及时、妥善的治疗，可造成严重的残疾而致截肢，少数病例可因转移而致命。骨巨细胞瘤多侵袭长骨，以股骨下端、胫骨上端最多见，其次是桡骨远端、腓骨头、股骨近端、肱骨近端等，可发生于指骨。

（一）临床表现

骨巨细胞瘤的主要症状为疼痛和肿胀，与病情的发展有关。邻近关节的肿瘤生长缓慢，局部可有肿胀、疼痛及压痛，关节活动度常受限，瘤内出血或病理骨折常伴有严重疼痛。

(二)影像学检查

1. X线检查　骨骺处有局限的囊性改变,一般呈溶骨性破坏,也可有“肥皂泡”样改变,不破入关节,少有骨膜反应,肿瘤范围清楚,初发时病变在骨骺内旁侧,发展后可占骨端的全部,骨皮质膨胀变薄,有的可以穿破进入软组织。

2. CT检查　可以确定肿瘤的边界,肿瘤呈实性改变,CT值和肌肉相近。肿瘤周围反应性骨壳与正常骨质不同,很少钙化。

3. MRI检查　骨巨细胞瘤在T_1加权像呈现低信号,在T_2加权像呈现高信号。

(三)病理检查

按病理分化程度可将骨巨细胞瘤分为3级:1级,基质细胞颇稀疏,核分裂少,多核巨细胞甚多;2级,基质细胞多而密集,核分裂较多;3级,以基质细胞为主,核异型性明显,分裂极多,多核细胞很少。肿瘤的生物学行为及良恶性并不完全与病理分级一致。

(四)鉴别诊断

根据病史、临床表现和X线检查比较容易诊断典型的骨巨细胞瘤,应注意与动脉瘤样骨囊肿、内生软骨瘤和骨纤维结构不良等鉴别。

(五)治疗

1. 局部切除　发生在腓骨上端、尺骨下端、桡骨上端、手骨、足骨等部位的病变,部分切除后对机体功能影响不大,最好完全切除。

2. 切刮植骨术　单纯刮除植骨法的复发率较高,因此,对邻近大关节的良性骨巨细胞瘤可采取切除术。软骨下方不能切除者,应彻底刮除肿瘤并行瘤腔灭活加植骨术。

3. 肿瘤切除人工假体置入术　如为恶性，范围较大，有软组织浸润或术后复发，应根据具体情况考虑局部切除人工假体置入术。

4. 地舒单抗治疗　手术无法切除或切除后造成严重功能障碍且出现肺转移的患者，可以使用地舒单抗治疗。

典型病例

患者，男，45岁，左膝关节间断疼痛半年余，休息后好转，外院影像学检查示左胫骨上段骨质病变，骨巨细胞瘤可能性大(图6-2-9)。

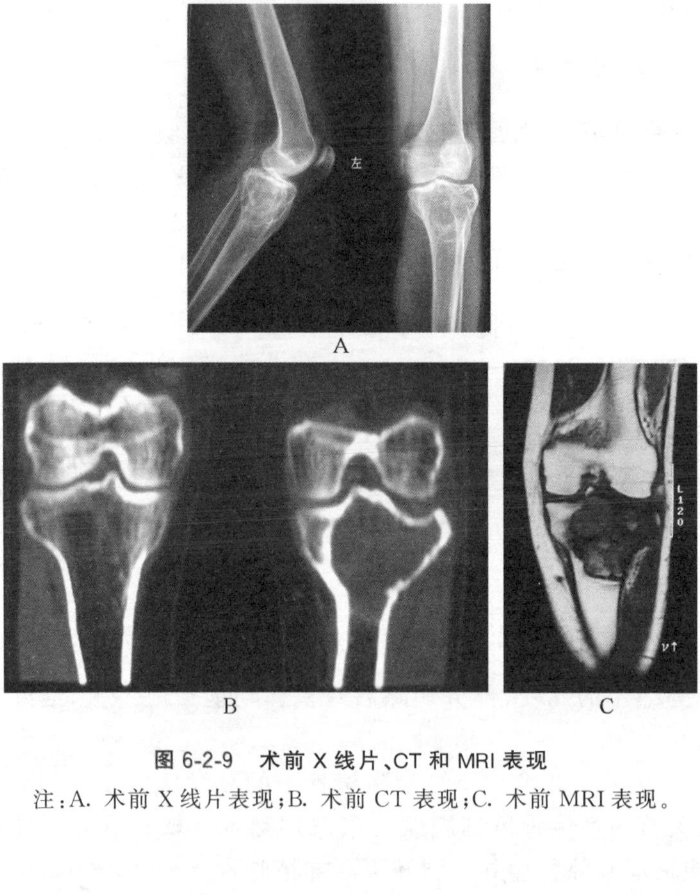

图6-2-9　术前X线片、CT和MRI表现

注：A. 术前X线片表现；B. 术前CT表现；C. 术前MRI表现。

入院完善术前检查后，行左胫骨肿瘤切除＋膝关节置换术。术后病理示左胫骨骨巨细胞瘤。术后复查X线片(图6-2-10)，关节活动良好。

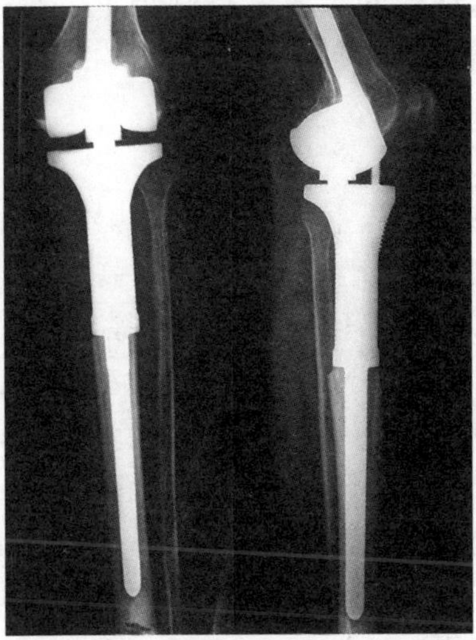

图6-2-10　左胫骨肿瘤切除关节置换术后X线片

（张志才）

第三节　原发性恶性骨肿瘤

一、骨肉瘤

骨肉瘤是指来源于间叶组织，基质细胞能生成骨样组织的恶性肿瘤。骨肉瘤产生的骨样组织是类骨质或不成熟的骨质，因此又称“成骨肉瘤”。骨肉瘤是最常见的恶性骨肿瘤，占原发性恶性骨肿瘤的20%左右。骨肉瘤的发病高峰为双峰状，第一个发病高峰为10～20岁，也就是生长最活跃的青少年，发病率为

4.4/100万,发病中位年龄女性为17岁,男性为18岁。第二个高峰在50岁以后,发病率为4.2/100万。在青少年,骨肉瘤好发于附肢骨,特别是膝关节附近的股骨远端和胫骨近端,约占50%,其次是肱骨近端,前臂和手足部位则少见。在老年患者中,骨肉瘤好发于中轴骨和扁骨,如脊柱、骨盆等。

(一)分型

骨肉瘤的分型较多,主要依据骨肉瘤在骨内的位置(髓内、皮质内、骨表面、骨膜)、肿瘤的分化程度(高分化、低分化)、肿瘤内成分(成骨细胞、纤维组织细胞、小细胞等)、原发/继发(Paget病,放疗后)等进行分类,可分为以下6种类型。

1. 髓内(中央型)骨肉瘤:①普通型骨肉瘤,包括成骨性骨肉瘤、成软骨性骨肉瘤、成纤维性骨肉瘤、恶性纤维组织细胞瘤样骨肉瘤、成骨细胞瘤样骨肉瘤、巨细胞样骨肉瘤、小细胞型骨肉瘤、上皮样骨肉瘤等;②毛细血管扩张型骨肉瘤;③分化好的骨肉瘤(低级别骨内骨肉瘤)。

2. 继发性骨肉瘤:包括Paget病、放射后骨肉瘤、骨梗死后骨肉瘤、继发于骨纤维结构不良的骨肉瘤、继发于金属置入后的骨肉瘤、继发于慢性骨髓炎的骨肉瘤等。

3. 合并特殊临床综合征的骨肉瘤:包括家族性骨肉瘤、Rothmund-Thomson综合征、视网膜母细胞瘤、多中心骨肉瘤。

4. 表面骨肉瘤:包括皮骨旁骨肉瘤、骨膜骨肉瘤、高级别表面骨肉瘤(原发和去分化)。

5. 皮质内骨肉瘤。

6. 骨外骨肉瘤。

(二)临床表现

最常见的症状是疼痛,疼痛可以持续数周或数月,前期多为隐痛,持续性,活动后加重,常伴夜间痛。患部出现包块,逐渐增大。当包块增加到一定程度时,患肢及关节活动受限。肿块局部伴有压痛，可出现患肢皮温升高及表面静脉怒张等表现。有些患者因偶然外伤后行影像学检查后发现，就诊时伴有病理性骨折者较少见。疾病发展到后期可出现发热、体重减轻、贫血等表现。骨肉瘤常出现肺转移，早期可无症状，晚期出现咯血、呼吸困难等表现。

（三）实验室检查

碱性磷酸酶主要由造骨细胞产生，在骨肉瘤中有新骨生成时，血液内碱性磷酸酶的活性增高。骨肉瘤早期、分化好的骨肉瘤、皮质旁骨肉瘤的碱性磷酸酶水平可正常。采用化疗或手术后，碱性磷酸酶下降，如果肿瘤复发或转移，碱性磷酸酶可再次升高。部分患者的红细胞沉降率增快，特别是骨质破坏明显、瘤体较大及有转移的患者。

（四）影像学检查

1. X线检查　普通X线片仍然是诊断骨肉瘤最重要的手段之一。X线上明确的放射学特征为骨髓及骨皮质的破坏、恶性骨膜反应、软组织肿块及病变内的瘤骨。X线高密度的程度反映了产生的瘤骨、钙化的基质及骨样组织的量。肿瘤可以表现为纯硬化的病变或纯溶骨性病变，但大多数病变内这两种表现共存。病变边界通常不清晰，骨破坏的类型常为虫噬样或渗出状，地图样破坏少见。骨膜反应常见，多为Codman三角骨膜反应和日光放射现象（图6-3-1）。

2. CT检查　CT检查可提供身体横断面的影像，显示细微的骨质破坏情况，以及髓内及软组织病变的范围（图6-3-2）。

3. MRI检查　MRI在髓内及周围软组织中显示的范围更为清晰，可以清楚地显示肿瘤与周围软组织（如血管）的关系。增强MRI通过显示肿瘤的血液供应可以鉴别组织特征、确定肿瘤范围，同时也可以评价治疗效果。MRI血管造影也可以评价肿瘤血供及其与周围血管的关系（图6-3-3）。

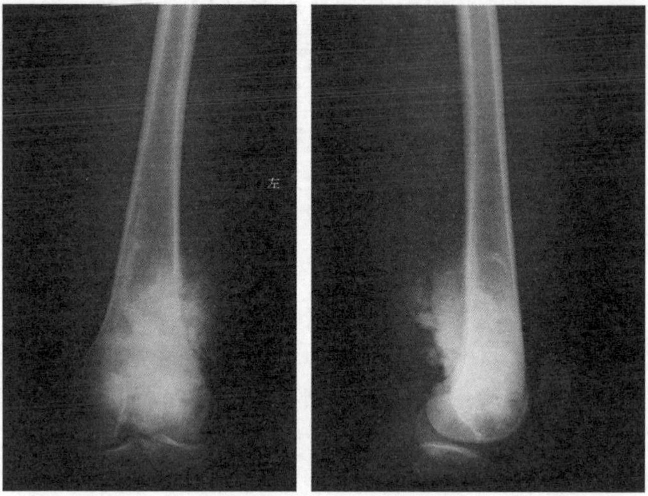

A　　　　B

图 6-3-1　骨肉瘤的放射状骨膜反应(日光放射现象)

注：A. 侧位 X 线片可见日光放射骨膜反应；B. 正位 X 线片可见日光放射骨膜反应。

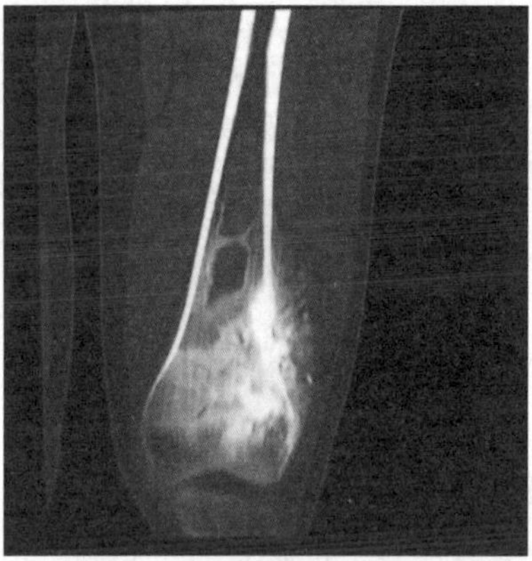

图 6-3-2　骨肉瘤 CT 表现

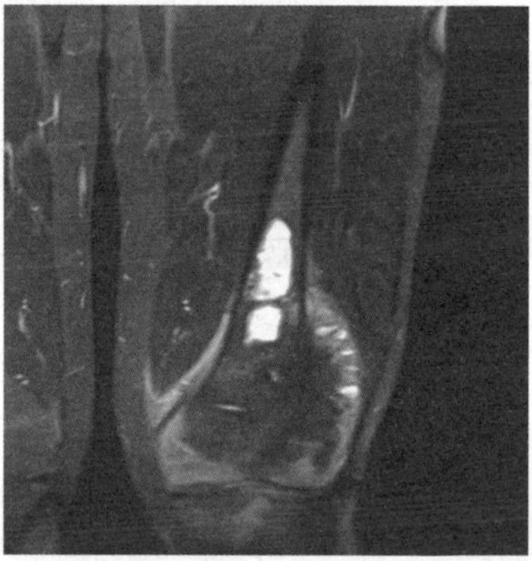

图 6-3-3　骨肉瘤 MRI 表现

4. 放射性核素骨扫描表现　全身骨扫描可以明确发现原发骨肉瘤的部位及骨骼外转移灶，方法简单，定位明确，在临床上已得到广泛的应用。

5. 血管造影表现　血管造影可以了解肿瘤的血供，以及肿瘤与周围血管的关系，同时也可以通过血管栓塞减少肿瘤供血，在复杂部位（如骨盆及脊柱肿瘤）的切除中已得到较广泛的运用。

6. PET-CT 表现　可以明确肿瘤的良恶性及是否有转移（图 6-3-4）。

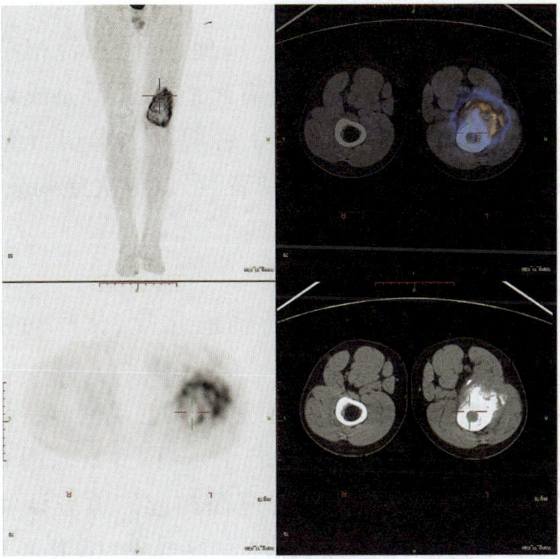

图 6-3-4　骨肉瘤 PET-CT 表现

（五）病理检查

骨肉瘤肿瘤内含多种成分（如骨组织、软骨、纤维组织、坏死组织、出血等），大体可呈现"鱼肉状"形态，其内可见钙化、出血、囊性变等。大多数骨肉瘤多见高强度硬化，即所谓的肿瘤骨，对诊断具有重要的意义。根据不同的肿瘤类型，瘤内还可见软骨、纤维样组织等成分，部分类型的肿瘤可能无肿瘤骨产生，诊断具有一定的困难。

在显微镜下，骨肿瘤含有多种成分（如梭形细胞、圆形或卵圆形细胞、多核巨细胞等），具有多形性的特点。有些类型的骨肉瘤（如成软骨性骨肉瘤），瘤内可见多少不等的软骨形成，需要与软骨肉瘤鉴别。典型的骨肉瘤镜下可见恶性基质细胞中产生的嗜酸性透明状物质，呈薄带状，即肿瘤骨。若未见典型肿瘤骨，需要结合临床及影像学表现做出诊断。

（六）诊断

骨肉瘤的诊断需要遵循临床、病理、影像三者相结合的原则。病理检查首选穿刺活检，穿刺需要有经验的医师完成，最好是为患者治疗的手术医师。穿刺点应选在后期的手术切口上，以便将来手术时切除。首次穿刺未明确诊断者，可以再次穿刺或切开活检。

（七）治疗

1. 骨肉瘤的治疗属于术前新辅助化疗、化疗后手术及术后化疗的综合治疗。

2. 新辅助化疗极大地提高了患者的生存率及保肢率，大部分患者通过规范治疗可以进行保肢手术（图 6-3-5、图 6-3-6）。

3. 骨肉瘤患者保肢手术需要遵循相应的适应证和禁忌证。

（1）保肢手术适应证：①病骨已发育成熟；②ⅡA 期肿瘤或对化疗敏感的ⅡB 期肿瘤；③神经血管束未受累，肿瘤能完整切除；④术后局部复发率不高于截肢率，术后肢体功能优于义肢；⑤患者要求保肢。

（2）保肢手术禁忌证：①肿瘤侵袭肢体主要血管、神经；②在根治手术前或术前化疗期间发生病理性骨折，瘤组织或细胞破出屏障，随血肿广泛污染周围正常组织；③肿瘤周围软组织条件不好，如主要肌肉随肿瘤被切除，或者因放疗、反复手术而瘢痕化，或者有皮肤感染；④不正确切开活检，污染周围正常组织或使切口周围皮肤瘢痕化，弹性差，血供不好。

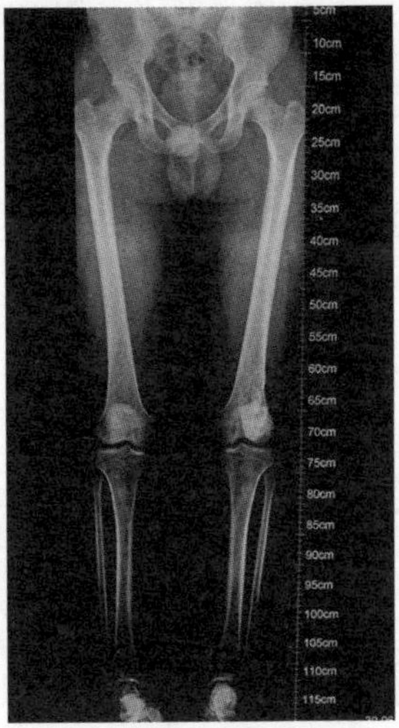

图 6-3-5 骨肉瘤术前影像

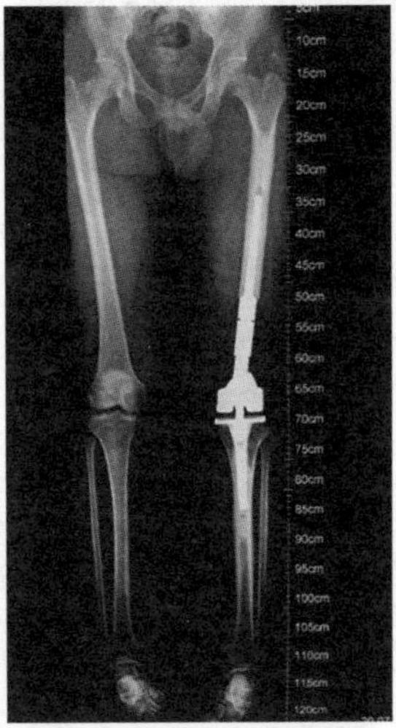

图 6-3-6 骨肉瘤保肢治疗(肿瘤关节置换)影像

4. 靶向治疗和免疫治疗在骨肉瘤的治疗中仍然处于探索阶段。

5. 放疗对于骨肉瘤不是常规选项。

(八)预后

在新辅助化疗前,骨肉瘤的预后差,5 年生存率不超过 20%。开展新辅助化疗后,5 年生存率可达 60%~70%。转移是预后差的主要因素,肺内转移是常见的转移灶,单一肺转移仍可考虑手术切除。影响预后的主要因素包括肿瘤大小、生长扩展程度及局部范围大小。

二、软骨肉瘤

世界卫生组织(WHO)将软骨肉瘤定义为一组产生软骨基质,具有不同形态特点和生物学行为特征的局部侵袭性或恶性的肿瘤。软骨肉瘤是一种异质性病变，组织形态多样性，生物学行为多样化。其生物学行为可以是缓慢生长、不转移，也可以是生长迅速、转移。

软骨肉瘤是第二位多发的原发性恶性骨肿瘤，约占骨肉瘤的1/4，发病年龄通常在30～60岁，儿童较少见。

(一)分型

根据软骨肉瘤的发生部位及病理特征可分为3型：①中央型(髓内)软骨肉瘤，可分为普通型软骨肉瘤[占所有软骨肉瘤的85%，分为1～3级，与生物学行为相关，80%为低级别(1～2级)，20%为高级别]、去分化软骨肉瘤、透明细胞型软骨肉瘤和间叶型软骨肉瘤。②皮质旁软骨肉瘤。③继发性软骨肉瘤。

(二)临床表现

软骨肉瘤的临床表现主要是疼痛，一般是钝痛，间歇性。随病情进展可出现休息痛，夜间加重。侵袭邻近关节，可影响关节活动，导致活动受限。局部出现肿胀，提示骨膨胀生长或突破软组织。约40%的软骨肉瘤发生于四肢的长管骨，股骨近端最为常见，其次为股骨远端、肱骨近端和胫骨近端。肋骨和胸骨的软骨肉瘤的发生率约为12%，该部位内生软骨瘤较少，通常<2 cm且无症状，形态学上类似内生软骨瘤，但直径超过2 cm应考虑软骨肉瘤。该部位的发病年龄比其他部位年轻，多为软骨肉瘤(1～2级)，需与骨痂、骨纤(该部位骨纤常见)、肋软骨炎等进行鉴别。脊柱和骶骨的软骨肉瘤约占5%，好发于下胸椎、腰椎和骶椎，上胸椎和颈椎较少，常发生于椎体，向邻近软组织和椎管侵袭，需要与骨肉瘤、骨巨细胞瘤、成骨细胞瘤和转移性骨肿瘤进行鉴别。骨盆是软骨肉瘤的另一个好发部位，约25%的软骨肉瘤发生于骨盆，这些部位的良性软骨肿瘤很少见。该部位的皮质破坏比长管骨早，在诊断时多有皮质破坏和软组织侵袭，预后比长管骨差。软骨肉瘤很少发生于手、足等肢体远端部位。

(三)影像学检查

1. X线检查　软骨病变的标志是钙化影的存在，典型表现为透亮区含有多少不一的均匀分布的点状或环状钙化，病变的矿化程度不一。长管骨皮质变薄或内膜受侵袭，受侵袭的皮质可能有骨膜反应。骨皮质完全突破向软组织侵袭，意味着肿瘤性质更活跃。早期骨皮质侵袭、浸润性生长(穿凿样或虫蚀样)提示高级别软骨肉瘤。

2. CT和MRI检查　CT可以显示在X线片或MRI上无法显示的钙化。MRI T_1 加权像呈低信号，T_2 加权像呈高信号，但非特异性(图6-3-7、图6-3-8)。

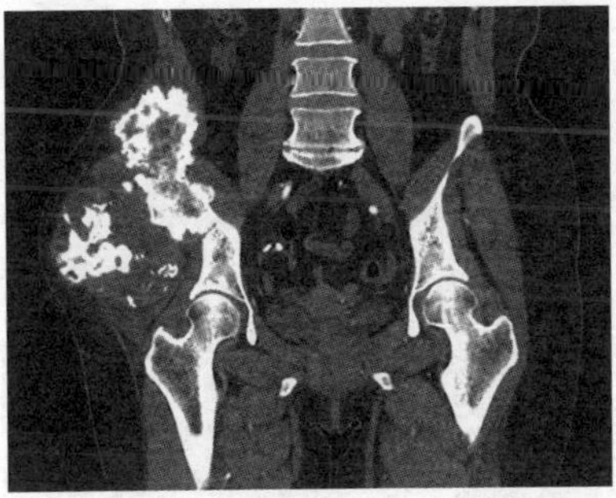

图6-3-7　软骨肉瘤CT表现

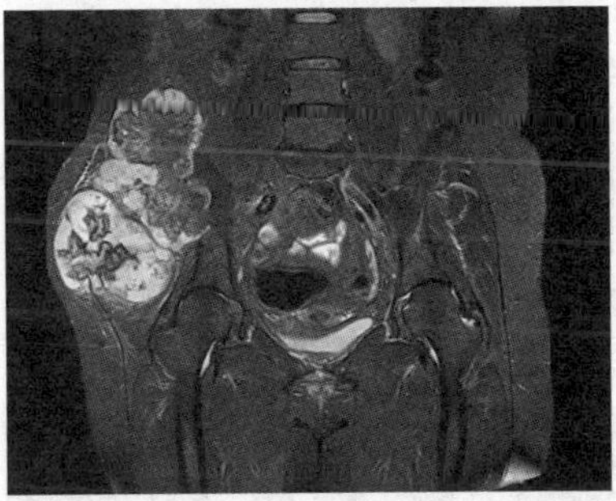

图6-3-8　软骨肉瘤MRI表现

(四)病理与生物学行为

软骨肉瘤是一种异质性肿瘤，组织学分级可分为3级，与预后密切相关。1级，不能单靠病理检查分辨良恶性；2级，在镜下有恶性软骨肿瘤的特征；3级，明显未分化。

1. 软骨肉瘤1级　其在组织学上与内生软骨瘤有时很难区分，单纯活检由于取材限制很难确诊。1级软骨肉瘤生长缓慢，呈局部侵袭性肿瘤，无法控制的局部复发是致死原因。

2. 软骨肉瘤 2 级　细胞异型性明显，常见黏液灶，黏液样软骨肉瘤通常归为 2 级。软骨肉瘤 2 级的局部复发率高，常表现为手术部位复发。约 10%可转移，常见转移部位为肺、局部淋巴结和肝，软骨肉瘤 1 级复发可转为 2 级。

3. 软骨肉瘤 3 级　占所有软骨肉瘤 5%～10%，3 级软骨肉瘤呈高侵袭性，生长快速，约 50%可转移。软骨肉瘤复发可增加分级，2 级复发后多为 3 级。

(五)治疗与预后

手术是最基本和最有效的治疗手段，广泛切除是疗效的保证（图 6-3-9、图 6-3-10）。能做到广泛切除的部位，预后好于不能广泛切除的部位。

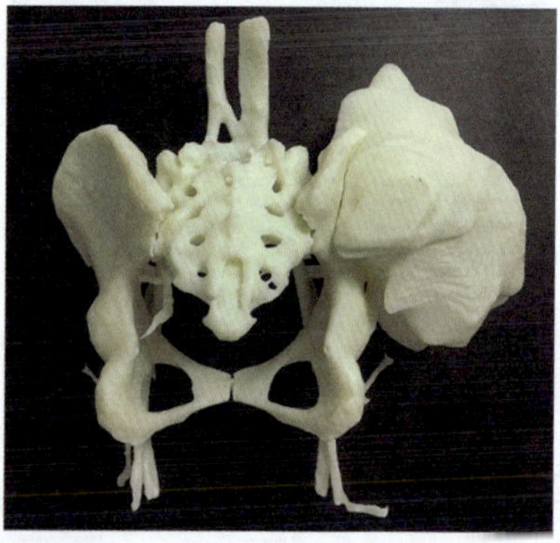

图 6-3-9　软骨肉瘤术前 3D 影像

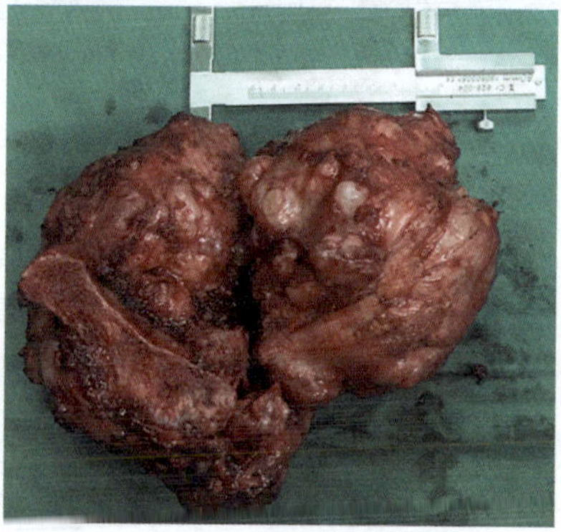

图 6-3-10　软骨肉瘤整块切除

软骨肉瘤的总体预后与病损大小、解剖部位及病理分级相关，四肢骨的预后好于中轴骨。放疗和化疗在软骨肉瘤的治疗中仅应用于高级别软骨肉瘤。对于去分化软骨肉瘤、间叶型软骨肉瘤，可以考虑手术辅助化疗。放疗可以提高局部控制率，但软骨肉瘤对放疗不敏感，需要增加剂量，传统放疗可能损伤脊髓、直肠等脏器，需要选用射波刀、光子放疗、质子束放疗、碳离子等新型方式。

软骨肉瘤的常见转移部位为肺，淋巴转移较其他恶性骨肿瘤常见，少见转移部位为肝、肾和脑。低级别软骨肉瘤复发，通常级别会增加。

对于位于四肢长管骨的低级别软骨肉瘤，有研究报道可以采用刮除的治疗方式，与广泛切除相比，其复发率和转移率无明显增加，但功能优于广泛切除。该方式仅适宜于四肢的低级别软骨肉瘤，不适宜于中轴骨。

三、尤文肉瘤

20 世纪 20 年代，尤文（Ewing）首先描述了一种圆细胞型的骨恶性肿瘤。尤文肉瘤为起源于骨或软组织的小圆细胞肿瘤，好发于未发育成熟的青少年长管状骨，占原发性恶性骨肿瘤的 6%～8%，仅次于骨肉瘤和软骨肉瘤。

（一）临床表现

尤文肉瘤多发于男性，好发于儿童和青少年，发病年龄较骨肉瘤轻，好发于长骨骨干及肋骨和扁骨，如肩胛骨和骨盆。

尤文肉瘤的主要症状是局部疼痛和肿胀。疼痛开始时可能不明显，呈间歇性，活动后加重，随后可出现持续性疼痛，休息亦不能缓解。局部可能出现包块、皮温升高、压痛等表现。

尤文肉瘤常伴有系统性症状，患者一般情况差，可出现贫血、发热、白细胞计数增多、红细胞沉降率增快的表现，易误诊为骨髓炎。尤文肉瘤进展较快，早期发生转移，可累及全身骨骼、内脏及淋巴结，但较少发生病理性骨折。

（二）影像学检查

1. X 线检查　尤文肉瘤的 X 线表现有一定的特征性，病变边界不清晰，呈现渗出样或虫蚀样骨质破坏。典型表现为葱皮样骨膜反应，为肿瘤阶段性生长掀起的骨膜导致。部分患者可出现巨大的软组织肿块。

2. CT和MRI检查　CT可以显示骨破坏的类型并反映髓内扩散的范围(图6-3-11)。MRI检查可以显示肿瘤在骨内外侵袭的程度,同时也可以发现肿瘤通过骺板蔓延的情况。MRI检查示肿瘤在T_1加权像为中低信号,T_2加权像为高信号,MRI增强检查可鉴别肿瘤与瘤周水肿(图6-3-12、图6-3-13)。

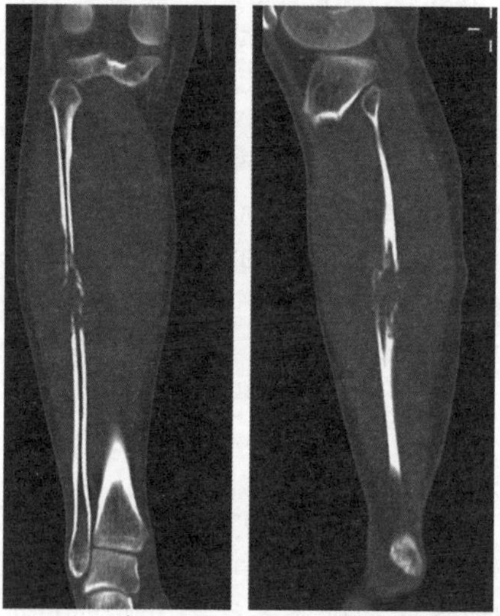
A　B

图6-3-11　尤文肉瘤CT表现

注:A. CT冠状位见腓骨中段溶骨样破坏;B. CT矢状位见骨质破坏。

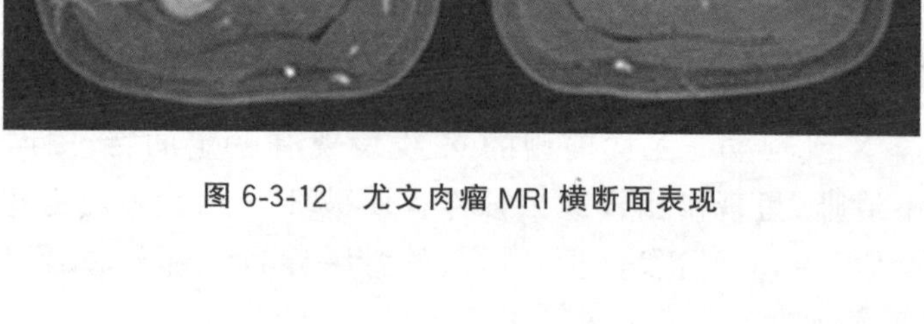

图6-3-12　尤文肉瘤MRI横断面表现

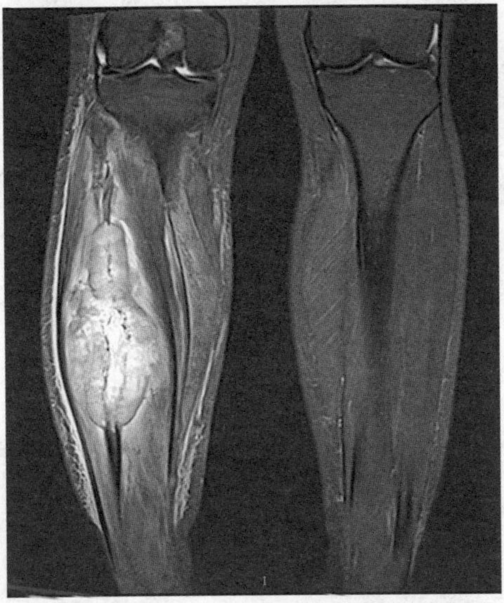

图 6-3-13　小腿尤文肉瘤 MRI 冠状位

(三)诊断

尤文肉瘤需要与骨肉瘤、骨髓炎、淋巴瘤等鉴别。穿刺时如果取材未包括瘤巢组织,诊断亦有一定的困难,需要临床、影像和病理相结合进行综合考虑。由于大多数尤文肉瘤有 11 号和 22 号染色体的异位,通过分子生物学的检测可检测到融合基因的转录,因此,基因诊断在尤文肉瘤中具有重要意义。

(四)治疗

尤文肉瘤对放疗、化疗均较敏感,因此,治疗应采取手术治疗、放疗、化疗的综合治疗。术前化疗、整块切除(图 6-3-14、图 6-3-15)、术后化疗是首选的治疗方式。无法手术的部位或残留的病灶,可以采用放疗。

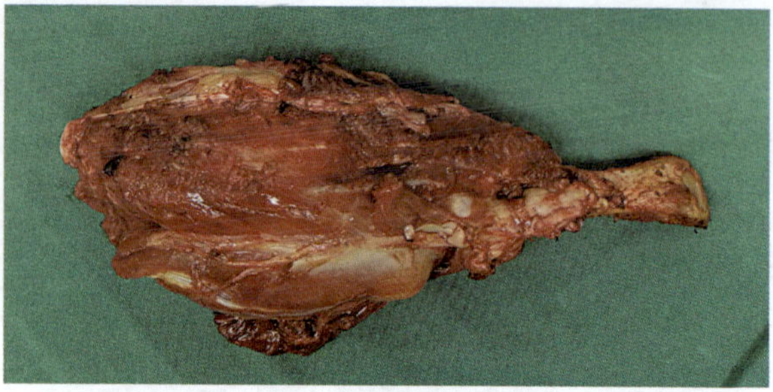

图 6-3-14 尤文肉瘤整块切除

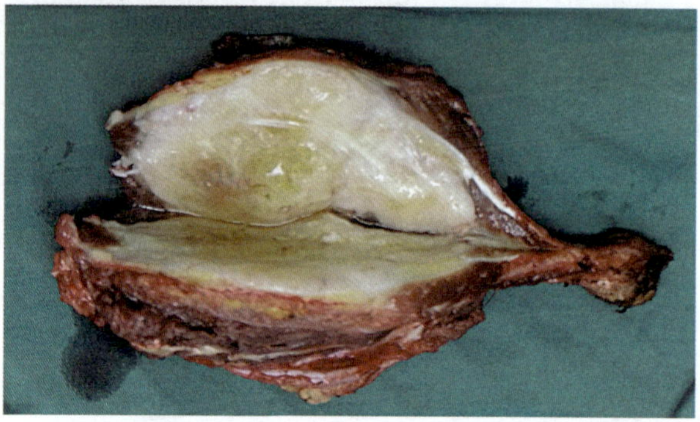

图 6-3-15 整块切除剖开标本

(五)预后

尤文肉瘤的恶性程度高,进展快,采用单一的治疗方式,效果均不理想,综合治疗可明显提高患者的生存率。其预后与下列因素相关:①全身情况不佳者,预后较差;②综合治疗预后优于单一治疗;③有转移者预后比无转移差;④躯干预后比四肢差。

四、脊索瘤

脊索瘤是起源于胚胎残余脊索组织的低度恶性肿瘤,占原发性恶性骨肿瘤的第四位,仅次于骨肉瘤、软骨肉瘤和尤文肉瘤。

脊索瘤多发于中老年，50～60 岁为发病高峰。脊索瘤几乎全部发生于中轴骨，其中约 50%发生于骶尾部，其次为蝶枕联合区。青少年发病则以第 2 颈椎最为常见。脊索瘤是一种生长较慢的低度恶性肿瘤，较少发生远处转移。

(一)临床表现

脊索瘤最常见的表现是疼痛，疼痛可持续数月至数年。发生于骶尾部的肿瘤可出现神经压迫或肠道梗阻的表现。蝶枕部位的肿瘤可压迫或破坏相邻的结构(如压迫视神经、垂体等)，引起的症状类似于小脑脑桥部位的肿瘤。脊柱的脊索瘤主要引起脊髓压迫的表现。骶尾部脊索瘤有时可触及包块，颈椎部位的脊索瘤可出现咽部包块。

(二)影像学检查

1. X 线检查　X 线片表现为溶骨性破坏，肿瘤穿破骨皮质可形成边界清楚的软组织肿块影，中间见密度增高影，为破坏的残余骨质或不规则钙化引起。

2. CT 和 MRI 检查　CT 和 MRI 可显示软组织成分、钙化、肿块范围及侵袭周围组织(如椎管侵袭)的情况(图 6-3-16、图 6-3-17)。

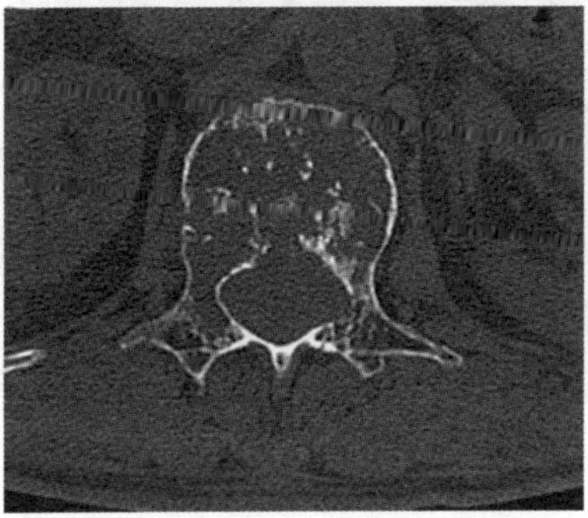

图 6-3-16　腰椎脊索瘤 CT 表现

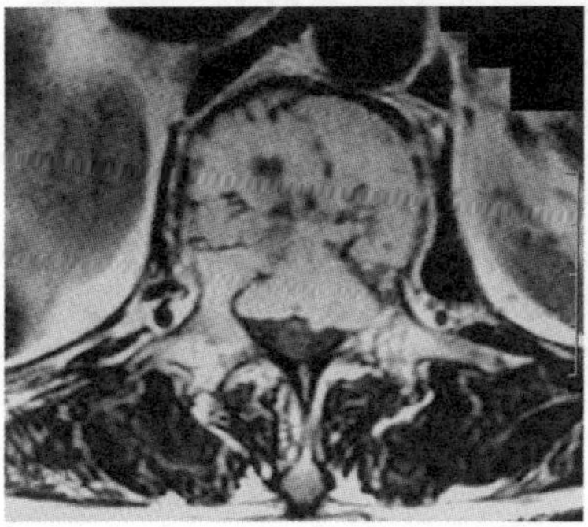

图 6-3-17　腰椎脊索瘤 MRI 表现

3. ECT 检查　可表现为密度减低。

(三)病理检查

1. 肉眼观　大体标本,肿瘤为圆形或分叶状,质软呈胶状,可有局部出血、坏死、囊性变及钙化。

2. 镜下观　组织学上,肿瘤由排列成格子状或分叶状的大多面体细胞构成,胞质内有明显的空泡突出的黏液空泡,将核推到一边,形成空泡细胞。细胞间质中间纤维隔,且有大量黏液积聚,肿瘤恶性程度高时可见核分裂象。

(四)治疗

脊索瘤对放疗和化疗不敏感,首选手术切除。完整切除肿瘤是避免肿瘤复发的关键(图 6-3-18～图 6-3-20)。如果肿瘤无法完整切除,术后可辅助放疗以减少复发。对于手术困难的部位(如蝶枕部),可采用立体定向放疗(如射波刀等),相较于传统放疗有优势。

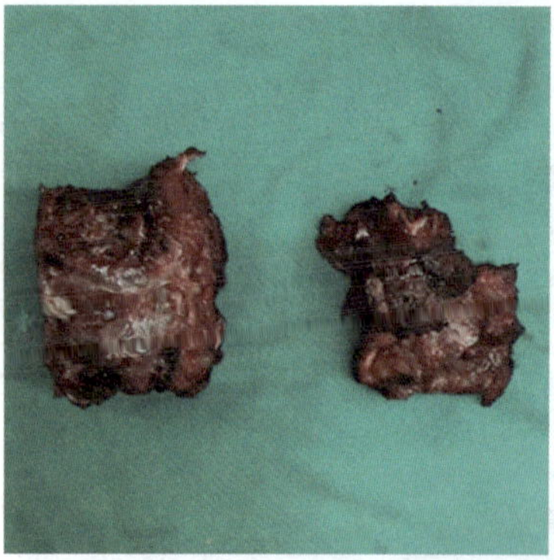

图 6-3-18　脊柱脊索瘤整块切除

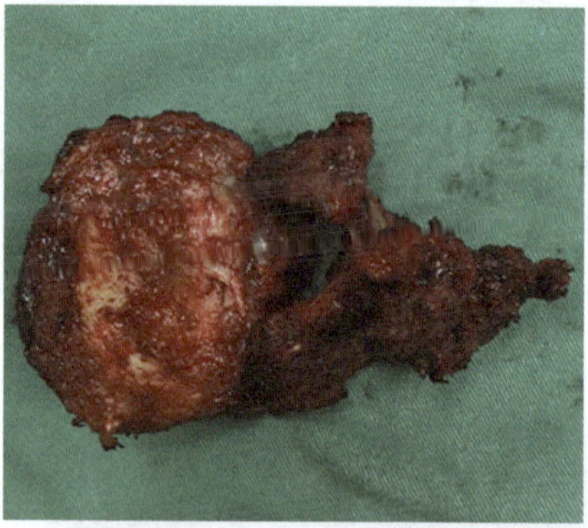

图 6-3-19　整块切除的标本

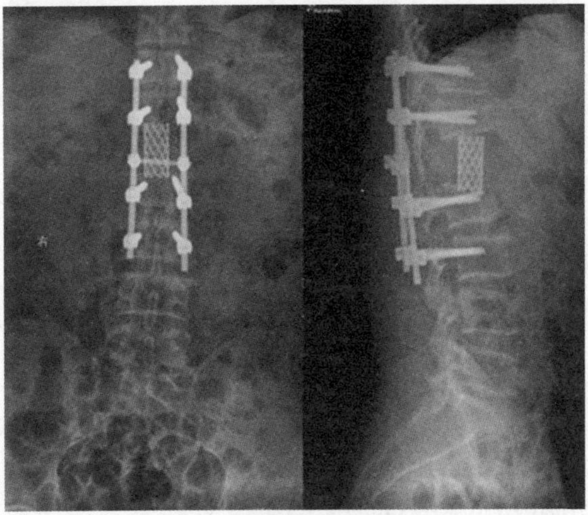

图 6-3-20　整块切除后 X 线片

五、多发性骨髓瘤

多发性骨髓瘤是一种单克隆性浆细胞异常增殖的恶性肿瘤，老年人多发，为血液系统第二位常见的恶性肿瘤。多发性骨髓瘤骨病是由于骨髓瘤溶骨破坏导致的病理性骨折、脊髓与神经根压迫症、骨质疏松、高钙血症及骨痛等一系列临床并发症的总称，在骨髓瘤患者中的发生率高达 80%以上。

多发性骨髓瘤骨病引起的骨质破坏是骨髓瘤细胞在激活破骨细胞的同时抑制了成骨细胞的活性导致，最终可导致骨代谢失衡。

(一)临床表现

多发性骨髓瘤常累及扁骨，包括颅骨、脊柱、骨盆、肋骨及胸骨，四肢长骨病变最常见于股骨、肱骨。疼痛是最常见的症状，多见于腰背部、胸肋部。超过 50%的患者会出现病理性骨折，8%～10%的脊柱病变患者可出现神经损害表现。严重的脊髓压迫可导致截瘫、二便障碍。

(二)辅助检查

辅助检查包括:①骨髓活检;②血、尿免疫球蛋白电泳,血、尿轻链;③靶器官损害的评估,如肝肾功能、血常规、影像学评估(如X线片、CT和MRI检查)等;④骨质破坏处活检(穿刺或切开均可)。

(三)诊断

1. 有症状(活动性)多发性骨髓瘤的诊断标准

(1)骨髓单克隆浆细胞比例≥10%和/或组织活检证明有浆细胞瘤。

(2)血清和/或尿出现单克隆M蛋白。

(3)骨髓瘤引起相关表现。

1)靶器官损害表现(即"CRAB"):"C"为校正血清钙>2.75 mmol/L;"R"为肾功能损害(肌酐清除率<40 ml/min或肌酐>177 μmol/L);"A"为贫血(血红蛋白低于正常下限20 g/L或<100 g/L);"B"为溶骨性破坏,通过影像学检查(如X线片、CT或PET-CT)显示1处或多处溶骨性病变。

2)无靶器官损害表现,但出现以下1项或多项指标异常(即"SLiM"):"S"为骨髓单克隆浆细胞比例≥60%;"Li"为受累/非受累血清游离轻链比≥100;"M"为MRI检查出现>1处且直径在5 mm以上的局灶性骨质破坏。

满足以上第1条、第2条和第3条中任何1项即可诊断为有症状(活动性)多发性骨髓瘤。

2. 无症状(冒烟型)骨髓瘤的诊断标准

(1)血清单克隆M蛋白≥30 g/L,24 h尿轻链≥0.5g。

(2)骨髓单克隆浆细胞比例为10%~60%。

(3)无相关器官及组织的损害(无SLiM、CRAB等终末器官损害表现,包括溶骨改变)。

满足以上第3条+第1/2条即可诊断为无症状(冒烟型)骨髓瘤。

(四)治疗

1. 内科系统治疗　包括规范的化疗、靶向治疗、自体干细胞移植等。

2. 放疗　用于孤立性浆细胞瘤、早期脊髓压迫症、药物无法缓解的严重骨痛，并可用于病理性骨折的预防。

3. 外科治疗

(1)原则：恢复患者生活质量，尽可能保证生存期内局部无须二次手术。外科治疗并非根治疾病，主要目的是缓解症状，重点是提高生活质量。早期手术干预可治疗潜在的或已发生的病理性骨折，解除脊髓与神经根压迫或清除溶骨性病灶，缓解疼痛，重建骨连续性及脊柱稳定性。

(2)适应证：①多发性骨髓瘤导致脊柱压缩骨折和/或脊柱不稳定；②脊柱病变压迫脊髓与神经根致神经功能损害且进行性加重；③药物和/或放疗无法缓解的严重骨痛；④四肢长骨病理性骨折或存在潜在病理性骨折的风险；⑤穿刺或切开活检。

除病理性骨折和急性截瘫患者外，其他患者在接受外科治疗前建议接受 1 个疗程以上血液科医师主导的全身化疗，之后再次评估手术的必要性。

(3)禁忌证：①全身状况差，不能耐受手术者；②心肺肝肾衰竭不能控制者；③凝血功能严重障碍且不能纠正者；④合并严重感染且不能控制者。

（刘建湘）

第四节　常见软组织肿瘤

一、常见软组织良性肿瘤

(一)脂肪瘤

脂肪瘤是由成熟脂肪细胞形成的良性脂肪组织肿瘤，多见于皮下组织。任何年龄均可发病，更多见于 40～60 岁人群，儿童罕见。正常人群的发病率约为 0.1%。脂肪瘤的形成病因不明，可能与创伤有关。

1. 临床表现　脂肪瘤一般无临床症状，患者更多因美观需求而就诊。查体多表现为无痛性、圆形、可移动的皮下包块，质地柔软，大小一般不超过 5 cm。一般情况下，根据临床表现即可确诊脂肪瘤，应与皮样囊肿、结节性筋膜炎、皮下脂肪坏死、风湿结节、血肿等疾病鉴别。

2. 影像学检查

(1)B 超检查：脂肪瘤的密度等于或略高于正常脂肪密度，好发于脂肪层较厚的地方，如四肢、腹部、肩膀的皮下组织处，形态大多呈分叶状，分布规律不与周围组织粘连，与脂肪之间的界线明显。

(2)CT 检查：肿瘤呈单发或多发的边缘光整的极低密度区，密度均匀，多呈分叶状，有包膜，内部可有分隔。瘤体密度与周围正常脂肪组织难以区分。增强扫描无强化。

(3)MRI 检查：肿瘤呈短 T_1 和中长 T_2 信号影，边界清楚，在所有序列中均与皮下脂肪组织信号相同，在脂肪抑制序列上其信号可被完全抑制。

3. 病理学表现　镜下切面多为淡黄色，肿瘤由薄层纤维膜包裹成熟的脂肪小叶而成，包膜菲薄、完整，脂肪细胞大小、形态一致，内有小梁分隔的脂肪小叶。

4. 鉴别诊断

(1)皮样囊肿：多表现为缓慢增大的皮下结节，质地可柔软，也可较坚硬。多不能随意推动，无自觉症状。

(2)脂肪肉瘤：脂肪肉瘤瘤体一般较大，肿瘤边界清楚，可有分叶结节征，多有假包膜。脂肪肉瘤多位于身体深在部位，如腹膜后、大腿深部等。脂肪肉瘤和脂肪瘤有时难以鉴别，尤其是高分化脂肪肉瘤和脂肪瘤。

(3)纤维瘤：瘤体通常较小，生长缓慢，无压痛，边界清，质地较硬，光滑易活动，表面皮肤正常。可通过瘤体性质、影像学检查与脂肪瘤鉴别。

5. 治疗　对于大多数脂肪瘤可以临床观察。对于体积较大而影响美观的，可手术切除。切除实现边缘切除即可，但可能会复发。

(二)神经鞘瘤

神经鞘瘤来源于神经鞘的施万细胞，是一种罕见的良性肿瘤，约占原发性骨肿瘤的 0.2%。患者多为 30～40 岁的中年人，无性别差异。肿瘤通常有完整的包膜，大小不一，质实，呈圆形或结节性。不发生浸润，常与其所发生的神经粘连，可引起压迫症状。神经鞘膜瘤可发生于任何神经根。肿瘤发展缓慢，病程长。肿瘤较大时可发生囊性变。

1. 临床表现　各种年龄、不同性别均可发生。发生于脑神经较周围神经者更为常见。通常为单发，有时多发。大小不等，大者可达数厘米。皮肤损害常发生于四肢，尤其是屈侧较大神经所在的部位。其他如颈、面、头皮、眼及眶部也可发生。肿瘤为散在柔软肿块，通常无自觉症状，但有时伴有疼痛及压痛。如肿瘤累及神经组织时，则可发生感觉障碍，特别是在相应的部位发生疼痛与麻木。运动障碍很少见到，最多在受累部位表现力量微弱。受累神经干途径上触及圆形或椭圆形的实质性包块，质韧，包块表面光滑，界线清楚，与周围组织无粘连。在与神经干垂直的方向可以移动，但纵行活动度小，Tinel 征阳性。有不同程度的受累神经支配区感觉运动异常。源自听神经的神经鞘瘤可引起耳鸣、听力下降、面部麻木或疼痛等症状，病变体积较大，还可引起面瘫、饮水呛咳、吞咽困难、脑积水等症状。

2. 影像学检查

(1)X 线检查：主要表现为软组织肿胀及肿块影，可伴有病理性钙化。

(2)MRI 检查：增强后病灶包膜完整，可见靶征与神经出入征，T_1 加权像呈等信号，T_2 加权像呈高、低等混杂信号。

3. 病理检查

(1)肉眼观:切面为灰白或灰黄色。一般无神经纤维通过其中,与神经干易于钝性分离,受累神经受压而呈现不同程度的萎缩。

(2)镜下观:分 2 型。其一为束状型(Antoni a 型),肿瘤细胞呈梭形,核细而长,细胞紧密排列成栅栏状,形成 Verocay 小体;其二为网状型(Antoni b 型),肿瘤细胞稀少,疏松排列成网状,常有黏液样变或囊性变。

4. 鉴别诊断

(1)神经纤维瘤:来源于神经束膜表面细胞异常增殖形成的肿瘤,在肿瘤生长过程中常与神经根融为一体,而神经鞘膜瘤主要来源于神经外膜的施万细胞,在肿瘤生长过程中常将神经根进行推移。需要注意的是,部分病例的术前影像学难以鉴别。

(2)恶性神经鞘瘤:此病多在神经纤维瘤或神经鞘瘤复发恶变的基础上产生。其临床表现与上述 2 种疾病相似,缺乏特异性。肿瘤通常生长缓慢,多在 5 年以上。对于多次手术复发或肿瘤体积较大且存在明显神经症状的患者,应考虑肿瘤恶变的可能。两者之间的鉴别主要依靠病理学检查。

5. 治疗　对于有神经症状的患者,手术切除为主要的治疗手段,因为包膜完整,手术从包膜上剥离即可,不必追求肿瘤的包膜外切除,尤其是位于主要神经干上的肿瘤。对位于椎管内的神经鞘瘤,显微外科手术切除的治疗效果更为理想。总之,此病预后一般较好。

(三)神经纤维瘤

神经纤维瘤是由周围神经纤维成分局限或弥漫性增生而形成的瘤样肿块,大多数发生于软组织内。多发性神经纤维瘤又称“神经纤维瘤病”或“von Recklinghausen 病”,是常染色体显性遗传的先天性疾病,50%的患者有家族史,特征是神经纤维瘤、听神经瘤、Lisch 结节及咖啡牛奶斑。约 10%的患者可发生恶变,特别是生长快、较大的损害，损害可发展为神经纤维肉瘤。咖啡斑常见于躯干，特别是在腰背部，呈数厘米大小的褐色斑片，卵圆形，边界清楚。

1. 临床表现　该瘤生长缓慢，一般无特别明显的临床症状，少数伴有局部疼痛或向周围放射性疼痛及麻木感，肿瘤生长可触及包块，有轻度压痛，严重者可出现脊髓受压表现及畸形。

2. 影像学检查

(1)X 线检查：常规 X 线检查并不能显示肿瘤本身，但可显示由肿瘤引起的骨骼压迹或畸形。椎管内的肿瘤可出现椎间孔扩大和椎弓根的侵蚀，双侧不对称。

(2)MRI 检查：MRI 中 T_1 加权像为高信号，T_2 加权像示周围有高信号环，而中央信号偏低，即所谓的“靶征”。

3. 病理检查

(1)肉眼观：肉眼可见神经纤维瘤为圆形或卵圆形的实体肿瘤，无完整包膜，通常分界不清，质地较韧，切面灰白，变性、囊变和出血少见。

(2)镜下观：神经纤维瘤结构较疏松，由增生的神经鞘细胞和成纤维细胞构成，略呈纵横交叉的条索状或漩涡状，间质中有较多的胶原纤维、黏液样基质及稀少的网状纤维，阿尔辛蓝染色呈阳性。部分肿瘤内可见有髓或无髓的神经纤维。神经纤维瘤的瘤结节的大体及镜下表现与单发神经纤维瘤相似，难以鉴别。

4. 鉴别诊断　单发神经纤维瘤易与神经鞘瘤混淆，两者的临床及影像学表现有许多相似之处，但在病理上，后者有包膜，边界清楚，可伴有出血及囊性变，瘤细胞为施万细胞，核呈栅栏样排列。

5. 治疗　无明显症状的神经纤维瘤，建议严密观察。对已引起明显症状的神经纤维瘤，需行广泛或边缘性切除，囊内切除因其无包膜、界线不清而容易复发。对于累及大神经干者，可选择囊内分离切除，保留神经功能。

(四)血管瘤

血管瘤是正常血管畸形生长而形成的良性肿瘤,多在儿童期或青春期发病,生长缓慢,很少发生恶变。血管瘤可分为毛细血管瘤、海绵状血管瘤、混合型血管瘤和蔓状血管瘤。毛细血管瘤即为葡萄酒斑,临床比较常见,表现为浅、红色的印记。海绵状血管瘤位于皮下,质地比较软,范围比较宽,可侵及肌层。混合型血管瘤是海绵状血管瘤和毛细血管瘤 2 种类型混合在一起。蔓状血管瘤是血管发育畸形。

1. *临床表现* 皮温升高和肿胀并发的疼痛,活动量增多可引发疼痛,肢体悬垂可导致肿物增大。深在的血管瘤可有明显的压痛。

2. *影像学检查* 在 X 线片上可见静脉石。MRI 检查可以清楚地显示肿瘤的大小及其与周边组织的关系。

3. *病理检查* 镜下可见大量团块状血管增生,混杂于正常组织之间,无间充质及炎症反应。

4. *治疗* 无症状者可以随访观察,出现疼痛者可采取综合治疗。目前的治疗方法有外科切除、放疗、激素治疗、低温治疗、激光疗法、硬化剂注射等。小或边界清楚者可采取手术切除,但容易复发。一些肌肉内血管瘤呈浸润性,除非行根治性手术,否则很难切除。

(五)腱鞘巨细胞瘤

腱鞘巨细胞瘤是指发生在关节和滑膜囊内或沿腱鞘生长的良性肿瘤,多发生于手指和手部,足趾少见。青年人多见,女性多于男性。肿瘤可侵蚀邻近骨骼。约 25%的病例在切除后可复发。此瘤常分叶,小叶由致密的透明化胶原围绕。

1. *临床表现* 局限性腱鞘巨细胞瘤常见于 30～50 岁的女性,好发部位为手部,大小为 0.5～3 cm,呈边界清楚的分叶状包块。弥漫性腱鞘巨细胞瘤是一种滑膜良性增生性疾病,较罕见,患者年龄较小,50%的患者在40岁以下,多发生于附属骨骼,特别是大关节(如膝关节、髋关节和肘关节),形态较模糊,呈多结节状生长,较局限性腱鞘巨细胞瘤不规则。

2. 影像学检查　影像学检查缺乏特异性,约50%患者的X线片可发现局灶性软组织内阴影,CT可以更清楚地评价骨破坏的程度和范围。MRI可清楚地显示软组织肿瘤和邻近组织及关节滑膜的侵蚀破坏。典型表现为紧贴或包绕肌腱腱鞘生长的异常软组织信号。

3. 病理检查　主要由组织细胞组成,并见散在的多核巨细胞和含铁血黄素沉积,可见组织细胞的梭形化及滑膜样裂隙,在小的组织细胞间可见散在的树突状组织细胞。

4. 治疗　手术完整切除是目前最有效的治疗手段。局限性腱鞘巨细胞瘤,术后严密随访即可;弥漫性腱鞘巨细胞瘤,必要时术后需辅助适当的放疗。

二、常见交界性软组织肿瘤

硬纤维瘤又称"侵袭性纤维瘤病",是起源于结缔组织的局部侵袭性肿瘤,可侵袭周围组织,有明显的复发倾向,常被认为是"良性的恶性肿瘤"。此类肿瘤边界清楚,富含侵袭性成纤维细胞,且具有局部侵袭、向纤维组织分化的特点。尽管硬纤维瘤的侵袭性较强,但鲜有远处转移。硬纤维瘤可以在身体的任何部位生长,好发部位包括手、足、腹腔、腹膜后隙和腹壁。既往手术病史、创伤及妊娠与分娩,都与该病的发生、发展有一定的联系。

(一)临床表现

硬纤维瘤生长缓慢,侵袭邻近结构较多,常因压迫邻近组织而产生相应的临床症状。躯干及肢体可触及边界不清、质硬、无波动、不能推动的无痛肿块,皮肤正常,多无淋巴结肿大。肿瘤的大小与肿瘤的发生部位、病程长短及生长速度有关,直径数厘米至数十厘米,压迫或累及相邻的器官、神经或血管时可出现相关症状。硬纤维瘤的临床过程多变，可稳定、侵袭性生长或自然消退。硬纤维瘤不会向淋巴结及远处转移，局部复发主要是源于其浸润性生长的特性而不是卫星灶及跳跃转移。该病罕见恶变，若恶变，可考虑与手术刺激、放射治疗有关。

(二)影像学检查

X线片常不显影，CT可见包膜不完整的包块，MRI表现为T_1和T_2加权低信号影，肿瘤表现不均一。

(三)病理检查

1. 大体观　肿瘤包膜不明显，常侵袭邻近组织。肿瘤致密，坚韧有弹性，呈灰白色，切面纹理呈编织状。

2. 镜下观　有丰富的胶原和狭长的梭形细胞。细胞异型性与核分裂象少见，主要由处于不同分化阶段的梭形的成纤维细胞组成，呈平行束状排列，胶原纤维穿插其间，胶原含量比分化好的纤维肉瘤多，无变性坏死，细胞核染色呈点彩状，1～3个小核仁，无病理性分裂及异型性。

(四)治疗

多数建议采取单纯广泛性切除或边缘性切除，术后辅助放射治疗。对于某些不宜进行手术的病例，可单独使用放射治疗。其他一些治疗方法(包括应用他莫昔芬、非甾体抗炎药和小剂量细胞毒性药物)也有成功的报道。

三、常见软组织恶性肿瘤

(一)脂肪肉瘤

脂肪肉瘤是最常见的恶性软组织肉瘤之一，约占腹膜后肉瘤的50%，四肢软组织肉瘤的25%。多见于30～70岁患者，以50岁左右发病最多，男、女发病无明显差异。四肢特别是大腿、臀部好发，其次为上肢、腹膜后、头部、颈部。肿瘤常为结节状或分叶状，质软或稍硬。脂肪肉瘤根据其分化结合形态特征，在临床上可分为 4 型，即高分化脂肪肉瘤、去分化脂肪肉瘤、黏液样/圆细胞脂肪肉瘤和多形性脂肪肉瘤。

1. *临床表现*　肿瘤为无痛性包块，常在深部，很难早期发现。常因不适感、偶尔触及边界不清的包块、出现包块周围结构或腹部内脏受压、疝等症状而发现。根据临床检查及相关的 MRI 等影像学检查很难确定良性或恶性。

2. *影像学表现*　X 线片可见边界清楚的低密度影。CT 可见肿瘤为大结节样，相互融合，密度均一。MRI 可见黏液样 T_2 加权像高信号区。

3. *病理检查*

(1)大体观：多数为 5～10 cm，肿瘤多呈结节状或分叶状，有菲薄的包膜包裹。

(2)镜下观：可见幼稚脂肪细胞、原始间叶细胞。

4. *鉴别诊断*　脂肪肉瘤需要与脂肪瘤鉴别。脂肪瘤临床上较常见，为正常脂肪样组织的瘤状物。瘤体体质柔软，呈圆形或分叶状，无痛、生长缓慢，往往可以推动。肿瘤单发或多发，可见于体表的任何部位，以肩、背、腹部及下肢最为常见。多无自觉症状。

5. *治疗*　手术治疗是脂肪肉瘤治疗中的首要选择。局部广泛切除是减少复发、转移的有效措施。除黏液样脂肪肉瘤外，其他类型的脂肪肉瘤一般对化疗均不敏感。放疗能改善脂肪肉瘤的局部控制率，尤其是切缘阳性的患者。靶向治疗和免疫治疗的快速发展为脂肪肉瘤的治疗提供了新的选择，但具体疗效还需进一步验证。

(二)纤维肉瘤

纤维肉瘤是由成纤维细胞和胶原纤维形成的恶性肿瘤，约占所有软组织肉瘤的 10%。可在任何性别及年龄中发病，但一般

30～70 岁的发病率较高，平均发病年龄为 45 岁，很少在 10 岁前发病。纤维肉瘤最常发病的部位为大腿，其次为躯干及其他四肢骨。

1. 临床表现　肿瘤绝大多数位于浅筋膜的深层，表现为单一的球形肿块，有时呈分叶状，通常生长较快。表浅肿瘤会出现皮肤破溃而形成溃疡。肿瘤可侵犯深层，常邻近神经和血管并沿神经和血管浸润，肿瘤多呈分叶状，由周围肌肉、纤维组织、筋膜、肌腱等包裹。

2. 影像学表现　邻近骨骼时 X 线片可见皮质增厚，巨大肿瘤中央可见钙化与骨化灶及坏死灶。CT 和 MRI 等检查所显示的特征与其他类型的大部分肉瘤相似，无明显特异性。

3. 病理检查

(1)大体观：外观呈灰白或黄红色，质地柔韧，有包膜。

(2)镜下观：梭形纤维细胞，胞质少，包膜界限不清，胶原纤维数量多少是细胞分化程度的重要标志。

4. 治疗　治疗以广泛整块切除为主。当行边缘切除或切除范围不够广泛时，常可局部复发。对于复发病例，可再次选择扩大切除，必要时可行截肢术。术后放疗和化疗的效果不确定，因此只能作为辅助性治疗。

(三)皮肤隆突性纤维肉瘤

皮肤隆突性纤维肉瘤是一种罕见的低度恶性成纤维细胞来源的肉瘤，起源于皮肤，可扩展至皮下组织。约占所有恶性肿瘤发病率的 0.1%，好发于 25～45 岁的中青年，男性稍多于女性。本病好发于躯干、四肢近端等部位。本病皮损生长缓慢，可长达数年无自觉症状。

1. 临床表现　病程缓慢呈进行性，一般无自觉症状。初起可表现为硬性斑片，其上可发生多个硬性结节，呈淡红色或淡蓝色，损害逐渐扩大，表现为隆起的硬固肿块，表面稍光滑，可伴有脓性渗出物和溃疡。

2. 影像学检查　MRI有助于明确肿瘤累及的范围，与其他大部分肉瘤信号类似。

3. 病理检查　偶见巨细胞、黄色瘤细胞、泡沫细胞、炎症细胞，以及出血、坏死，瘤细胞常侵袭皮下脂肪，呈蜂窝状。

4. 鉴别诊断

(1)真皮纤维瘤：好发于四肢，质韧，可有黑色素沉着，皮肤病理显示纵横交错的成纤维细胞及胶原细胞，细胞分化良好。皮肤隆突性纤维肉瘤生长较为迅速，可逐渐出现深红色或蓝红色皮损，可作为对两者初步鉴别的依据。

(2)瘢痕疙瘩：早期有时难以与皮肤隆突性纤维肉瘤鉴别，但后者质地较软，通常生长较为迅速，出现皮损。

(3)皮脂腺囊肿：好发于头面部、背臀等部位。多为圆形，质地中等或有弹性，无波动感，表面光滑，边界清楚。肿瘤通常生长缓慢，无明显疼痛感。

5. 治疗　手术是主要的治疗手段，由于该病常表现为不规则的深在的亚临床浸润，初次手术应尽可能完整而彻底地切除肿瘤。患者在放疗和化疗上的收益有限。

(四)平滑肌肉瘤

平滑肌肉瘤是一种来源于平滑肌细胞的软组织恶性肿瘤，可广泛发生于全身各个部位，以胃肠道及子宫多见，骨科相关部位的发病相对较少且恶性度较低。

1. 临床表现　骨科相关的平滑肌肉瘤多发生于下肢，女性多见。发生于皮肤及皮下组织的肿瘤多在四肢伸侧，以大腿及膝关节周围多见。位于皮内的肿瘤体积较小，一般≤2 mm。易形成溃疡，溃疡呈凹陷性。位于皮下组织的肿瘤通常生长较快，皮肤隆起，均可以出现疼痛。血管来源的平滑肌肉瘤较少见，常见于大静脉(如腔静脉)，肿瘤呈结节状紧密黏附于血管表面生长，压迫血管可引起明显的疼痛。深部组织多见于腹膜后及腹腔内，可出现一些非特异症状，如体重减轻、腹部包块、消化道症状及疼痛等，肿瘤常因生长巨大才被诊断。位于肢体深部的肿瘤较少见，较容易发现包块，一般肿瘤较大，均在 8 cm 以上。腹膜后的肿瘤常因巨大且邻近血管而不能手术切除，患者常因胸腹部重要脏器受压而致死。

2. 影像学表现　MRI 常无特异性，位于胸腹腔时可行 CT 及增强 CT 以判断良恶性及血供情况。

3. 病理检查　肿瘤切面多呈灰白色，致密坚韧，有时可见出血及坏死灶。肿瘤与邻近血管紧密粘连，有包膜包裹。镜下可见肿瘤细胞长，胞质丰富，呈粉红或深红色。低分化肿瘤细胞核核大深染，常见多核巨细胞。染色质粗，核分裂象多见。

4. 治疗　位于肢体特别是下肢皮肤、皮下组织的平滑肌肉瘤，可单纯行扩大切除，位于肢体深部的肿瘤也应行局部扩大切除。位于腹膜后肿瘤的切除应慎重，应充分完善术前检查、制订详细的手术计划，必要时与相关科室的医师联合进行手术切除。手术切除肿瘤是唯一的治疗方法，但是手术前只有明确肿瘤与邻近重要脏器及神经血管之间的关系，才有利于完整地切除肿瘤，放疗和化疗对于平滑肌肉瘤无效。

(五)横纹肌肉瘤

横纹肌肉瘤系起源于横纹肌的恶性肿瘤，发病率低，多见于儿童。早期可侵袭局部组织结构，晚期可通过血液、淋巴途径发生远处转移。可分为腺泡型、多形型及胚胎型。胚胎型又含葡萄状亚型，在婴幼儿以泌尿生殖器葡萄状的胚胎型横纹肌肉瘤多见；腺泡型多见于青少年头颈部及躯干部；多形型以老年人居多，常见于肢体近端(如肩胛带和臀部等)肌肉丰富处，侵袭性强。

1. 临床表现　胚胎型横纹肌肉瘤最多见，约占所有横纹肌肉瘤的 2/3。儿童期发病，一般发病年龄＜14 岁，平均发病年龄为 5 岁。主要症状为无痛性包块。由于肿瘤生长快，有时难以与急/慢性炎症区别。皮肤红肿，肿瘤与皮肤粘连，皮温增高。肿瘤侵袭皮肤可出现皮肤破溃出血。肿瘤大小不等，多数肿块质地坚硬，由于浸润性强，肿瘤活动度差。由于头面部及泌尿生殖器官常见，患者很少就诊于骨科。

2. 影像学检查　无论肿瘤发生于头颈部、四肢深层还是躯干部，均应常规拍摄X线片以了解肿瘤有无钙化及周围骨质有无破坏。动脉造影、增强CT及增强MRI等均可反映肿瘤内血管的丰富程度，并且对肿瘤大小及周围反应区有较好的显影。MRI应该被列为常规检查，尤其是MRI对肿瘤的浸润情况、周围组织反应区范围的确定，以及对放疗、化疗后肿瘤局部控制情况的改善程度的判断等均有重要的临床意义。

3. 病理检查

(1)肉眼观：肿瘤有明显的边界，假膜薄而透亮，瘤组织软而脆，但无真正包膜，肿瘤边缘可见浸润性反应区，可见卫星病变。质地较硬或呈胶冻样，易渗出，表面为暗红色，切面红棕、灰白或灰红色，瘤内常见出血、坏死。

(2)镜下观

1)胚胎型横纹肌肉瘤：主要含有幼稚阶段的横纹肌母细胞及原始间充质细胞，细胞内含有丰富的黏液样基质，其间散在星形及小梭形细胞，很少见到交叉横纹。常见黏液样变性。

2)腺泡型横纹肌肉瘤：主要含有未分化原始间叶细胞及少量幼稚横纹肌母细胞，细胞呈裂隙状索条状生长，似腺泡状，也可呈巢状或弥漫状排列。

3)多形型横纹肌肉瘤：主要成分变化较大，可出现不同分化阶段、不同异质性的瘤细胞，在主要含有梭形细胞的肿瘤中可见大带状或球拍状的多形细胞、巨核大圆细胞及多核巨细胞，细胞核不规则，染色深，核分裂象多见。血管丰富、嗜铬细胞核偏于细胞端，嗜伊红细胞胞质中含有随意肌交叉条纹，可见原始肌母细胞和条纹细胞，这是诊断该肿瘤的依据。

免疫组化对横纹肌肉瘤有较好的诊断价值，阳性率可达100％。胚胎型和多形型横放肌肉瘤组化actin、myosin、myoglobin呈阳性反应，腺泡型actin、myosin、myoglobin、desmin呈阳性反应。

4. 治疗　成人型横纹肌肉瘤由于其高度恶性，广泛切除仍有较高的复发率，因此，应行间室外彻底切除。间室内病变，可以实现间室外切除，术后应给予放射治疗及化疗，术前放化疗可以提高治疗效果。术前放射剂量不应<40 Gy，放射范围不应<5 cm的肿瘤周边范围。新辅助化疗对于横纹肌肉瘤有较好的效果。青年人的横纹肌肉瘤，多生长于头颈部，化疗效果明显，因此，应该先行术前放疗、化疗后再行手术切除，术后继续放疗、化疗可以提高疗效，控制复发。

(六)滑膜肉瘤

滑膜肉瘤是一种与染色体易位相关的软组织肿瘤，组织来源不明。滑膜肉瘤的命名是基于早期文献的称谓，其实并非起源于滑膜组织。滑膜肉瘤常发生于关节周围，以髋关节周围常见，很少发生于关节内。滑膜肉瘤可发生于任何年龄，发病高峰为15～40岁，平均发病年龄为35岁，以肢体远端多见。

1. 临床表现　表现为缓慢生长的包块，可能会有疼痛。

2. 影像学检查　影像学特点为分叶状的软组织肿块，伴有多发斑片状钙化。MRI无特异性，可发现软组织肉瘤的特征，T_1加权像呈低信号，T_2加权像呈高信号。但值得注意的是，滑膜肉瘤有时表现为囊肿的信号特征，容易引起误诊。

3. 病理检查　滑膜肉瘤属于高级别肉瘤。组织学类型有3个亚型：①单相型，主要为梭形或纺锤形细胞；②双相型，包括梭形细胞和上皮样细胞，腺体形成区域；③差分化型，表现为坏死、有丝分裂异常、核异型性，更常见的是小圆细胞增殖。

4. 治疗　与其他软组织肉瘤一样，滑膜肉瘤以手术切除为主。对于无远处转移、肿瘤直径<5 cm、浅表的肿瘤，可以做广泛切除。R0切除后不强烈推荐辅助放疗；对于体积较大、位置深的肿瘤即使达到R0切除，仍然推荐术后辅助放疗。对于进展期的患者，应采取手术治疗、放疗和化疗的综合性治疗措施。

（王佰川）

第五节　转移性骨肿瘤

骨骼是恶性肿瘤最常见的转移部位，仅次于肺和肝脏，转移性骨肿瘤的总体发生率为32.5%，其发病率为原发性恶性骨肿瘤的35～40倍。转移性骨肿瘤好发于中老年，男女比例约为3∶1，多数病例为多发骨破坏。脊柱、骨盆和长骨干骺端是转移性骨肿瘤的好发部位。80%以上的转移性骨肿瘤来源于乳腺癌、前列腺癌、肺癌、甲状腺癌和肾癌（表6-5-1）。

表6-5-1　常见肿瘤骨转移的发生率和预后

来源	骨转移发生率/%	中位生存期/月	5年生存率/%
骨髓瘤	95～100	20	10
乳腺癌	65～75	24	20
前列腺癌	65～75	40	15
肺癌	30～40	＜6	＜5
肾癌	20～25	6	10
甲状腺癌	60	48	40
黑色素瘤	15～45	＜6	＜5

一、临床表现

转移性骨肿瘤的常见临床表现：①疼痛（50%～90%）；②病理性骨折（5%～40%）；③高钙血症（10%～20%）；④脊柱不稳定和脊髓、神经根压迫症状（＜10%）；⑤骨髓抑制（＜10%）。疼痛主要表现为单部位或多部位疼痛，尤其是夜间痛。如果出现持续性疼痛可能提示肿瘤生长活跃，如果出现负重或运动时加重而休息时可以缓解，则提示骨的连续性可能破坏，而一旦出现病理性骨折则表现为疼痛加剧、活动受限或骨折部位的肿胀畸形。

二、影像学检查

对于单发转移性骨肿瘤，可行 X 线、CT、MRI 检查，ECT 可以早期发现骨转移病灶、评估多转移灶。PET-CT 也是骨转移瘤诊断治疗过程中的常用影像学检查。对有高度骨转移倾向的原发癌和疑似骨转移的患者，应定期行全身骨扫描，或者必要时行 PET-CT 检查以进行筛查。若发现可疑病灶，再行对应部位的 X 线、CT 或 MRI 检查，亦可行穿刺活检以明确诊断。

1. X 线检查　因肿瘤的来源和侵袭力不同，X 线片可呈现不同的表现，常见部位为椎体及髋关节周围、长骨骨干等。溶骨性破坏较多见，如肺癌和乳腺癌等，而成骨性反应多见于前列腺癌和消化道来源的恶性肿瘤，部分肿瘤（如乳腺癌、生殖系统恶性肿瘤和消化道恶性肿瘤）可见混合性改变。骨破坏的形式包括穿凿样破坏、虫蚀样破坏和地图样破坏，多代表原发肿瘤的生物学特性，高度侵袭性的原发癌生长最快，易引起穿凿样破坏，而生长较慢的原发肿瘤多见地图样破坏。

2. CT 检查　CT 较 X 线检查能更好地评估骨破坏程度、范围、周围软组织情况及其与血管的关系。增强 CT 若出现“环形强化征”，可鉴别感染引起的骨破坏。

3. MRI 检查　MRI 在骨转移瘤中不作为首选，因其灵敏度高而易出现假阳性，常作为 X 线与 CT 等检查的补充手段，以评估病灶周围的软组织情况及骨内髓腔病灶的浸润范围。

4. ECT 检查　骨扫描通过识别成骨细胞的活性，可早于 X 线检查发现骨转移瘤，因此成为早期发现晚期骨转移病灶的最优检查方法之一（图 6-5-1）。但因其不能直接识别肿瘤，可能会漏诊早期转移灶，或者难以区分良、恶性骨肿瘤及外伤、感染和风湿病引起的骨破坏。因此，对 ECT 检查结果需结合 X 线、CT 和 MRI 检查结果进行综合评估，必要时可以动态评估和活检确诊。

5. PET-CT 检查　PET-CT 因其高灵敏度与特异度，可以早期、精确地发现骨转移病灶，同时可以辅助了解其他部位的转移

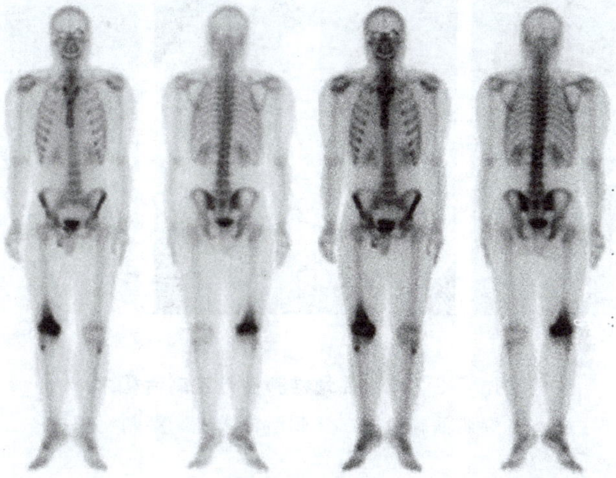

图 6-5-1 ECT 检查

灶或寻找原发灶。

6. PET-MRI 检查 PET-MRI 对于肿瘤的分期和再分期，肿瘤术后复发和瘢痕的鉴别，放疗后复发和照射性坏死的鉴别，肿瘤治疗中放疗、化疗等的疗效监测，肿瘤原发和转移灶的寻找等方面有较高的价值。

三、病理检查

无肿瘤病史但怀疑转移性骨肿瘤的患者，必须行术前活检。如确诊为转移性骨肿瘤，应在病理结果指导下寻找原发性肿瘤。如果恶性肿瘤病史明确，同时发现全身多处骨质破坏，术前活检不是必须进行的操作，应首选穿刺针对肿瘤组织取材，且穿刺点应选择未来手术切口位置，以利于后期完整切除，而且穿刺位置尽可能浅表，以避免过长的行程污染穿刺道(图 6-5-2)。若必须切开活检，应尽可能减少肿瘤的局部播散。

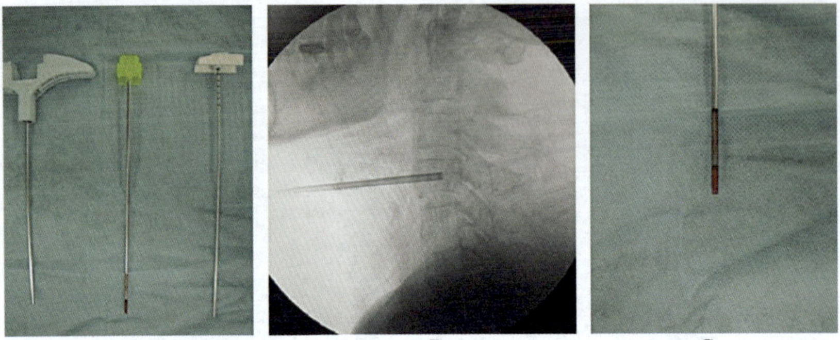

A　　B　　C

图 6-5-2　转移性颈椎肿瘤行穿刺活检术

注：A. 骨穿刺活检针；B. 穿刺活检术；C. 穿刺病理标本。

四、治疗

（一）转移性骨肿瘤的治疗原则

治疗骨转移瘤的目的是延长生命、缓解症状、提高生存质量、预防或处理病理性骨折、解除神经压迫。转移性骨肿瘤应采用综合性治疗，包括手术治疗、放疗、双膦酸盐类药物治疗、原发病的系统治疗、疼痛治疗、营养支持治疗等。应熟悉转移性骨肿瘤的外科治疗指征，掌握各个部位所能采用的固定方法，采取适当的内固定或肿瘤切除重建，以及新的微创治疗方式。当病变影响邻近的关节或内固定而不能提供早期和完全的负重时，应采取肿瘤切除和关节成形术以进行重建。假体应采用骨水泥固定，以利于早期恢复功能。因需要等待骨愈合及接受放疗，异体骨等生物重建方式应尽量少用。随着四肢、脊柱内固定器材的改进，以及肿瘤假体的发展，使重建更加简单而持久，以此拓宽了转移性骨肿瘤的手术治疗范围。

（二）转移性骨肿瘤微创外科治疗

近年来，微创治疗的理念逐渐深入人心。微创手术常可在局麻下进行，具有手术时间短、创伤小、费用低等优点，尤其适用于多处骨转移、一般情况比较差的患者。经皮椎体成形术和后凸成形术近年来开始用于治疗转移性脊柱肿瘤，其目的是维持或恢复压缩椎体的高度，从而缓解疼痛、预防骨折，还可与脊柱后路内固定术联合应用，以进一步加强椎体强度。对于髋臼等其他部位的溶骨性破坏也可经皮注入骨水泥行骨成形术，填充溶骨性破坏造成的骨缺损，维持骨骼稳定性，延缓病理性骨折的发生。微波疗法、高强度超声、激光疗法、射频消融术及冷冻消融术均有杀伤肿瘤的作用，这些治疗方法应用于适当的转移性骨肿瘤患者也可达到缓解症状的目的，结合其他治疗手段，可以有效地缓解疼痛，恢复患者的活动能力，并可用于部分放疗效果不佳的患者（图 6-5-3）。

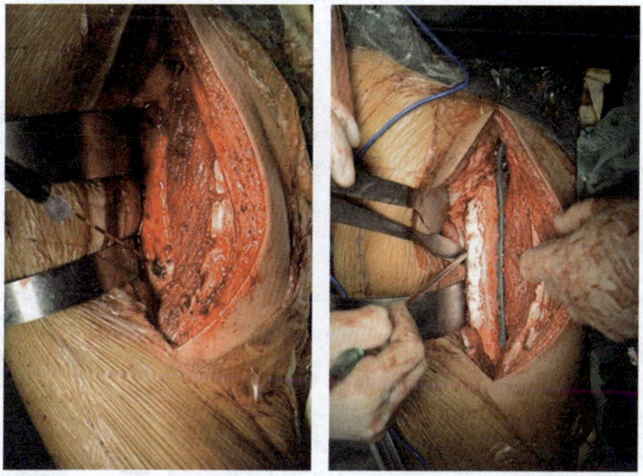

A　　B

图 6-5-3　左股骨肾癌骨转移行射频消融术辅助肿瘤刮除骨水泥填充内固定术

注：A. 射频消融术；B 骨水泥填充内固定术。

(三)转移性脊柱肿瘤外科治疗

转移性脊柱肿瘤的治疗原则主要是姑息性治疗，因此，治疗主要围绕减轻疼痛、保护神经功能、维持或重建脊柱稳定性进行。Tomita评分系统是评估转移性脊柱肿瘤患者预后及指导制定治疗方案较为公认的手段。对于全身状况较差、不能耐受大手术，同时累及多个椎体的转移性脊柱肿瘤患者，可以实施后路椎板切除、椎管减压，同时进行经椎弓根内固定。转移性脊柱肿瘤主要侵袭椎体，因此，对于全身条件好、预期生存时间较长的单一或相邻2个节段的转移性脊柱肿瘤患者，应行椎体切除与内固定。对于预后良好、Tomita评分≤3分的孤立转移性脊椎肿瘤，应按原发性肿瘤处理，手术可以采用全椎体整块切除以获得更好的肿瘤局部控制。对于脊髓或神经根压迫症状明显、存在脊柱不稳定或病理性骨折风险，但可耐受手术切除、责任椎体明确、预期生存期>3个月的患者，可行分离手术（图6-5-4）。对于转移性脊柱肿瘤引起的椎体压缩性骨折患者，椎体成形术在疼痛控制、神经功能改善及生活质量提高方面的疗效显著。

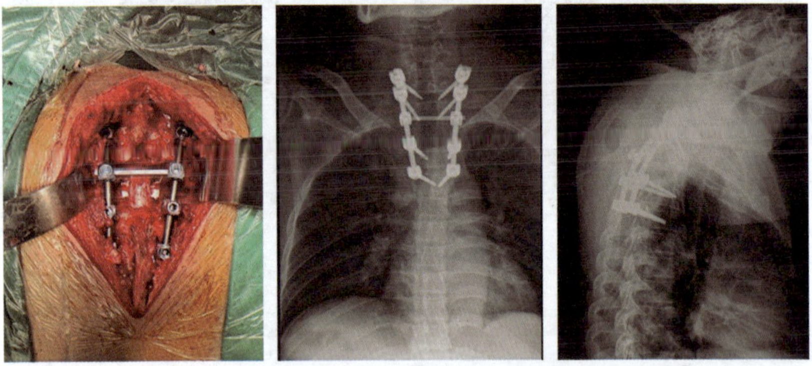

A　　B　　C

图6-5-4　胃癌脊柱转移行脊柱分离手术

注：A. 脊柱分离手术；B术后复查X线正位片；C. 术后复查X线侧位片。

(四)转移性四肢肿瘤外科治疗

四肢长骨是转移性骨肿瘤的好发部位之一，病理性骨折是导致转移性骨肿瘤患者死亡的重要相关事件，骨科医师应综合考虑病理性骨折风险和患者的预期生存时间，选择最为优化的治疗措施，预防病理性骨折的发生。术前应进行骨折风险评估(表 6-5-2)，内容包括肿瘤类型、已接受的治疗、患病时间、肿瘤大小、病灶位置、病变为溶骨性或成骨性、病变是否引起症状等。手术操作的目的是防止病理性骨折的发生或恢复病理性骨折的连续性，应尽力减少手术对骨周围软组织的损伤。应选择最有效的固定方式，使患者术后能在最短时间内恢复肢体功能。对于骨皮质破坏不严重者，可用闭合性髓内钉技术，而破坏广泛者应切开清除肿瘤，填充骨水泥和应用内固定；对于肿瘤破坏关节影响功能者，可行肿瘤型人工关节置换术(图 6-5-5)，对于血供丰富者，术前可行动脉栓塞治疗。应尽可能地降低手术创伤和手术相关的病死率。

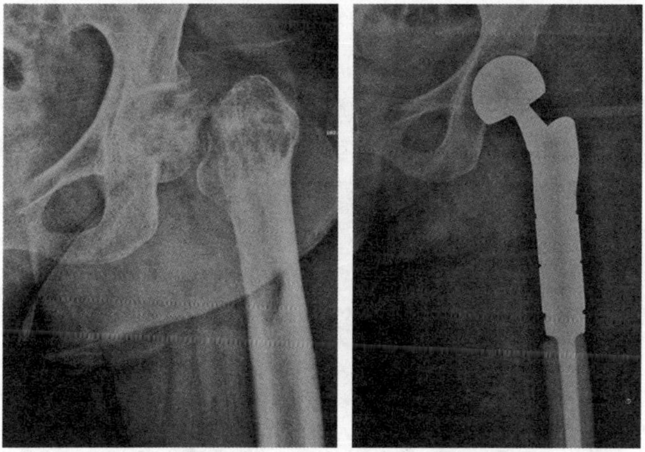

A　　　　　　　　B

图 6-5-5　左股骨上段肾癌骨转移行肿瘤切除骨水泥型肿瘤假体置换术

注：A. 左股骨上段骨转移合并病理性骨折；B. 骨水泥型肿瘤假体置换术术后复查。

表 6-5-2 Mirels 评分系统

	1分	2分	3分
部位	上肢	下肢	转子周围
疼痛	轻度	中度	重度
病变性质	成骨性	混合性	溶骨性
病变大小	＜1/3	1/3～2/3	＞2/3

注：若总评分≥9分，需手术固定以预防骨折；若总评分≤7分，则不考虑手术治疗。

(五)转移性骨盆肿瘤外科治疗

10％～15％的转移性骨肿瘤发生于骨盆，其中大部分为髋臼周围转移，导致疼痛和活动受限，严重影响患者的生活质量。该区域手术有一定的风险和难度，术前评估和手术方案的设计至关重要。手术方式以刮除及骨水泥填充为主(图6-5-6)，但单发、预后较好或放疗无法控制的骨转移病灶，可行广泛切除。当肿瘤巨大及神经、血管严重受累时，可选择半盆截肢。转移性骨盆肿瘤的外科治疗目的：①最大限度地切除肿瘤，采用适当的方法重建骨盆的缺损，防止病理性骨折的发生；②通过清除肿瘤病灶缓解

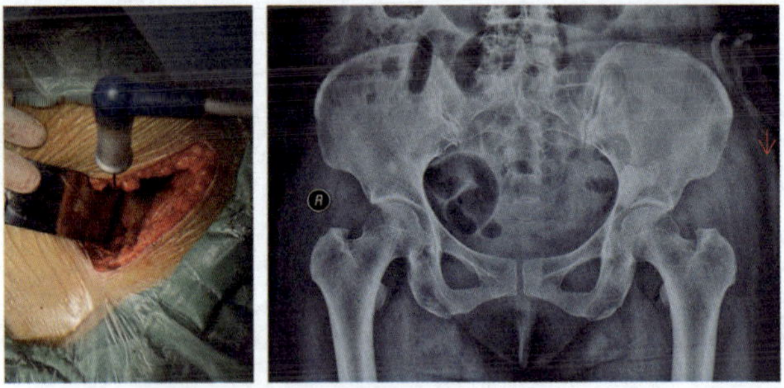

A　　B

图 6-5-6 转移性左髋臼肿瘤行射频消融术辅助骨水泥填充术

注：A. 射频消融术；B. 骨水泥填充术术后复查。

疼痛；③改善功能，提高生活质量；④明确诊断，以便采取综合治疗。

(六)转移性骨肿瘤多学科综合治疗

此外，转移性骨肿瘤患者的预期生存期、原发癌的预后、全身情况、转移灶的部位和数量及患者的意愿和经济情况均应作为考量患者手术方式的指标，同时应强调联合多学科团队交叉合作。外科治疗能显著改善转移性脊柱肿瘤患者的生存质量。通过对患者进行细致的术前评估，结合多种因素，选择个体化的手术方式是获得患者较好满意度的关键。

典型病例

病例一

患者，男，66 岁，肾透明细胞癌病史，右肘部疼痛伴关节活动受限 2 月余。

术前 X 线显示右肱骨远端溶骨性骨缺损，骨质破坏。行右肱骨远端肿瘤整块切除联合肘关节假体置换术（图 6-5-7）。术后肘部疼痛缓解，肘关节旋转、屈伸功能活动度均恢复至正常水平。

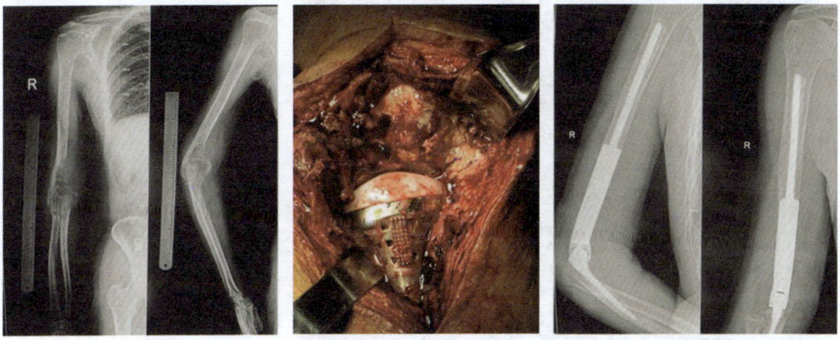

A　　B　　C

图 6-5-7　转移性右肱骨远端肿瘤行全肘关节置换术

注：A. 术前 X 线片显示右肱骨远端溶骨性骨破坏；B. 全肘关节置换术；C. 术后复查假体稳定性良好。

病例二

患者,女,41 岁,宫颈癌病史,左上臂疼痛 3 月余。双下肢肌力下降,足踝屈伸肌力约 3 级,小腿前侧、外侧感觉减退。

术前 X 线和 MRI 显示 L_4 椎体明显骨质破坏,累及双侧附件,椎体见软组织肿块影。行后入路 360°全脊椎切除重建术(图 6-5-8)。术后腰部及下肢疼痛缓解,双下肢肌力明显恢复,足踝屈伸肌力 4 级,双小腿前侧、外侧感觉明显恢复。

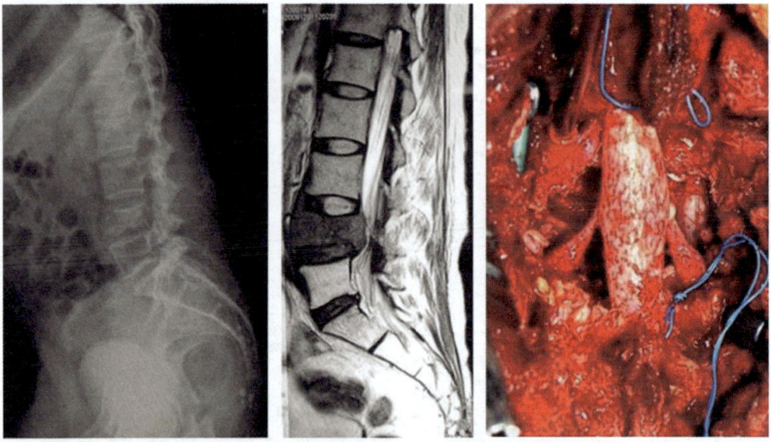

A　　B　　C

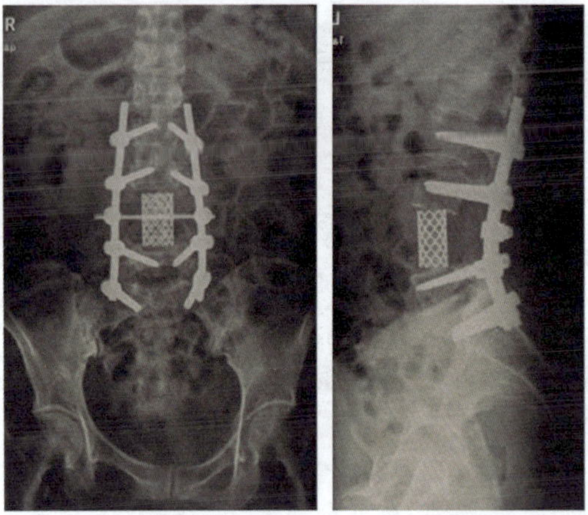

D　　E

图 6-5-8　转移性 L_4 肿瘤行后入路 360°全脊椎切除重建术

注:A. 术前 X 线片显示 L_4 椎体明显骨质破坏,累及双侧附件;B. 术前 MRI 显示 L_4 椎体见软组织肿块影;C. 后入路 360°全脊椎切除重建术;D、E. 术后复查内固定良好。

(吴　强　浦飞飞)

第六节　代谢性骨病

一、骨质疏松

骨质疏松是一种以骨量降低、骨组织微结构损坏、骨脆性增加、易发生骨折为特征的全身性骨病，在脊柱、髋部、腕部、肱骨近端及骨盆处较为常见。骨质疏松可发生于任何年龄段，多见于绝经后女性和老年男性。原发性骨质疏松包括绝经后骨质疏松（Ⅰ型，一般发生于绝经后 5～10 年）、老年骨质疏松（Ⅱ型，一般指 70 岁以后发生的骨质疏松）及特发性骨质疏松（主要为青少年，病因不明）。任何影响骨代谢的疾病或药物及其他明确原因导致的骨质疏松为继发性骨质疏松。

（一）临床表现

骨质疏松初期通常没有明显的症状，随着病情进展，骨微结构破坏可引起症状。患者可出现腰背部疼痛或全身疼痛，通常在翻身、坐起时出现，夜间或负重时加重。严重骨质疏松患者因椎体压缩性骨折可出现脊柱畸形。部分严重的骨质疏松患者易发生脆性骨折，常见于椎体（胸、腰椎）、髋部、肱骨近端及前臂远端。

（二）影像学检查

1. X 线检查　早期表现为非应力骨小梁变细、减少、稀疏。随后承重骨小梁也受累，部分区域可完全消失，骨密度减低犹如软组织。骨皮质的变化晚于骨小梁，表现为厚度变薄、分层、疏松化，最终可呈细线状，骨轮廓类似铅笔勾画状。脆性骨折患者可见椎体高度丢失或骨皮质连续性中断。

2. CT 检查　骨质密度不均，普遍降低，可见骨小梁稀疏，椎体内可有增生硬化伴骨赘形成和钙化。椎体压缩性骨折患者可见椎体内真空裂隙征。

3. 双能 X 线吸收法(dual energy X-ray absorptiometry, DXA) DXA 测量的骨密度是目前通用的诊断指标。绝经后女性、50 岁及以上男性,可参考世界卫生组织(WHO)推荐的诊断标准(表 6-6-1)。

表 6-6-1 基于双能 X 线吸收法(DXA)测定骨密度分类标准

分类	T 值*
正常	≥−1.0
低骨量	−2.5～−1.0
骨质疏松	≤−2.5
严重骨质疏松	≤−2.5+脆性骨折

注:*. T 值=(实测值−同种族同性别正常青年人峰值骨密度)/同种族同性别正常青年人峰值骨密度的标准差。

(三)病理检查

镜下表现为骨小梁总体积减小,骨小梁变薄,呈针状和撑杆状,横切面呈点状,间隔增宽,互不相连。皮质骨因骨膜和骨内膜下骨质吸收而变薄,哈弗斯管变宽,形态近似骨松质。

(四)鉴别诊断

1. 继发性骨质疏松 合并影响骨代谢的内分泌疾病(甲状旁腺疾病、性腺疾病、肾上腺疾病、甲状腺疾病等)、类风湿关节炎等免疫性疾病,影响钙和维生素 D 吸收和代谢的消化系统和肾脏疾病,神经肌肉疾病等长期服用糖皮质激素或其他影响骨代谢的药物等。

2. 肿瘤性病变 如多发性骨髓瘤、转移性骨肿瘤等,穿刺活检可见肿瘤组织。

(五)治疗

1. *内科治疗* 基础措施包括调整生活方式及使用骨健康基本补充剂(钙剂+维生素 D)。服用抗骨质疏松药物[双膦酸盐、降钙素类、绝经激素治疗、甲状旁腺素类似物、NF-κB 受体激活蛋白配体(receptor activator of NF-κB ligand,RANKL)抑制剂等]。

2. *外科治疗* 骨质疏松症引起的脆性骨折,通常需要外科干预、复位及必要的内固定或外固定,目标是使其功能恢复至骨折前水平。

典型病例

患者,女,64 岁,因跌倒后腰背痛 2 天入院。

入院诊断为重度骨质疏松伴椎体压缩性骨折。腰椎平均 T 值为-4.6。X 线、CT 检查示脊柱广泛骨密度降低、多椎体压缩性骨折(图 6-6-1),MRI 检查提示 T_{11}、T_{12} 椎体骨髓水肿,考虑新发且 T_{12} 椎体较严重(图 6-6-2)。行球囊椎体扩张成形术(percutaneous kyphoplasty,PKP)后腰背痛好转(图 6-6-3)。

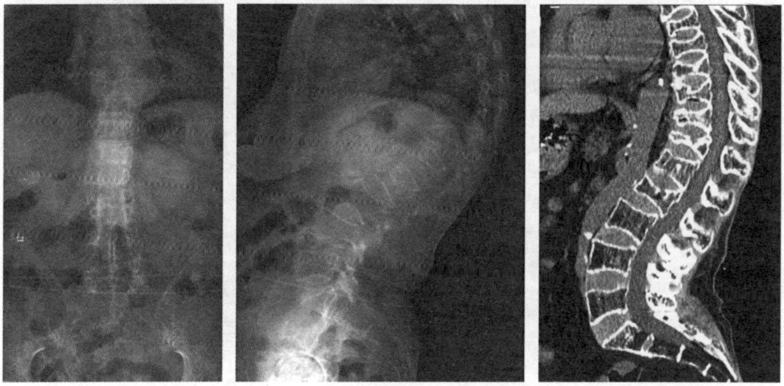

A B C

图 6-6-1 术前 X 线、CT 检查

注:A. 腰椎正位 X 线片;B. 腰椎侧位 X 线片;C. 矢状位 CT。

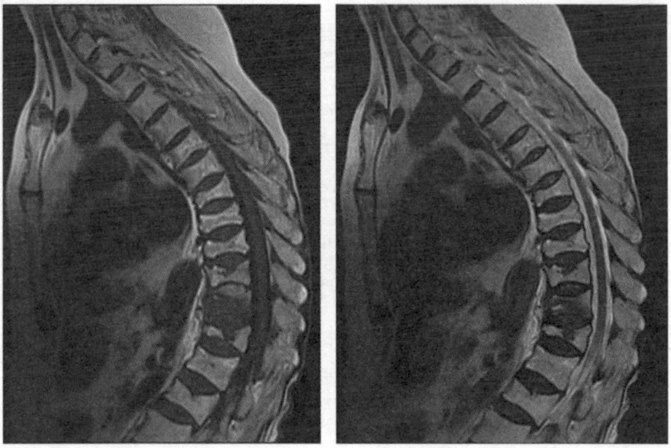

A　　B

图 6-6-2　MRI 检查示 $T_5 \sim T_{12}$ 椎体呈楔形改变

注：A. T_1 加权图像；B. T_2 加权图像。

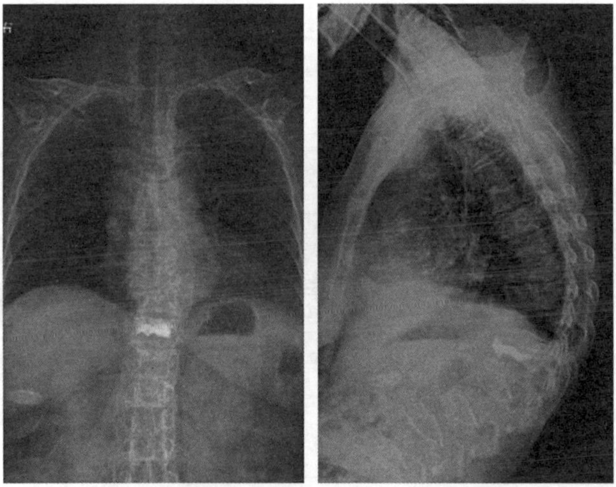

A　　B

图 6-6-3　球囊椎体扩张成形术(PKP)后 X 线片

注：A. 胸椎正位 X 线片；B. 胸椎侧位 X 线片。

二、甲状旁腺功能亢进性骨病

原发或继发病变致甲状旁腺激素(parathyroid hormone,PTH)分泌过多而引起钙磷代谢失常,称为甲状旁腺功能亢进症,分为原发性、继发性、三发性和假性4种。持续增多的PTH的分泌可引起广泛的骨吸收脱钙等改变,严重时可形成纤维囊性骨炎(棕色瘤),易发生病理性骨折及畸形。

(一)临床表现

起病缓慢,常多年无明显症状,最后可出现多种临床表现,如情绪不稳,倦怠、乏力,胃肠道症状,骨关节痛,多尿烦渴,因肾结石而出现绞痛等。多数患者无明显体征,骨骼可有压痛、畸形、局部隆起等,严重者可出现病理性骨折。

(二)影像学检查

1. X线检查　表现为全身骨质脱钙、骨密度减少,骨松质的纵行骨小梁变薄,横行的小梁较少或消失,骨皮质变薄,即主要为骨质疏松、骨质软化、骨膜下吸收及骨骼囊性变等。骨骼囊性变由纤维囊性骨炎导致,多见于四肢管状骨,皮质和髓质均可受累。如囊肿内含棕色液体,即所谓的“棕色瘤”,表现为膨胀性、偏心性、囊状溶骨性破坏,边界清晰锐利,囊内可见分隔。

2. ECT检查　轻度甲状旁腺功能亢进患者的ECT可正常。严重者可见典型代谢性骨病特征:①中轴骨示踪剂摄取增高;②长骨示踪剂摄取增高;③关节周围示踪剂摄取增高;④颅骨和下颌骨示踪剂摄取增高,呈“黑颅状”;⑤肋软骨连接处放射性增高呈“串珠状”;⑥胸骨柄和胸骨体侧缘示踪剂摄取增高,呈“领带征”;⑦肾影变淡或消失。

(三)病理检查

早期表现为骨质疏松及骨膜下骨吸收。“棕色瘤”肉眼观病变大小不一，呈圆形或不规则性，常侵蚀至骨皮质，质地柔软。切面有新鲜或陈旧性出血，呈囊性变，为棕红色。由大量增生的纤维组织、多核巨细胞及吞噬含铁血黄素的巨噬细胞形成结节，血管丰富。病灶周围可见新形成的骨样组织和骨小梁。周围有成排的成骨细胞和破骨细胞。

(四)鉴别诊断

1. 甲状旁腺功能亢进症

(1)继发性甲状旁腺功能亢进症：甲状旁腺受到低血钙刺激而分泌过量的 PTH 以提高血钙的一种代偿性临床综合征，血钙水平为低水平或正常。常见原因有慢性肾功能不全、维生素 D 缺乏、肠营养不良等。

(2)三发性甲状旁腺功能亢进症：在长期继发性甲状旁腺功能亢进的基础上，受到强烈和持久刺激的甲状旁腺组织发展成功能自主的增生或腺瘤，血钙水平增高。该疾病通常需要手术治疗。

(3)假性甲状旁腺功能亢进症：某些非甲状旁腺肿瘤自主分泌过多 PTH 所引起的甲状旁腺功能亢进症，致病肿瘤有肺癌、卵巢癌、胰腺癌、肝癌、甲状腺乳头状癌等。

2. 骨巨细胞瘤　20～30 岁高发，多以股骨下段、胫骨上段多见，病灶呈偏心性、溶骨性、膨胀性。X 线片可见肥皂泡样改变，无明显硬化边及新骨形成。

3. 骨嗜酸性肉芽肿　好发于青少年，常见于颅骨、肋骨、脊柱、肩胛骨等。X 线片多见单房或多房溶骨性破坏，呈膨胀性生长。

4. 骨质疏松　好发于中老年人，绝经后女性多见。全身广泛骨密度减低，可有脆性骨折。DXA 骨密度检测通常出现阳性结果。

5. 骨转移瘤　多见于中老年人，有恶性肿瘤病史。以脊柱、骨盆、四肢骨近端多见。多为虫蚀样、地图样的骨质破坏，无硬化边，无骨膜反应，可合并病理性骨折。

(五)治疗

1. *手术治疗* 手术治疗是首选的治疗方法，可切除甲状旁腺腺瘤或增生的甲状旁腺组织。对于出现高钙血症或高钙危象而不能手术者，可考虑药物治疗(如促钙排泄、抑制骨吸收药物治疗)。

2. *局部骨病治疗* 若分泌过多的PTH可导致某些部位发生强烈骨吸收，出现肿瘤样溶骨性改变或纤维囊性改变，导致骨强度下降，易出现病理性骨折。对于发生或即将发生病理性骨折的患者，应切除病灶行内固定治疗。

典型病例

患者，女，54岁，摔倒后右大腿疼痛伴活动障碍半个月，加重2天。入院诊断为多发骨质破坏，右股骨上段病理性骨折，左股骨上段占位，重度骨质疏松。X线、CT、MRI检查示双侧股骨溶骨性骨质破坏、右股骨上段病理性骨折(图6-6-4～图6-6-6)。病理活检示甲状旁腺功能亢进引起的棕色瘤。行右股骨肿瘤刮除植骨内固定术、甲状旁腺切除术，术后甲状旁腺激素下降，骨密度逐渐恢复。

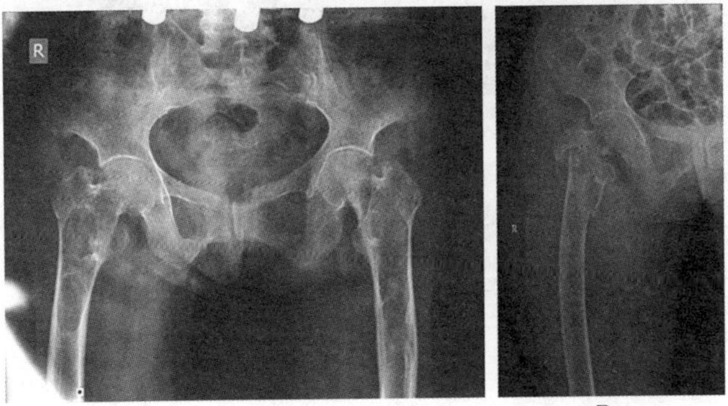

A　　B

图6-6-4　甲状旁腺功能亢进引起棕色瘤的X线片

注：A. 入院前半个月X线片；B. 病理性骨折后X线片。

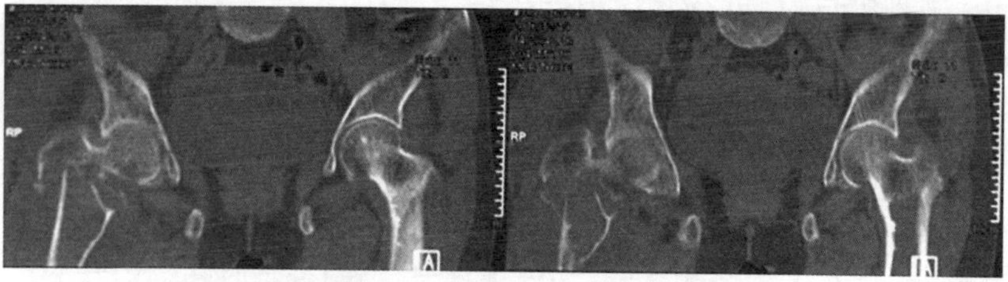

图 6-6-5　棕色瘤 CT 表现

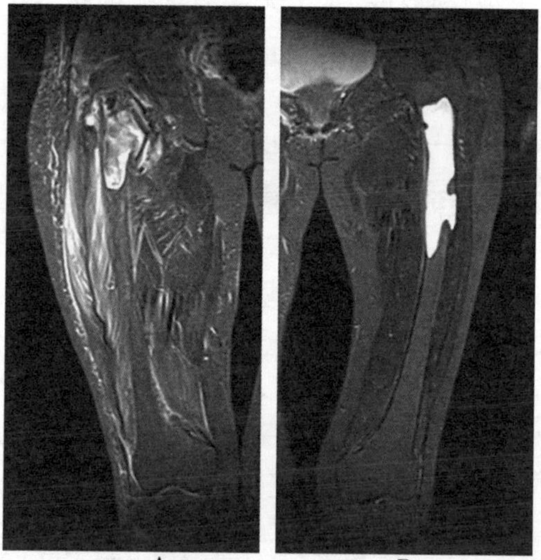

A　　　　　　　　B

图 6-6-6　棕色瘤 MRI 表现

注：A. 右股骨上段病理性骨折，病灶上份长 T_1 混杂长 T_2 信号，下份短 T_1 长 T_2 信号（出血）；B. 左股骨上段髓腔内膨胀性骨质破坏，以长 T_1 长 T_2 信号影为主。

三、佝偻病/骨软化症

佝偻病和骨软化症均是由于维生素 D 缺乏或代谢障碍，钙、磷摄入不足或不能在体内被充分吸收和利用，使新形成的骨基质不能及时矿化，影响骨的发育，使骨质变软，引起骨骼变形的一种代谢性骨病。该骨病发生于婴幼儿和儿童骨骺闭合之前者为佝偻病，发生于成人者为骨软化症。

（一）临床表现

骨骼系统可表现为骨痛、骨骼畸形等。其中婴幼儿可有颅骨变软、变形，指压有乒乓球感，出现“佝偻病串珠肋”、鸡胸、肋弓外翻、膝外翻（X 形腿）、膝内翻（O 形腿）等。成年人骨软化症骨骼畸形并不常见，可有脊柱侧凸，严重者出现鸡胸、驼背、四肢长管骨弯曲、骨盆倾斜、漏斗骨盆、关节畸形及椎体压缩导致身高降低等。维生素 D 和钙缺乏患者可出现神经系统症状，如表情淡漠、肌肉无力、生长缓慢、手足关节僵直搐搦等。面神经叩击征（Chvostek 征）、束臂加压试验（Tousseau 征）阳性。

（二）影像学检查

X 线片示骨骺增宽、骺端模糊，干骺端增宽呈杯口状，生长板骨骺发育不良、矿化延迟。晚期可有弥漫性骨密度减低、骨皮质变薄、骨小梁模糊如磨玻璃样。骨软化症的特征性变化为假性骨折（Looser 带或 Milkman 骨折），不常见但是特异性高，常为对称性。此外，还可出现骨骼、关节畸形。

（三）病理检查

病理学表现包括生长板紊乱、增厚及邻近干骺端变宽，可见生长板下方骨矿化缺失、大段无矿化骨。

（四）鉴别诊断

1. 维生素 D 拮抗型佝偻病　一种是家族性低磷血症性佝偻病，为 X 连锁显性遗传病，近端肾小管重吸收磷障碍，1,25-二羟维生素 D_3 水平异常，表现为身材矮小、膝内翻、牙齿畸形等。治疗可用膦酸盐和 1,25-二羟维生素 D_3。另一种是伴随高钙尿的低磷血症性佝偻病，是常染色体显性或隐性遗传病，临床表现为骨痛、肌无力等。治疗可用膦酸盐。

2. 维生素D依赖型佝偻病　可分为Ⅰ型和Ⅱ型，均是常染色体隐性遗传病。Ⅰ型是由肾脏生成1,25-二羟维生素D的1-α羟化酶缺陷导致，多见于2岁以下小儿，有低钙性手足搐搦表现，骨骼病变严重，侵袭多骨，治疗上可补充1,25-二羟维生素D_3。Ⅱ型是由靶器官1,25-二羟维生素D受体缺陷导致，多见于1岁以下小儿，骨骼病变严重，侵袭多骨，治疗需应用大剂量1,25-羟维生素D_3和钙剂。

3. 肾性佝偻病　由各种肾脏疾病导致肾功能障碍，使钙磷代谢紊乱和1,25-二羟维生素D_3水平异常，表现为骨痛、肌无力、关节无力及发育迟缓等。

4. 软骨营养不良　一种遗传性软骨发育障碍。患者有特殊体态，四肢短、头大、前额突出，腰椎前凸，臂部后凸。依据其短肢型矮小的特殊体态及骨骼X线表现，易于诊断。

（五）治疗

治疗措施：①病因治疗，改变膳食结构，治疗原发病；②补充钙、磷和维生素D；③手术治疗，对于骨折、畸形影响生理功能的患者，可行外科手术治疗。

典型病例

患者，女，11岁，双下肢畸形11年。诊断为佝偻病。2岁双膝内翻行双膝骨骺阻滞矫形术（图6-6-7），同时给予口服补充钙、维生素D等。4岁取出内固定（图6-6-8）。

11岁再次因左膝外翻入院，行左股骨、左胫骨截骨矫形内固定术（图6-6-9）。矫形满意。

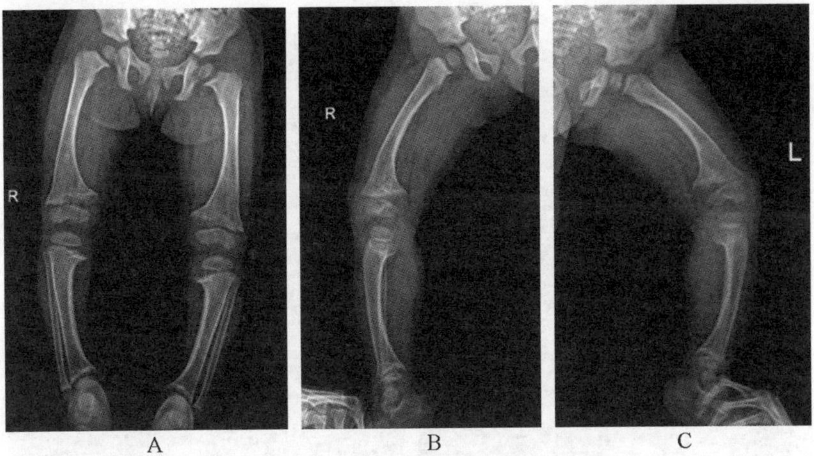

图 6-6-7　患者 2 岁术前 X 线表现(膝内翻)

注：A. 双下肢全长 X 线片；B. 右下肢全长侧位 X 线片；C. 左下肢全长侧位 X 线片。

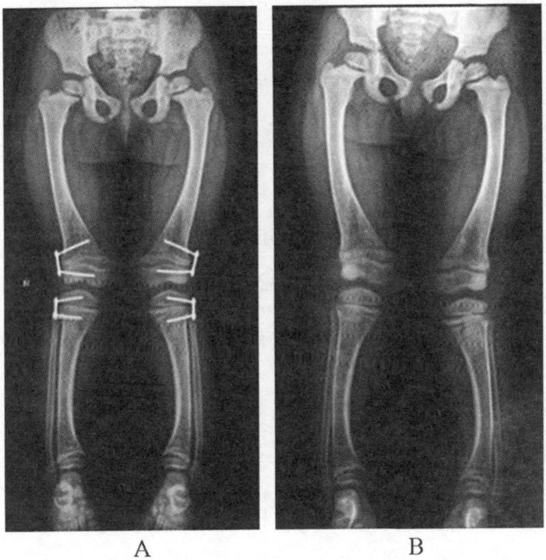

图 6-6-8　患者 4 岁矫形内固定取出前后 X 线片

注：A. 内固定取出前双下肢全长 X 线片；B. 内固定取出后双下肢全长 X 线片。

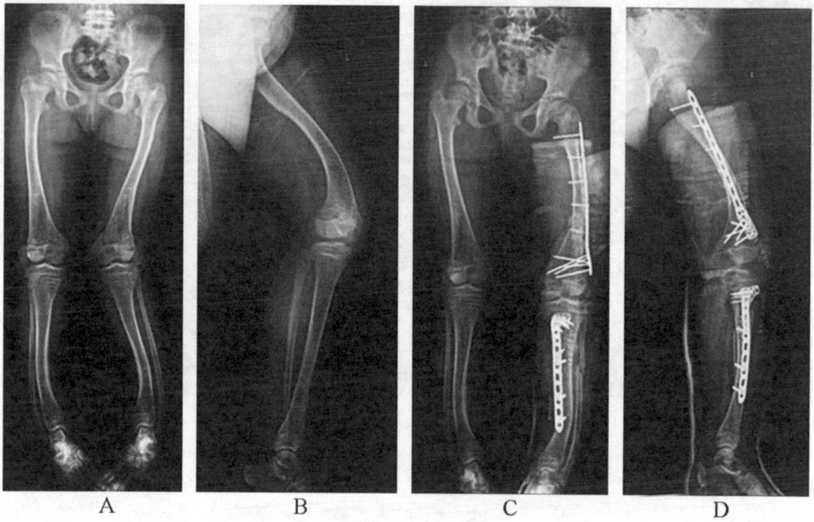

图 6-6-9　左股骨、左胫骨截骨矫形内固定术术前及术后下肢 X 线片

注：A. 矫形前双下肢全长正位 X 线片；B. 矫形前左下肢全长侧位 X 线片；C. 矫形后双下肢全长正位 X 线片；D. 矫形后左下肢全长侧位 X 线片。

四、肾性骨营养不良

肾性骨营养不良(renal osteodystrophy，ROD)是由于慢性肾脏病引起的矿物质及骨代谢异常，包括骨转化异常、骨密度降低、骨结构异常，其核心为骨转化异常。这些代谢紊乱贯穿于肾功能恶化的整个过程，并随之加重，几乎所有透析患者均可发生肾性骨营养不良。

(一)临床表现

除肾脏功能恶化导致的水肿、尿少等症状外，骨病表现为骨痛、骨畸形(儿童多见)、肌肉无力、异位钙化及病理性骨折等。

(二)影像学表现

ROD的影像学表现结合了甲状旁腺功能亢进症和骨质疏松的表现，常见为普遍发现的骨吸收、骨质疏松，可以发现骨膜下骨吸收，尤其是手部近段及中段指节，指节内及锁骨两端可有骨内骨破坏。部分患者的脊椎发生骨性硬化，呈“粗线衫”表现。肾衰竭儿童的主要表现为佝偻病，11～16岁进展性肾衰竭患儿可发现骨骺滑动（常表现为邻近骨骺的骨质薄弱而导致骨折）。

(三)病理检查

病理检查可见不规则、增厚、编织状的骨小梁，成骨细胞及破骨细胞都有所增加。疏松、纤维结缔组织包围着增厚的编织骨。ROD进展期可有骨小梁内破骨细胞和疏松结缔组织增多。

(四)鉴别诊断

1. *骨质疏松*　好发于中老年人，绝经后女性多见。不合并肾脏疾病。全身广泛骨密度减低，可有脆性骨折。DXA骨密度检测通常出现阳性结果。

2. *骨转移瘤*　多见于中老年人，有恶性肿瘤病史或有原发恶性肿瘤证据。以脊柱、骨盆、四肢骨近端多见。溶骨性转移性骨肿瘤多为虫蚀样、地图样骨质破坏，无硬化边，无骨膜反应，可合并病理性骨折。

(五)治疗

肾性骨营养不良的治疗主要为饮食控制和药物治疗。

1. *饮食治疗*　保证高钙、低磷及充足维生素D的摄入。

2. 药物治疗 补充活性维生素D及其代谢物，钙敏感受体(calcium sensing receptor，CaR)激动剂等。

3. 外科治疗 肾性骨营养不良由长期而严重的继发性甲状旁腺功能亢进症转变为自主性或三级甲状旁腺功能亢进症，发展成为腺瘤或增生明显，加剧骨病变的患者，可考虑行腺瘤切除或次全甲状旁腺切除术。

典型病例

患者，女，75岁，左下肢疼痛伴活动受限3天。既往慢性肾衰竭10年余。

入院诊断为左股骨转子间骨折、肾性骨病、尿毒症、继发性骨质疏松。X线检查示骨密度减低，左股骨转子间骨折(图6-6-10)。行左股骨转子间骨折切开复位内固定术(图6-6-11)。

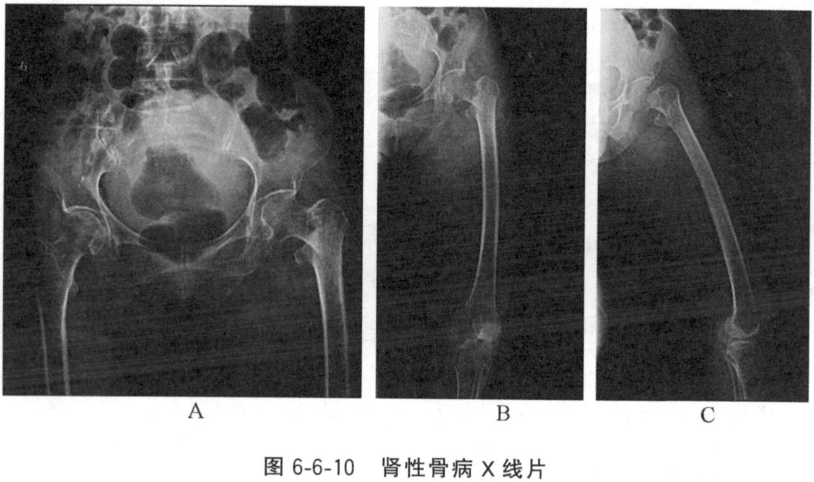

A B C

图6-6-10 肾性骨病X线片

注：A. 骨盆正位X线片；B. 左股骨全长正位X线片；C. 左股骨全长侧位X线片。

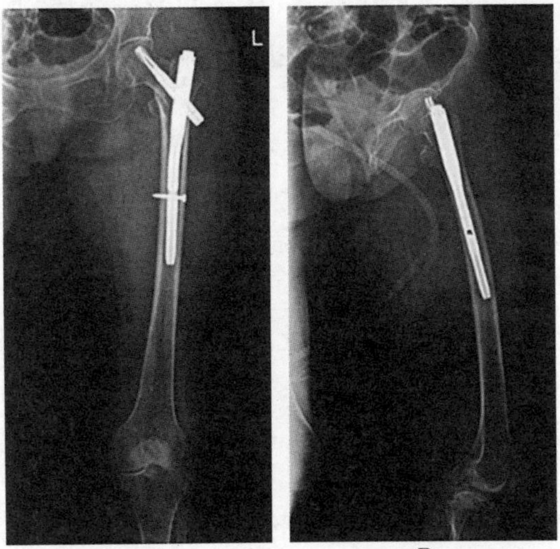

A B

图 6-6-11 左股骨骨折切开复位内固定术后 X 线片

注：A. 左股骨全长正位 X 线片；B. 左股骨全长侧位 X 线片。

五、成骨不全

成骨不全是由遗传性中胚层发育障碍造成骨骼脆性增加及胶原蛋白代谢紊乱为特征的结缔组织异常性疾病，以骨脆性增加、结缔组织异常为特点。成骨不全的病因目前尚未完全明确，属于常染色体遗传的先天性疾病。

（一）临床表现

成骨不全以骨骼发育不良、骨质疏松、脆性增加及畸形、蓝色巩膜（90%以上）及听力丧失为特征，但患者的临床差异很大，重者可出现胎儿宫内多发骨折及死亡，轻者至学龄期才有症状。骨脆性增加导致轻微的损伤即可引起骨折，部分严重患者可出现自发性骨折。

（二）影像学检查

X 线片主要表现为骨质的缺乏及普遍性骨质疏松。四肢骨细长，骨皮质变薄，透明度增加，呈磨玻璃状，亦可呈囊性。脆性骨折以下肢多见，往往畸形愈合。椎体变薄，呈双凹形或变扁，骨小梁稀疏。肋骨后段纤细，前端常为喇叭样扩大。

(三)病理检查

大体标本呈弥漫性骨质疏松，可见长骨成角和弓形变，骨皮质薄如蛋壳，髓内缺少海绵状骨。可见近期或已愈合的骨折。镜下可见生长板结构紊乱、软骨矿化及生长板片段化。可见长骨骨松质小梁纤细、稀疏、矿化紊乱，骨细胞数量增加，使骨呈富细胞性，骨胶原结构可呈板层或编织状。

(四)鉴别诊断

成骨不全是罕见病，以骨骼发育不良、骨质疏松、脆性增加及畸形、蓝色巩膜(90%以上)及听力丧失为特征。诊断上需结合临床表现(骨折、蓝色巩膜、耳聋)、典型X线片表现及家族史来确定，需要与软骨发育不全、迟发性幼年骨质疏松、佝偻病及骨软化症等疾病鉴别。

(五)治疗

成骨不全是先天性疾病，无特殊治疗方式，主要为预防骨折。药物治疗可给予生长激素、双膦酸盐、骨肽等。对骨折的处理同正常人，但由于其愈合迅速，固定时长可缩短。当长骨矢状面或冠状面弯曲超过40°时，发生骨折的风险较大，需要手术干预。

典型病例

患者，男，7岁，因摔伤致左大腿疼痛伴活动受限1周入院。

入院时X线检查示双下肢诸骨发育畸形，左胫骨副中段骨折(图6-6-12)。诊断为成骨不全症。行左胫腓骨切开复位内固定＋股骨截骨矫形术，术后给予双膦酸盐治疗，二期行右股骨、胫骨截骨矫形术(图6-6-13)。矫形满意，骨密度较前恢复。

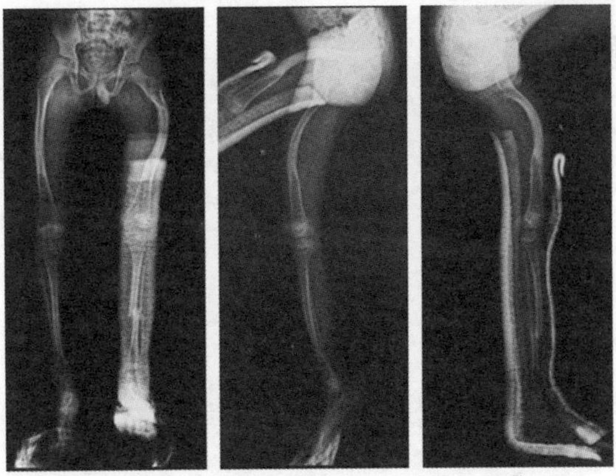

A　　B　　C

图 6-6-12　成骨不全典型 X 线片

注：A. 双下肢全长正位 X 线片；B. 右下肢全长侧位 X 线片；C. 左下肢全长侧位 X 线片。

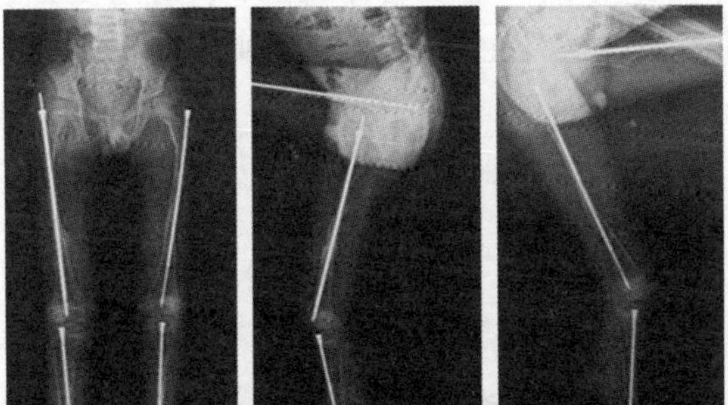

A　　B　　C

图 6-6-13　矫形术后 1.5 年 X 线片

注：A. 双下肢全长正位 X 线片；B. 右下肢全长侧位 X 线片；C. 左下肢全长侧位 X 线片。

（钟彬龙）

第七章

运动系统先天性畸形

第一节　先天性斜颈

先天性斜颈(congenital torticollis)是一种临床上多见于新生儿及婴幼儿常见的颈部畸形，一侧胸锁乳突肌的挛缩或纤维化，导致头面部向同侧倾斜，而下巴向对侧偏转。该病在世界范围内的发病率为0.3%～1.9%，男女比例为3∶2，多见于右侧，并且有约20%的患儿伴有髋关节发育不良，诊断的主要依据是体格检查。先天性斜颈的病变主要在肌肉，因此一般也称为先天性肌性斜颈(congenital muscular torticollis)。本病需与由先天性骨骼异常、外伤、感染、炎症、肿瘤、眼科疾病及神经性肌张力障碍等因素导致的斜颈鉴别。

一、病因及病理改变

先天性斜颈的病因尚不明确，通常认为是由产伤、宫内胎位异常等导致的胸锁乳突肌缺血、水肿、纤维化及挛缩。显微镜下可见弥漫性增殖的成纤维细胞和成肌纤维细胞，以及变性的骨骼肌纤维和瘢痕样胶原。波形蛋白和肌动蛋白染色呈阳性。

二、临床表现

患侧胸锁乳突肌中下部可触及一个质硬的肿块，可于出生后或2～3周出现。头向肿块一侧偏斜，而下颌偏向对侧，颈部向患侧旋转及向对侧倾斜活动均受限。一般肿块生长约2个月后会缓慢开始退化缩小，并在 2～8 个月逐渐消退。部分患儿的胸锁乳突肌形成条索，颈部活动受限更加明显。

患有先天性斜颈的儿童更喜欢以俯卧姿势睡觉，患侧头面部朝下，而长期处于此位置会对头面部骨骼带来不对称的压力。若未早期发现或及时治疗，会逐渐出现头面部的继发畸形，患侧面部发育较差，双眼不在同一水平面。同时颈椎、胸椎可能会存在代偿性侧凸。

斜颈若未能得到及时的矫正，随着患儿的生长发育，患侧颈部的软组织逐渐挛缩。此时，即便离断胸锁乳突肌，但因挛缩的软组织及血管、神经的存在，畸形矫正的效果也并不满意。

三、诊断

先天性斜颈的诊断主要依靠体格检查，尤其是胸锁乳突肌触诊。早期胸锁乳突肌可触及肿块，后呈条索状挛缩，晚期可伴有头面部发育不对称及畸形。一般来说，诊断并无困难，产伤、胎儿宫内受压等病史有助于进一步明确诊断。

四、鉴别诊断

约有 20％的先天性斜颈患儿伴有髋关节发育不良，因此，斜颈患儿要注意检查髋关节，必要时拍摄骨盆 X 线片，以避免相关合并症的漏诊。

该疾病也要注意与某些继发性斜颈鉴别，尤其是无肌性斜颈的典型表现，或者保守治疗无效，或者颈部出现明显疼痛的患儿，应考虑其他继发疾病导致的斜颈。

需要与先天性斜颈鉴别的疾病：①先天性骨骼发育异常，如先天性半椎体、先天性短颈、椎体分节不良等；②外伤，如颈椎骨折、寰枢椎旋转半脱位、锁骨骨折等；③颈部炎症，如扁桃体炎、淋巴结炎、结核等；④颈椎肿瘤，如椎体嗜酸性肉芽肿等；⑤神经肌肉系统异常或病变，如中枢神经系统肿瘤、听神经瘤、先天性胸锁乳突肌缺失等；⑥眼源性斜颈，如视力异常、斜视等。

五、治疗

先天性斜颈尚无标准化治疗方法，一旦确诊，应及早进行干预和治疗。经过恰当的治疗，90%～95%斜颈患儿的症状会在1岁以内改善。治疗的主要目标是恢复患儿颈部的主动和被动运动范围，防止颈部软组织挛缩及头面部的不对称发育。

1. *非手术治疗* 非手术治疗包括颈部牵拉和手法按摩，主要适用于1岁以内的婴幼儿。主动牵拉可通过患侧方向予以喂奶、喂水，或者用声音或玩具吸引患儿向患侧转头；局部按摩主要是按摩胸锁乳突肌肿块，用拇指、示指的指腹上下或前后轻柔地揉捏肿块，2～3次/天，每次20～30下，局部可外用多磺酸黏多糖乳膏等外用药。进行手法牵拉时，固定患儿双肩，将头转向健侧，下颌转向患侧，50～100次/天。但牵拉及按摩手法不当也可能造成新的损伤。

2. *手术治疗* 非手术治疗无效、就诊延迟的患儿适宜手术治疗。颈部向患侧偏转超过30°及面部发育不对称均为手术适应证。手术方法包括胸锁乳突肌下段胸骨头和锁骨头切断松解术，胸锁乳突肌上端切断松解术、上下两端同时切断松解术、“Z”形延长术等。对于年龄较大的患儿往往还需要同时松解颈部挛缩的筋膜及软组织，且术后需要佩戴矫形支具固定，并及早开始牵拉矫正训练。

典型病例

患儿，男，6岁，先天性肌性斜颈，右侧胸锁乳突肌挛缩。患儿家属诉幼儿期经非手术治疗后曾有好转，后期出现畸形复发再次就诊。

术前外观如图7-1-1所示。行胸锁乳突肌胸骨头及锁骨头切断术(图7-1-2)。术后佩戴矫形支具辅助治疗(图7-1-3)。

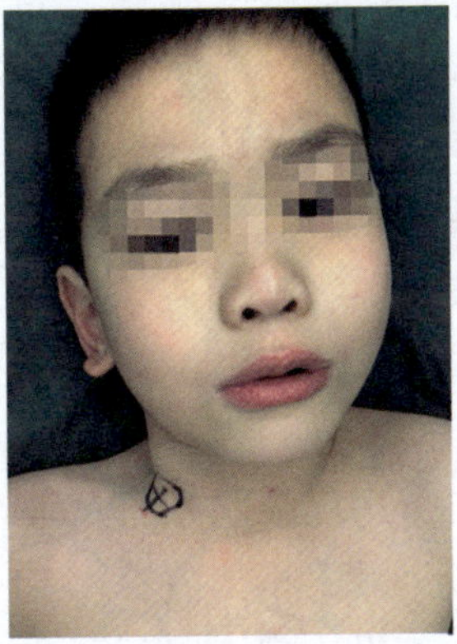

图 7-1-1　患儿术前外观照可见挛缩的胸锁乳突肌

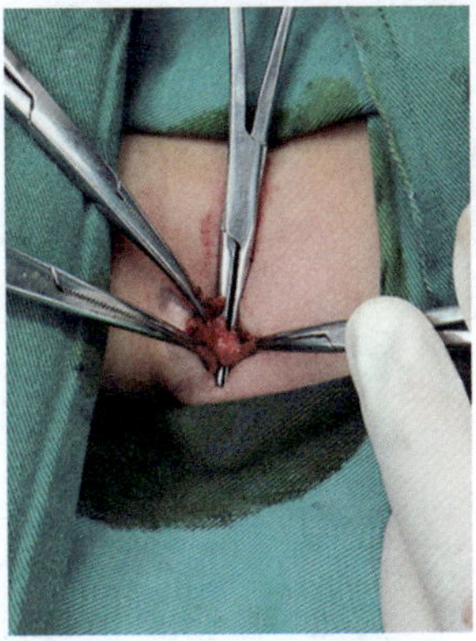

图 7-1-2　术中离断胸锁乳突肌胸骨头及锁骨头、松解挛缩的筋膜及软组织

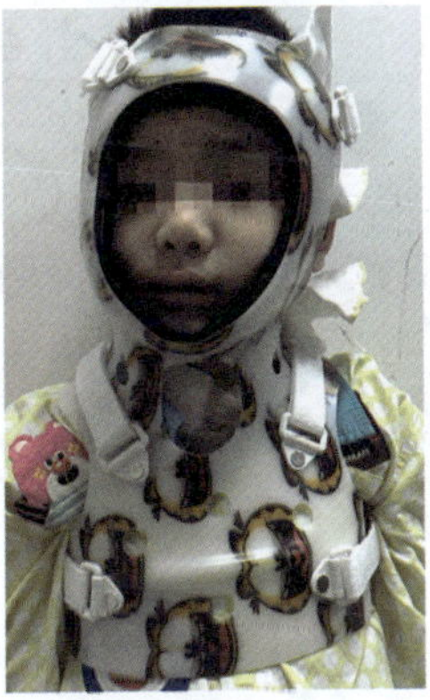

图 7-1-3　术后佩戴矫形支具辅助治疗

（王尚玉）

第二节　先天性膝内翻和膝外翻

膝内翻和膝外翻是骨科临床体检时常见的临床表现之一，正常儿童在出生至 2 岁左右，双下肢可呈现生理性的膝内翻（O 形

腿），逐渐变直后又可逐渐呈现生理性的膝外翻（X形腿），可持续至6～8岁。骨科医师首先要有儿童下肢骨骼正常发育周期特点的概念，方可将生理性的膝关节内外翻与骨关节疾病导致的膝关节内外翻进行区分。进行体格检查时，需要患者平躺并保持膝盖和足尖朝上，在自然并拢时测量膝关节或踝关节间距。生理性的膝内翻和膝外翻通常＜5 cm，而且通常双侧对称，不影响孩子的正常活动和运动。而后天性疾病导致的膝内、外翻，更多为单侧出现，且通常能追溯到相关损伤或病史，并且影响孩子的正常活动及运动功能（参见第二章第七节“小儿骨折”相关内容）。

本章所述的先天性膝内翻和膝外翻，仍然需要与脑瘫、中枢系统炎症等幼年时发病的疾病鉴别，这些疾病会影响运动神经系统的发育，从而导致随发育逐渐出现的膝内、外翻。虽然这些疾病可能由妊娠至出生过程中的疾病导致，但并不属于遗传因素相关的“先天性”疾病范畴。需要注意的是，在发育过程中无任何疾病导致的双下肢对称性且需要治疗干预的膝关节内外翻，在临床上也并不鲜见。

先天性膝内翻和膝外翻的病因包括家族遗传性佝偻病、内生软骨瘤病（Ollier病）、遗传性多发性外生骨疣等与家族遗传明确相关的骨疾病或骨肿瘤（参见第六章“骨肿瘤与代谢性骨病”相关内容），还包括下文介绍的胫骨内翻和多发性骨骺发育不良（侏儒症）。

一、胫骨内翻

胫骨内翻又称“Blount病”。Erlancher于1922年最早描述该疾病。Blount在1937年发表论著认为其是一种累及胫骨近端骨骺内侧的疾病，其真正病因尚不清楚，可能是遗传性与发育性因素的联合作用，但负重是发生本病的必要条件。

（一）临床表现

特征性表现为胫骨内翻、内旋及膝关节反曲。Blount根据发病年龄将其分为2型：①8岁前发病的婴幼儿型；②8岁至骨骼发育成熟前发病的青少年型。约60%的患儿为双侧对称发病，因此，婴幼儿型需要与这一年龄组常见的生理弯曲区分，尤其是年龄<2岁的儿童。Blount病的内翻畸形通常呈进行性加重，而生理弯曲则随生长而消失。

尽管青少年型比婴幼儿型少见，但又可分为2型：①继发型，由创伤或感染引起部分骨骺闭合导致；②迟发型，见于8～13岁的肥胖患儿，特别是非洲裔儿童，无明确的致病因素。

（二）影像学检查

X线片示胫骨近端骨骺内侧板变短、变薄并呈楔形改变，骺板轮廓不规则并向内倾斜。干骺端形成一个通常可以触及的内侧突起，但其对胫骨内翻不具有诊断意义。然而有学者认为，内侧干骺端的碎裂是进行性胫骨内翻的特征性表现，成角畸形恰好发生于这一突起的远端。

（三）病理检查

目前认为胫骨内翻是一种累及胫骨近端干骺端的获得性疾病，而不是骨骺发育不良或骨软骨病。迟发型胫骨内翻的组织学改变与婴幼儿胫骨内翻、股骨头骨骺滑脱很相似。这种骨骺的进行性改变和畸形随着生长发育可分为6期，最后骨骺内侧部分融合，向下形成90°角。

（四）鉴别诊断

1. *感染性疾病或外伤引起的胫骨骨骺损伤*　如感染，创伤等，均能够找到明确的外伤病史及感染的临床表现。

2. *良性骨肿瘤病变引起的胫骨骨骺损伤*　如局部的纤维软骨发育不良等，均可通过特异的影像学检查及病理检查结果鉴别。

（五）治疗

Blount病的治疗取决于患儿的年龄及内翻的严重程度。总体来讲，2～5岁患儿适用于观察或试用支具矫形，而进行性畸形通常需要截骨手术治疗。对于骨骼发育尚未成熟的患者，在截骨手术的同时可以运用外固定支架同时矫正力线并行肢体延长，预后一般较好。对于骨骼已经发育成熟的青少年，如果仅表现为内翻而无肢体的长短不一，可以采用一次性截骨矫形钢板内固定的方式进行治疗。对于合并肢体长短不一致的患者，也可使用外架同时矫正力线并进行肢体延长。

典型病例

患儿，女，11岁，发现右膝内翻5年余，未诉右膝关节外伤及感染等病史，以右膝内翻情况逐渐加重的临床表现就诊。

术前X线示右胫骨内翻畸形，右胫骨近端内侧骨骺异常（图7-2-1）。在完善术前检查后行右胫骨截骨及伊利扎洛夫外架矫形术。术后3个月X线片如图7-2-2所示。

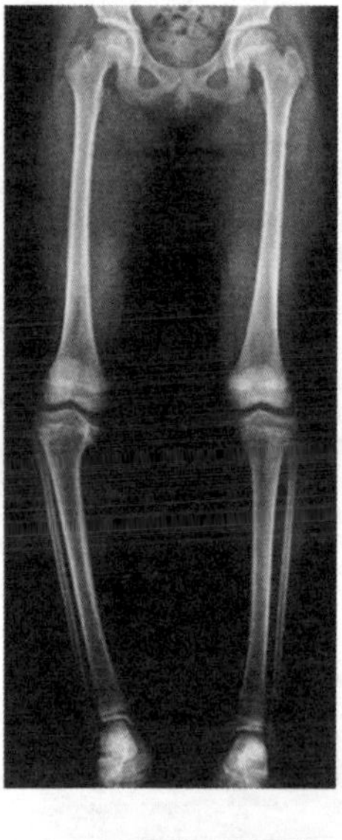

图7-2-1　术前X线片（右胫骨内翻畸形）

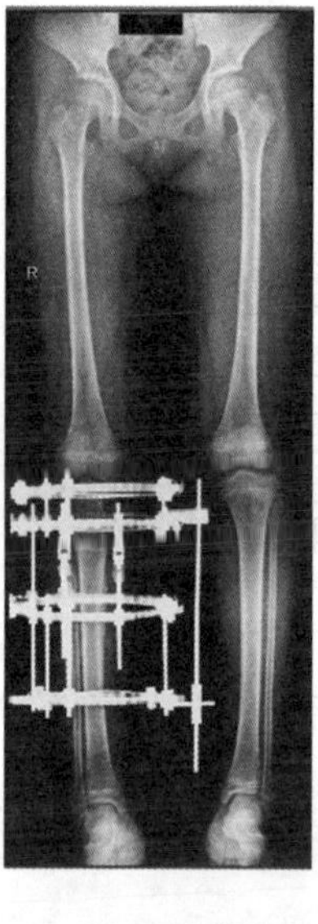

图7-2-2　右胫骨截骨及伊利扎洛夫外架矫形术后3个月X线片

二、多发性骨骺发育不良

多发性骨骺发育不良（multiple epiphyseal dysplasia）又称“Catel 病”，是一种临床上少见的骨发育不良，为常染色体显性或隐性遗传病。有家族性，但其遗传变异性大，即使在同一家族中的表现也不同。病变只侵袭骨骺，儿童时期最显著，以 11～12 岁儿童的症状最为明显，青春期后随年龄增长，症状可改善。

（一）临床表现

出生后并无明显畸形，症状轻的病例可因症状不明显、不去就医而不被发现，症状重的病例在 2～3 岁就表现出症状，通常因行走延迟、步态不稳、身材特别矮小而就诊。

青春期前可出现关节隐痛。多数病例只累及四肢，不累及脊柱与躯干，个别病例可出现脊柱侧弯。四肢受累一般是对称的，以髋、肩、膝、踝关节部位骨骺更为明显。手指短粗，指甲短而钝，重者握物能力明显低下。

（二）影像学检查

股骨头次级骨化中心出现延迟是最早的 X 线片征象，可以延迟至 1～2 岁才出现。股骨头骺不规则，密度增加不均匀、斑驳、破碎。其他部位（如股骨远端、胫骨近端、胫骨远端及肘、腕关节）骨骺，均可有程度不等的变异，腕骨间、跗骨间可发生融合。待发育成熟、骨骺闭合后，关节面不规则，呈桑葚状，股骨颈干角减小，短颈、扁平髋，膝关节力线不良，内翻或外翻，踝关节踝穴变形，距骨滑车塌陷变扁，距骨颈变短，距骨头扁平，距骨缺血性坏死，跗骨扭曲，趾骨短缩，肘关节、腕关节间隙明显变窄，尺桡骨发育不对称，腕骨扭曲，掌骨变短。个别病例累及椎体，表现为椎体不规则，前方稍呈楔状变形。

股骨远端骨骺高度与干骺端宽度比值不良可见于多数患儿。这一指标对于早期诊断很有价值。

(三)病理检查

病理检查主要可见软骨发育过程中先期钙化带区的软骨细胞未成熟,数量减少,排列不规整,导致骨化障碍。

(四)鉴别诊断

1. 单个部位骨骺受累的疾病　如先天性髋内翻畸形、儿童股骨头坏死、距骨和舟骨坏死等。上述疾病仅累及单个部位骨骺,而无全身多处受累表现。

2. 良性骨肿瘤及骨病等引起的骨骺改变　如局部的纤维软骨发育不良、Blount 病和骨骺点状发育不良等。上述疾病均有各自典型的临床影像学表现,并可通过病理检查进行鉴别。

(五)治疗

目前只有对症矫形治疗,无特异性病因治疗。下肢畸形矫形手术不宜过早进行,骨骺未闭合前矫形,畸形复发率甚高。下肢畸形在截骨手术的同时可以运用外固定支架同时矫正力线并进行肢体延长,预后一般较好。

早期髋关节疼痛最简单、有效的治疗方法为卧床牵引,在适当时期可行股骨近端截骨矫正力线以改善髋关节功能。对于晚期退行性改变严重、功能障碍明显的病例,可行全膝关节置换术。对于握物能力差的病例,松解掌指关节与近指间关节侧副韧带会有所帮助。

典型病例

患儿,女,11 岁,发现双膝关节内翻 9 年余,加重伴膝关节活动受限,行走疼痛 2 年,无家族史。

术前及术后随访至第 3 年,并在下肢矫形术后 1 年先后行双侧髋关节截骨矫形术(图 7-2-3)。行双侧胫骨截骨及伊利扎洛夫外架延长矫形术。手术前后及术后 2 年外观功能如图 7-2-4 所示。

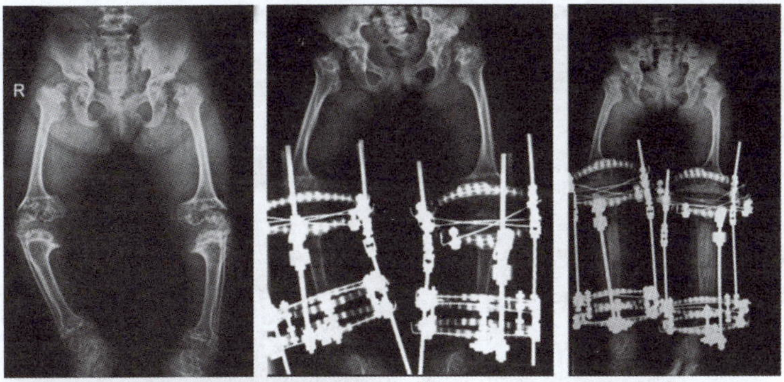

A　　　B　　　C

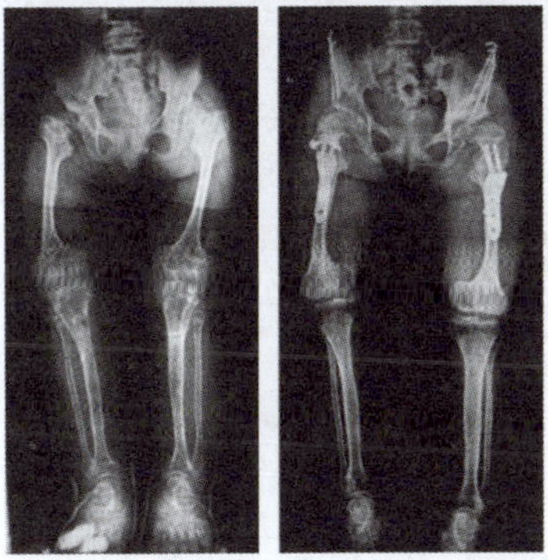

D　　　E

图 7-2-3　术前及术后随访 X 线片

注：A. 术前 X 线片示右胫骨内翻畸形，右胫骨近端内侧骨骺异常；B. 同时行双侧胫骨近端截骨及伊利扎洛夫外架延长矫形术后 X 线片；C. 术后 X 线片示双侧胫骨延长矫形过程中；D. 去除 Ilizarov 外固定架后 X 线片；E. 行截骨矫形术后 2 年 X 线片。

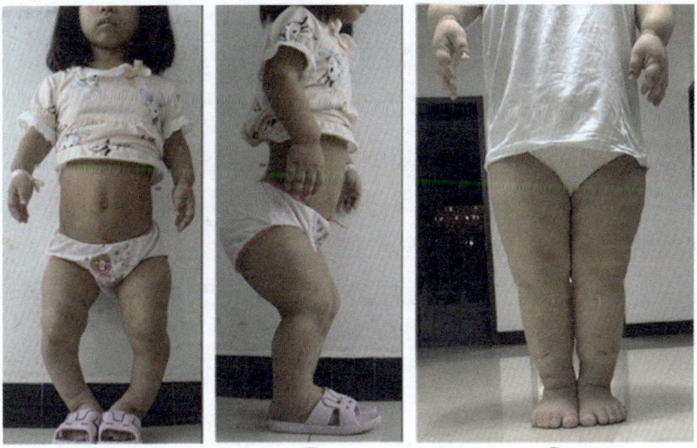

A　　　B　　　C

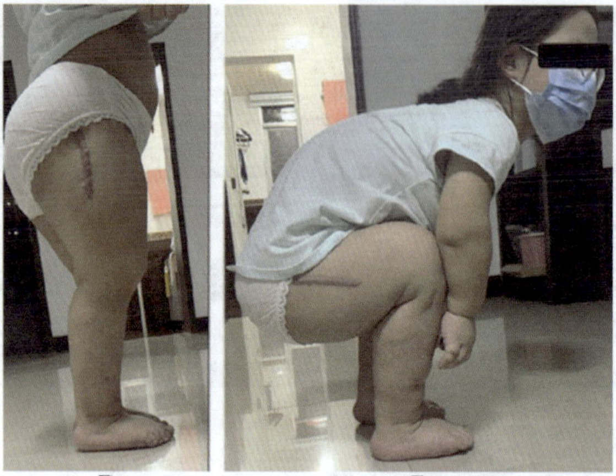

D　　　　　　　　E

图 7-2-4　术前和术后外观

注：A、B. 术前患者双下肢外观；C、D. 截骨矫形延长术拆除外架后；E. 外观及膝关节功能。

（唐　欣）

第三节　发育性髋关节发育不良

发育性髋关节发育不良（developmental dysplasia of the hip，DDH）又称“先天性髋关节脱位（congenital dislocation of the hip，CDH）”，该病是婴幼儿至成人先天性或发育性髋关节解剖结构异常的统称，包括髋关节脱位、半脱位及髋臼发育不良等。DDH 的早期诊断和治疗比较困难，我国相关的统计资料显示，新生儿发病率约为 3.9‰，男女发病比例为 1∶(5～9)，单侧发病常见，单侧者又以左侧居多。延误治疗容易出现残余畸形、退行性关节炎及股骨头坏死等并发症。

一、临床表现

1. 外观　学步前期单侧病变可见患儿臀部及腹股沟皮肤褶纹不对称，患侧褶纹多而深。学步后期可见患儿跛行、摇摆步态，单侧病变可出现下肢不等长，腰椎前凸增大、翘臀，患侧髋关节屈曲外展受限。

2. 关节活动　被动活动患髋时，感觉髋关节松弛，伸直内收位推拉患肢可有活塞样感。双侧屈膝屈髋 90°外展时，可见脱位的髋关节外展受限。

3. Allis 征　患儿仰卧，双侧屈膝 85°～90°，双足平放于床上，两侧内踝靠拢，可见两膝高低不等，患侧低于健侧。

4. Ortolani 试验（“弹进”试验）　患儿取平卧位，屈髋屈膝各 90°，检查者用拇指置于患儿股骨小转子处，其余 4 指置于大粗隆部向内下方挤压，逐渐外展大腿髋关节，出现突然弹响或弹跳，此时髋关节已复位，此为诊断髋关节脱位的可靠方法。

5. Barlow 试验（“弹出”试验）　患儿取平卧位，屈髋屈膝各 90°，检查者拇指置于患儿大腿近端内侧，其余 4 指置于其大转子，当拇指向外上方推压时，可感到股骨头从髋臼滑出。当去除拇指压力时，股骨头又自动弹回髋臼内。该试验是诊断髋关节发育不良、髋关节不稳定的可靠方法。Ortolani 试验和 Barlow 试验仅适用于较小的婴儿，并且要求患儿在安静和肌肉松弛的状态下实施。

6. Trendelenburg 征（单足站立试验）阳性　用于检查站立后期的 DDH 患者。正常情况下，单足站立时，对侧臀中、小肌收缩，骨盆抬高，而 DDH 患儿的患侧臀中、小肌松弛，对侧骨盆不升反降。

二、影像学检查

（一）超声检查

Graf 超声检查能早期筛查新生儿 DDH，是一种有效、无创的方法，进行普查时此方法最方便、有效，但其有效性取决于检查者的技术与经验，容易出现假阳性。当 α 角＜59°、β 角＞55°时，应怀疑髋关节发育不良的可能。

（二）X 线检查

怀疑 DDH 的患儿，出生 4 个月后可拍摄包含双侧髋关节在内的骨盆正位 X 线片。进行 X 线检查时，应加性腺防护板。X 线片可发现髋臼发育不良、半脱位或脱位，以下 4 个指标可用于评估。

1. 髋臼指数　通过双侧髋臼软骨（Y 状软骨）中心点连一直线（H 线），由 Y 状软骨中心点与骨性髋臼外缘连线，两线的相交角为髋臼指数。正常新生儿为 30°～ 40°，1 岁时为 22°～ 28°，3 岁趋于稳定，为 20°～ 25°，大于此范围时，则提示髋臼发育不良（图 7-3-1）。

2. Perkin 方格　从骨性髋臼外缘向 H 线做一垂线，将髋关节划分为 4 个象限。正常股骨头骨骺位于内下象限内。若股骨头骨骺位于外下象限为半脱位，位于外上象限内为全脱位（图 7-3-2）。

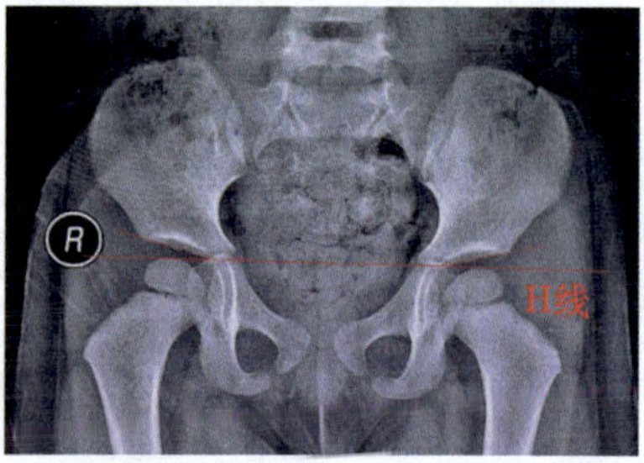

图 7-3-1　髋臼指数测量

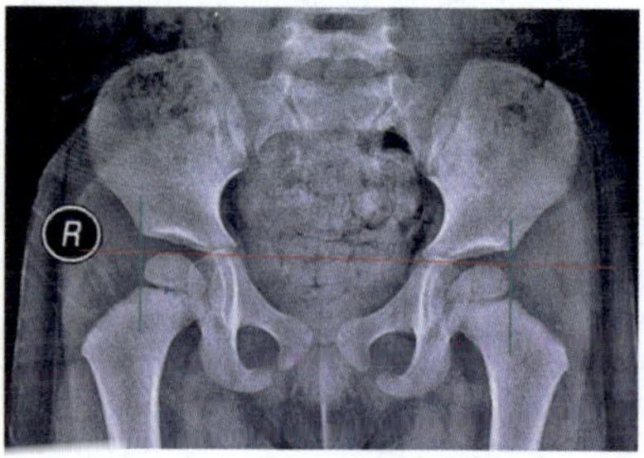

图 7-3-2　Perkin 方格

3. Shenton 线　正常闭孔上缘与股骨颈内侧呈抛物线相连，称为 Shenton 线。脱位时，此线连续性中断（图 7-3-3）。

4. CE 角（中心边缘角）　髋臼外缘与股骨头中心点连线，与股骨头中心的垂线所形成的夹角，正常为 22°以上，可用于对股骨头包容的评价（图 7-3-4）。

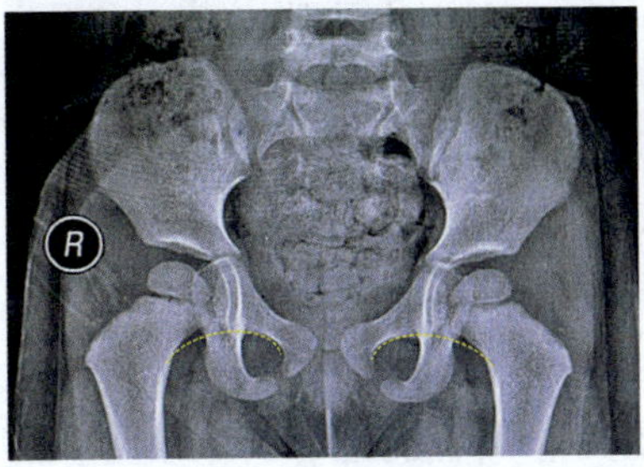

图 7-3-3　Shenton 线

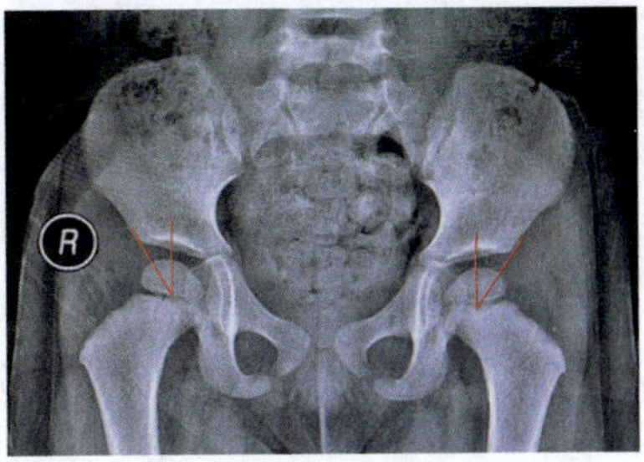

图 7-3-4　CE 角(中心边缘角)

三、鉴别诊断

1. 股骨头骨骺骨软骨病(Perthes 病)　儿童股骨头骨骺缺血性坏死临床上的主要表现为跛行、患侧髋关节疼痛及关节活动受限。X 线表现为股骨头骨密度增高、碎裂、塌陷，股骨颈囊性变、增宽变短。

2. 多发性骨骺发育不良　多发性骨骺发育不良是一种少见的遗传性软骨发育缺陷，特征为全身多个骨骺异常骨化，四肢变短。X 线表现为多出骨骺骨化不规则，骨化中心密度异常，骨端粗大。

四、治疗

本病预后的关键在于早期诊断、早期治疗，患儿的年龄越小，疗效越好。尽早使髋关节复位，恢复头臼匹配，可在较短时间内痊愈。治疗的目标是早期诊断，复位股骨头，避免缺血性坏死和矫正残余畸形。

1. 0～6 月龄　治疗的最佳时间。目前最常用的治疗方法是使用 Pavlik 吊带(连衣挽具)。这种挽具可使患儿保持屈髋屈膝外展位，连续 24 h 佩戴支具 6～8 周以使髋关节稳定。连续固定 2～6 个月，85%～95%的患儿可获得痊愈，如果脱位的髋关节

3～4 周仍没有复位，应放弃吊带治疗，采用闭合或切开复位，治疗原则与 6 个月以上的患儿相同。

2. 6～18 月龄　此年龄段患儿达到爬行年龄，Pavlik 吊带治疗的成功率显著降低，往往需要采用闭合复位、髋人类位石膏固定。此年龄组治疗的方案可能包括闭合复位、内收肌切断和关节造影。如果闭合复位失败，可考虑切开复位髋人类位石膏固定。石膏固定 4～6 周后 X 线片显示髋关节位置满意，可考虑在麻醉下更换石膏继续固定 6 周，拆除石膏后换用外展支具固定，直至髋臼发育正常。

3. 18～36 月龄　已明确诊断为髋关节发育不良的幼儿期患儿通常应手术治疗。年龄较小的患儿通过股骨近端去旋转截骨可以获得矫正。因发育不良累及髋关节，需要采取改变髋臼方向的骨盆截骨术，如 Salter 截骨术、Pemberton 截骨术等。有的患儿则需要做骨盆和股骨联合截骨术，可参见 3 岁以上患儿的处理。

4. 3～8 岁　3 岁以上的儿童髋关节周围结构已发生适应性挛缩，髋臼和股骨头也出现结构性改变，需要切开复位、股骨近端截骨和骨盆截骨术，其中骨盆截骨有 Salter 截骨术、Pemberton 截骨术、Steel 三联截骨术、Dega 截骨术、Ganz 截骨术等。

5. 8 岁以上　年龄＞8 岁的儿童和青少年股骨头已经不能下移到髋臼水平，只能采用姑息性及补救性手术。单侧脱位的治疗日的是最大限度地恢复解剖和功能，为关节置换创造条件。对于双侧脱位假臼形成者，手术干预弊大于利，可放弃治疗，后期在合适的年龄行全髋关节置换术等。手术方式主要包括髋臼周围截骨术（periacetabular osteotomy，PAO）、Chiari 骨盆内移截骨术、槽式髋臼扩大术等。

典型病例

患者，女，1 岁 11 个月，步态异常半年。X 线片示双侧髋关节脱位（图 7-3-5），行双侧髋关节切开复位、骨盆 Pemberton 截骨术、股骨近端短缩去旋转截骨内固定术(图 7-3-6)。术后 1 年恢复良好(图 7-3-7、图 7-3-8)。

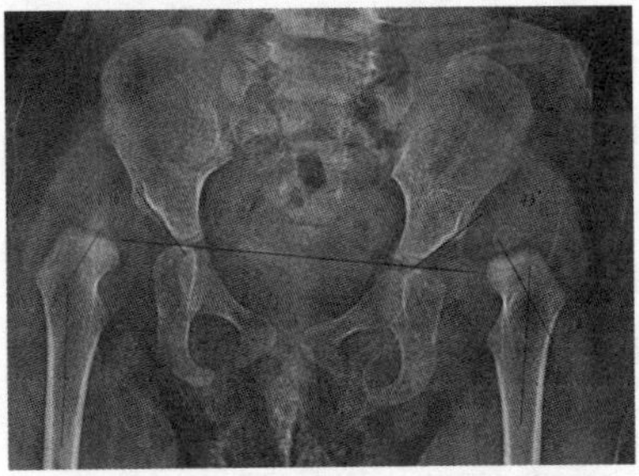

图 7-3-5　双侧髋关节脱位 X 线片

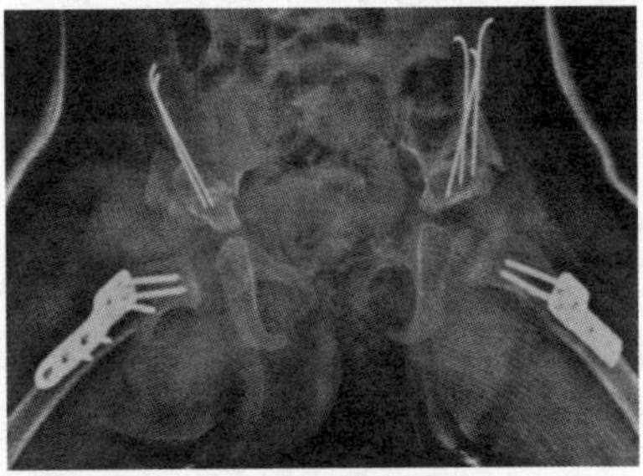

图 7-3-6　术后 X 线片

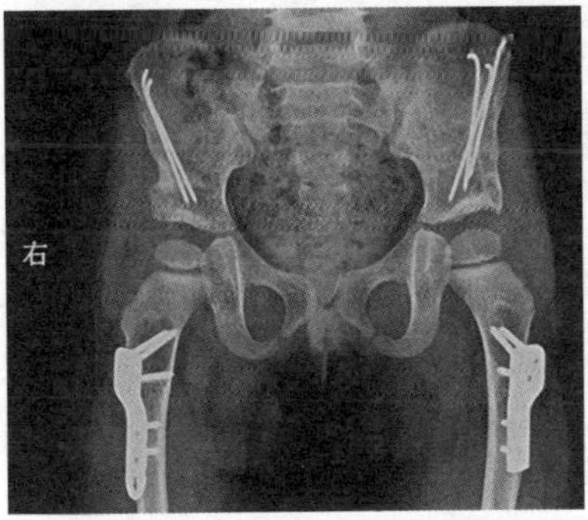

图 7-3-7　术后 1 年 X 线片

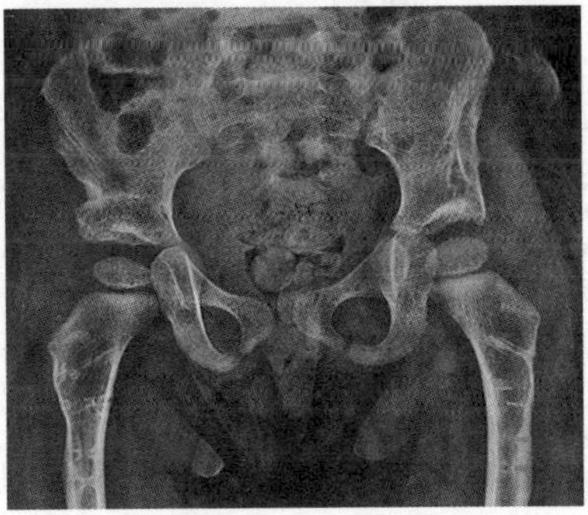

图 7-3-8　取出内固定装置术后 X 线片

(连仁浩)

第四节　先天性马蹄内翻足

先天性马蹄内翻足(congenital clubfoot，congenital talipes equinovarus)的发病率约占存活新生儿的 1‰，是最常见的先天性骨骼肌肉系统畸形。约 50％为单侧发病，右侧更为常见。马蹄内翻足的畸形组成包括后足马蹄样姿势、跟骨内翻、高足弓和跖骨内收,并常伴有明显的跟腱挛缩、三角韧带和弹簧韧带的严重短缩及胫骨后肌和跖间韧带的紧张。

马蹄内翻足的治疗目标是纠正外观畸形,获得一个功能正常、活动度正常、无痛的足。手法按摩、手术,或者两者相结合,都是临床常用的处理办法。

马蹄内翻足多表现为特发或单纯足部畸形,但也有很多神经肌肉综合征会合并这类畸形,包括脑脊膜膨出、多关节挛缩、脑瘫、脊髓灰质炎后遗症等。环境因素也可能在马蹄内翻足的发生中发挥作用,包括妊娠前 3 个月的羊水穿刺、孕妇吸烟、病毒感染、妊娠期糖尿病等。

一、病因

(一)原始骨基质发育异常学说

距骨内的原始胚芽缺陷引起距骨持续性跖屈和内翻,并继发多个关节及肌肉肌腱复合体的软组织改变。

(二)神经肌肉学说

神经肌肉单位内的软组织原发性异常,可引起继发性骨性改变,小腿肌肉明显萎缩,经过治疗后改善不明显。

二、临床表现

(一)足内翻

足内翻主要表现为足尖下垂,后足外缘着地而内缘无法着地。

(二)踝跖屈

踝跖屈表现为踝关节背伸受限,多表现为持续的跖屈。

(三)足前部内收

足前部内收主要表现为前足内收，多合并中足、后足畸形。

(四)胫骨内旋

胫骨内旋表现为膝关节屈曲为 90°时，足的轴线和大腿的轴线成角，内旋角度一般$>5^{\circ}$。

(五)患足被动矫正无法背伸

患足被动矫正无法背伸可分为 2 种类型。

1. 松弛型　足外形瘦小，畸形较轻，易于用手法将足置于中立位，小腿周径与健侧相似。非手术治疗效果佳。

2. 僵硬型　足肥而短，足跟小，畸形严重，小腿周径较健侧为细，畸形不易用手法扳正，常需辅以手术治疗。

三、影像学检查

(一)X 线检查

需拍摄双足正位片和应力背伸侧位片。X 线片显示距骨与第 1 跖骨纵轴和跟骨与第 4、5 跖骨纵轴不平行而形成夹角，距骨与跟骨纵轴夹角$<30^{\circ}$(正常为 $30^{\circ}\sim35^{\circ}$)。

(二)B 超检查

B 超检查可用来诊断婴幼儿马蹄足，对于观察软骨的情况具有 X 线检查无法替代的作用。

四、鉴别诊断

(一)先天性跖骨内收

跖骨内收是一种发生在跗跖关节(Lisfranc 关节)的横向畸

形，指跖骨向身体中线偏移。某些情况下，通常是畸形更严重时，跖骨内收可能与引发前足内翻的结构有关。相比马蹄内翻足，跖骨内收的病变集中在前足和中足。典型的 X 线片表现比较容易鉴别两者。

（二）先天性垂直距骨

先天性垂直距骨又称“畸形性距舟关节脱位”“先天性凸形外翻足”，是一种少见的先天性畸形足，是先天性平足症的一种类型，一侧或双侧同时发病，通常于出生后即可诊断。垂直距骨的畸形集中在距骨，典型的 X 线片可鉴别。

（三）平足症

平足症又称“扁平足”，是指先天性或后天性病因导致的足内侧纵弓低平或消失，常伴有后跟外翻、前足外展畸形。扁平足畸形虽然是整个足部的畸形，但是与马蹄内翻足的表现相反，前足主要表现为外展，从外观上容易鉴别。

（四）多关节挛缩症

多关节挛缩症（arthrogryposis multiplex congenita，AMC）的术语用于描述出生时即有多个关节僵硬。最常见的类型是一种称为“肌发育不良”的疾病。AMC 是一种罕见的疾病，每 3000 个新生儿中有 1 个会发生该疾病。真正的肌发育不良在约 1 万个新生儿中会出现 1 个。患有肌发育不良的儿童在出生时手臂和/或腿部肌肉很少，导致关节僵硬和行动困难。这种情况可从轻微到严重不等，但许多儿童可以在帮助下改善功能。AMC 的表现为多关节受累，单纯马蹄内翻足多表现为单纯足部畸形。

（五）神经源性马蹄内翻足

神经改变引起的马蹄足随儿童发育畸形逐渐变得明显，应注意儿童的肠道和膀胱功能有无改变，足外侧有无麻木区，特别注意腰骶部小凹或窦道及皮肤的色素改变，必要时应行 MRI 检查以确定是否存在脊髓栓系综合征。肌电图及神经传导功能检查对了解神经损伤有帮助。

五、治疗

应尽早治疗，即治疗越早，效果越佳。在新生儿期（出生后 1 周至 1 个月）即可开始治疗。

（一）非手术治疗

Ponseti 矫形方法目前已得到全世界的肯定。许多医学中心认为大多数马蹄内翻足可通过这一方法成功治疗，而不需要手术治疗。Ponseti 矫形方法包括早期（1 个月内）手法按摩序贯石膏治疗，部分病例需要跟腱切断术，以及最后一次石膏拆除后开始佩戴支具（Denis Browne 鞋）。

（二）手术治疗

错过非手术矫形时机，或矫形后未按照医嘱要求佩戴矫形支具而造成畸形复发的患儿，可根据其不同的情况进行相应的手术治疗。

1. *广泛软组织松解术*　常用的术式包括 Cincinnati 切口及改良的 MaKay 手术。

2. *跟腱延长术*　错过跟腱松解手术年龄的患儿（一般为 2～3 岁）需要行跟腱延长术，将跟腱行 Z 形切开。

3. *胫前肌外移术*　适用于马蹄内翻足早期轻度复发，或治疗后残留前足内收畸形的儿童。

4. *Ilizarov 外固定架矫正*　大龄僵硬性马蹄内翻足患儿（一般为 5 岁以上），足部骨骼已经骨化，单纯通过软组织无法矫正畸形，可以使用外固定支架技术，术后需要定期调节支架，外观基本满意，但会残留足踝关节僵硬。

5. *足部截骨矫形术*　有很多手术方式。一般患儿年龄＞5

岁，可根据其畸形情况选择不同部位的截骨，可以与外固定支架联合矫正马蹄内翻畸形。

6. 三关节融合术　适应证为10岁以上的儿童。对于合并跖骨内收、后足内翻、跖屈3种畸形的患儿，可以考虑行此手术。

典型病例

病例一

患儿，男，1个月，出生后即表现为双侧马蹄足内翻足，右侧更重，遂于门诊就诊。

常规检查未提示其他脏器畸形。查体表现为典型的马蹄内翻足。治疗前见图7-4-1，经过Ponseti系列石膏治疗（图7-4-2），足部外形明显改善。

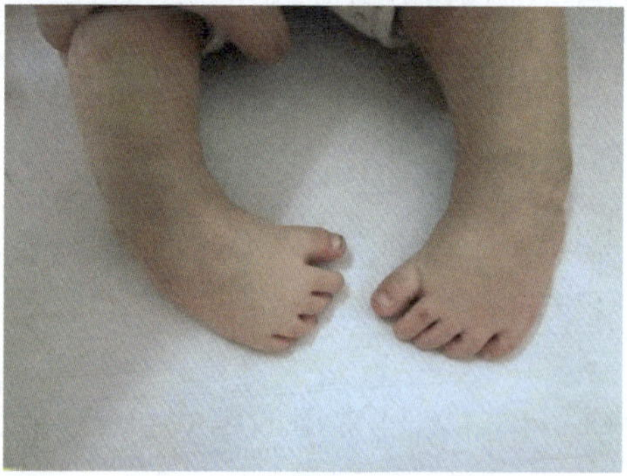

图7-4-1　治疗前

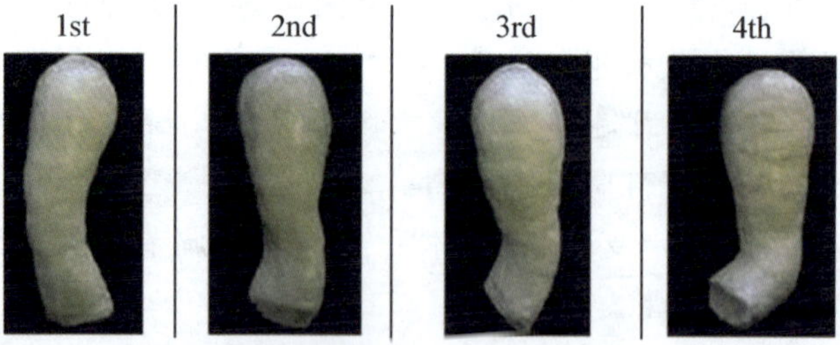

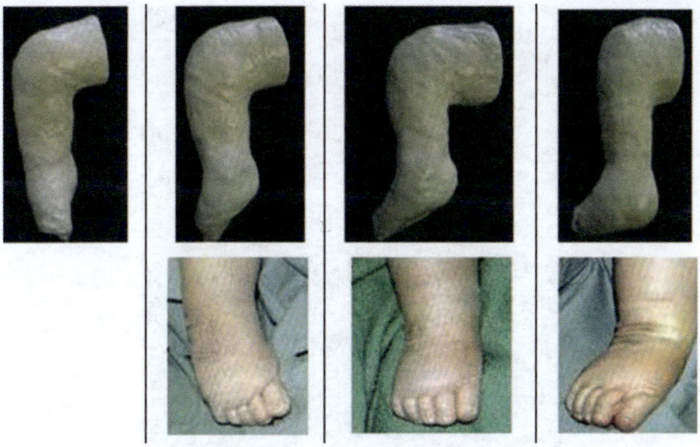

图 7-4-2　系列石膏固定后

病例二

患儿，男，6 岁，出生后表现为马蹄内翻足畸形，但一直未接受治疗。

门诊查体示右足僵硬型马蹄足，踝关节及足部活动受限明显。治疗前外观如图 7-4-3 所示。在全身麻醉手术下置入 Ilizarov 外固定架，并逐步调整。术后外观如图 7-4-4 所示。

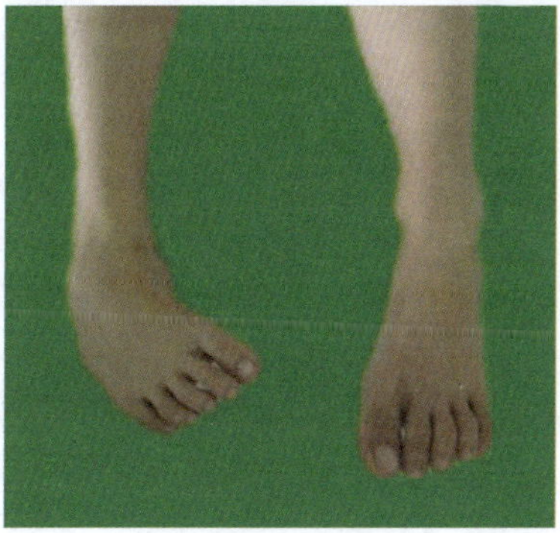

图 7-4-3　右足僵硬型马蹄足治疗前

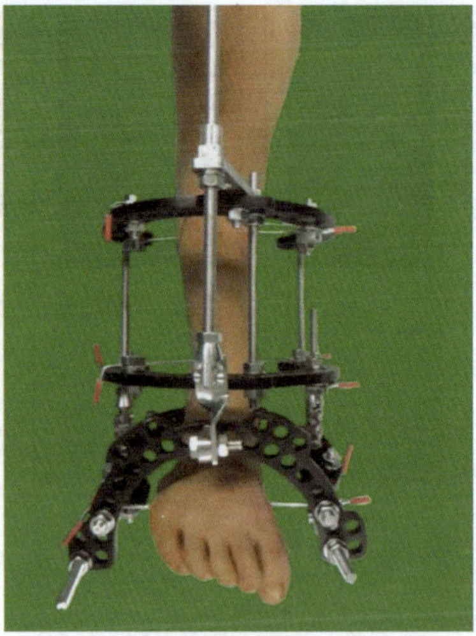

图 7-4-4　右足僵硬型马蹄足治疗后

（洪　攀）

第八章

骨科常用治疗技术

第一节　石膏固定技术

目前虽有新式的外固定出现，但传统的石膏绷带外固定具有价格便宜、使用方便、应用广泛等特点，是骨科医师需要熟练掌握的一项基本技能。石膏绷带是常用的外固定材料之一，具有微孔，可透气及吸收分泌物，对皮肤无不良反应，易于达到三点固定的治疗原则，固定效果好，护理方便，并可用于长途转运患者的固定。

一、石膏绷带的制备、规格和应用

石膏绷带是采用生石膏煅制研磨而成的熟石膏粉撒在淀粉液浆制的大网眼纱布绷带上，用木板刮匀并卷成石膏绷带卷。一般规格为 10 cm×500 cm 和 15 cm×500 cm。

外固定石膏分衬垫石膏和无衬垫石膏。衬垫石膏是在包扎石膏绷带部位的体表包缠棉卷 2～3 层，在关节和骨端隆起处重点加衬棉垫以防止压迫，继而包扎石膏绷带，多用于手法复位和术后可能存在肢体严重肿胀的患者。无衬垫石膏是在包扎部位体表除在石膏近侧端和关节部位包绕棉卷外，其余均为石膏绷带直接与皮肤接触，该方式较轻便且固定可靠，多用于手法复位后预估无严重肿胀的患者。但无论何种方式，均需密切观察伤肢血供，避免肿胀引起血液循环障碍，必要时需将石膏剖开。

二、常用石膏绷带的类型

(一)石膏托

将石膏绷带浸入冷水至无气泡形成,完全浸透后取出并轻挤两端,按需要长度折叠成石膏条带,即石膏托。一般前臂石膏托采用 10 cm 宽的石膏绷带 10 层,上肢石膏托可根据情况增加 1～2 层;小腿石膏托采用 15cm 宽的石膏绷带 12 层。石膏托的宽度以包围肢体周径 2/3 为宜。将石膏托置于伤肢背侧或后侧,用手抹贴于肢体上,使用湿绷带包缠 2 层固定,继续用干绷带包缠,以达到固定肢体的目的。

(二)石膏夹板

将 2 条石膏条带分别置于伤肢伸侧和屈侧,用手抹贴于肢体,使用湿绷带包缠 2 层固定,继续用干绷带包缠。多用于已有肿胀或可能发生肿胀的肢体。

(三)石膏管型

采用石膏条带和石膏绷带相结合包缠肢体,可适用于四肢。为防止肿胀引起肢体血液循环障碍,在石膏管型塑形后,于肢体屈侧纵行剖开,并在缝隙中填塞棉絮,再包缠绷带 2 层。

(四)躯干石膏

采用石膏条带和石膏绷带相结合包缠躯干,常见有头胸石膏、颈胸石膏、石膏围领、肩人字石膏、髋人字石膏、石膏背心等。

(五)特殊类型石膏

特殊类型石膏有治疗先天性髋关节脱位的蛙式石膏、固定肩关节的石膏外展架、治疗无移位肱骨或胫腓骨骨折的 U 形石膏夹板等。

三、关节固定功能位置

关节固定功能位置：①肩关节，外展60°～90°，前屈30°～45°，外旋15°～20°；②肘关节，屈曲80°～90°，前臂中立位；③腕关节，背伸30°，尺偏5°～10°；④拇指关节，对掌位；⑤手指关节，掌指关节140°，近指间关节130°，远指间关节150°；⑥髋关节，外展10°～15°，前屈15°～20°，旋转0°；⑦膝关节，屈曲5°～20°；⑧踝关节，维持90°。

四、石膏绷带外固定制作

（一）前期准备

清理桌面，准备石膏剪、棉卷、剪刀等用具，测量肢体长度，准备石膏绷带，准备盛有冷水的容器，清洁固定部位的皮肤。

（二）浸泡石膏

将石膏绷带卷轻轻横放并浸泡于水中，待气泡排空后泡透，双手轻握两端取出，轻轻向中间对挤，去除多余水分后即可使用。根据情况直接使用绷带或做成石膏条带。将水加温或加入食盐可加速石膏凝固。

（三）制作石膏管型

将石膏绷带浸透并挤去水分，从上至下或从下至上平整包缠2层固定棉垫，根据部位采用石膏条带加强固定，再继续用石膏绷带包缠，边缘可略做折叠。石膏绷带包缠时可重叠1/2或1/3，注意用力均匀，避免过紧或过松，并在包缠过程中抹平，挤出多余空气及水分（图8-1-1）。

（四）制作石膏条带

将石膏绷带浸透并挤去水分，放置于平板上并摊开，根据肢体长度折叠 10～12 层，抹平作为石膏托固定使用（图 8-1-2）。如需与石膏绷带联合使用，则折叠 5～6 层即可，并使石膏条带两端及两侧边缘稍薄，便于衔接处平整、无压迫。

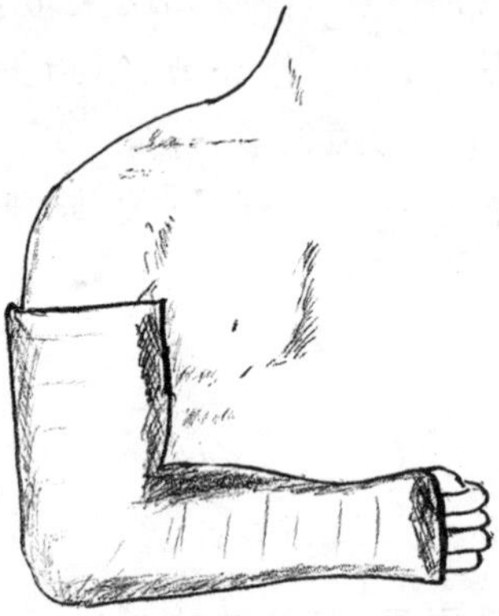

图 8-1-1　上肢石膏管型

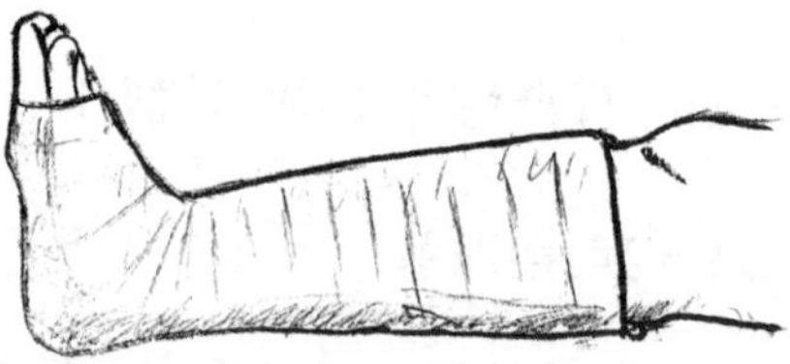

图 8-1-2　下肢石膏托

（五）注意事项

注意事项：①石膏管型需纵行剖开以防止肢体肿胀，下肢石膏需注意足弓塑形。②上肢和前臂石膏远端至掌横纹以近 0.5～1.0 cm，以便于掌指关节屈曲。③石膏管型如需换药，应在石膏凝固前局部开窗。④涉及颈部固定的石膏需在咽喉部开窗以利于患者呼吸及抢救。⑤加速石膏凝固可通过提高室温或局部烘烤的方式，但要注意避免温度过热。⑥石膏固定后嘱患者抬高患肢，以防止患肢肿胀，搬运患者要注意避免折断石膏。⑦石膏固定后，要密切观察肢体远端的血供、感觉及运动情况，如存在血供障碍、剧痛、麻木等情况，需及时纵行全层剖开，并继续观察。如仍存在这些情况，要立即拆除石膏并行紧急处理，肿胀消退后石膏会松动，需及时更换石膏。

(六)并发症

1. 骨筋膜隔室综合征、缺血性肌挛缩　石膏固定过紧,影响动、静脉血供,使肢体缺血性坏死、挛缩,甚至发生坏疽,并可能压迫神经造成神经损伤,因此,石膏固定要松紧适当,严密观察,及时处理。

2. 压疮　因石膏制作凹凸不平、关节处塑形差、石膏未完全凝固时变形等原因造成肢体压迫而形成。常表现为局部持续疼痛,甚至局部有臭味和分泌物,应及时拆开、检查及处理。

3. 化脓性皮炎　局部皮肤不洁,存在擦伤及水疱形成,应及时开窗处理,石膏固定前应清洁局部皮肤。

4. 坠积性肺炎　常由躯干石膏致患者长期卧床导致。预防需加强肺部锻炼,视病情适当靠起、鼓励翻身、鼓励咳痰,治疗应常规抗感染。

5. 下肢深静脉血栓形成　由下肢制动后静脉血流淤滞导致。因石膏固定,下肢气压泵、下肢弹力袜等物理治疗常难以发挥作用,可视骨折部位鼓励患者局部肌肉收缩、肢体活动。视患者病情采用低分子量肝素等抗凝药进行预防,并定期行下肢血管彩超。如血栓形成,必要时可行下腔静脉滤器置入。

6. 失用性骨质疏松　由于固定后未行功能锻炼,易产生失用性骨质疏松,需加强功能锻炼,多饮水,适当补充钙剂。

(七)拆除石膏

采用石膏剪或石膏锯拆除。要注意防止损伤皮肤,拆除后清洗皮肤,使用弹性绷带包扎固定以防止发生失用性水肿。

(八)石膏固定范围及时间

邻近关节的石膏固定可限制关节活动,长时间固定可引起关节僵硬、肌肉萎缩,影响关节功能,而固定时间不足又导致骨折移位、延迟愈合甚至不愈合。具体固定范围和时间可参考表 8-1-1。

表 8-1-1 石膏固定范围及时间

骨折部位	手指	手掌	腕关节	前臂	肘关节	上臂	肩关节	胸部	腰部	骨盆	髋关节	大腿	膝关节	小腿	踝关节	足部	足趾	固定时间
手指	●	○	○	○														4～5 周
手掌	○	●	○	○	○													4～6 周
腕关节	○	○	●	○	□	□												
前臂		○	○	●	○	○												8～12 周
肘关节		○	○	○	●	○	□	□										
上臂		○	○	○	○	●	○	○	○	□								8～12 周
肩关节			□	○	○	○	●	○	○	○								
胸椎							○	●	○	○	○							10～12 周
腰椎							○	○	●	○	○	○						10～12 周
骨盆								○	○	●	○	○						6～8 周
髋关节								○	○	○	●	○	○	○	○	○		
大腿									○	○	○	●	○	○	○	○	○	10～12 周
膝关节										□	□	○	●	○	○	○	○	
小腿												○	○	●	○	○	○	10～12 周
踝关节														○	●	○	○	6～8 周
足部														○	○	●	○	6～8 周
足趾														○	○	○	●	6～8 周

注：●．骨折部位；○．固定范围；□．必要时增加固定的部位。

（曲延镇）

第二节　小夹板固定技术

小夹板固定是采用与肢体外形相适应的特质夹板固定以治疗骨折，常用于骨干骨折，少数邻近关节骨折可采用小夹板超关节固定。一般采用光滑圆角、厚度为 3～4 mm 的木质夹板，根据伤肢部位的长度和体型制备成不同的形状和规格，配合棉垫固定骨折。小夹板固定的原理为通过配用纸压垫，形成两点或三点着力挤压，外用四条布带适当捆扎，固定骨折（图 8-2-1）。

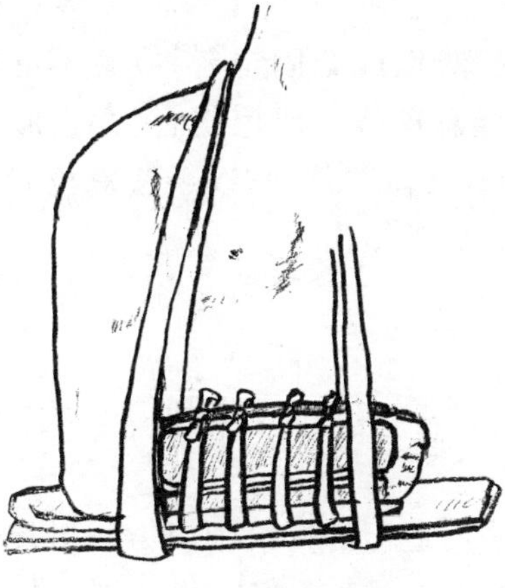

图 8-2-1　前臂小夹板固定

一、适用范围

小夹板固定常用于肱骨、尺桡骨、桡骨远端、胫腓骨及踝关节骨折固定。关节骨折及关节附近骨折不适用小夹板固定。

二、注意事项

小夹板固定的注意事项：①伤肢体位正确，并包缠 1～2 层棉垫，以防止压迫；②纸垫大小合适，放置位置准确，并采用胶布固定；③小夹板型号应适宜，按顺序放置前、后、内、外夹板，助手扶托稳固；④布带长短适宜，先捆扎骨折端部位，随后向两端等距离捆扎，松紧度以布带可横向、上下移动 1 cm 为宜；⑤固定后需检查伤肢远端血供及感觉运动情况，并复查 X 线片以检查对位情况；⑥固定后 3 天内密切观察血供及感觉运动情况，并及时调整，每周复查 X 线片并调整布带松紧至骨折愈合，鼓励并指导患者进行功能锻炼。

三、禁忌证

小夹板固定的禁忌证：①皮下脂肪过多难以固定者，或者存在神经系统等疾病难以配合固定者，或者不能按时复查的患者；②开放性骨折或伴有皮肤广泛擦伤者；③伤肢肿胀严重，已存在血供障碍者；④骨折移位严重、难以手法复位者；⑤存在神经损伤且局部加纸垫可能加重损伤者。

（曲延镇）

第三节　牵引技术

牵引技术是采用适当的持续牵引力和对抗牵引力，使骨折脱位复位并维持，并可作用于炎症肢体的制动抬高、挛缩畸形肢体的矫正治疗等。常用的方法包括手法牵引、皮肤牵引、骨牵引、特殊牵引等。

一、手法牵引

手法牵引多用于骨折和脱位的手法复位，时间段、力量可按需求延长、加大。方法为将伤肢置于适合复位的体位，采用布带或徒手在伤肢近侧和远侧分别行对抗牵引和不间断平稳牵引，便于术者手法复位，复位过程中需持续牵引至复位成功。必要时可采用器械牵引。

二、皮肤牵引

(一)适应证

皮肤牵引作用力较小，适用于儿童股骨骨折牵引、肱骨不稳定骨折牵引、股骨骨折外展架牵引及成人下肢骨折辅助牵引。采用胶布贴于伤肢皮肤或泡沫塑料布固定于伤肢皮肤上，利用肌肉附着点将牵引力传导到骨骼上，通过胶布远端扩张板钻孔穿绳固定于滑轮牵引装置上。

(二)注意事项

注意事项：①皮肤有损伤或炎症，或者对胶布、泡沫塑料布过敏者禁用。②牵引重量一般不超过 5 kg，否则易损伤皮肤。③一般牵引时间为 2～3 周，时间过长可能因胶布黏着性差而影响牵引，如需延长牵引时间则需更换胶布。胶布的粘贴部位和长度要适宜，平整无皱褶，避免贴于踝部，应包缠绷带以避免压迫腓骨头颈。④定期检查伤肢长度及胶布黏着情况，及时调整。一般牵引 3～5 天后肿胀消退时，可纠正骨折重叠畸形，牵引 2～4 周纤维骨痂形成时可更换为石膏固定。

三、骨牵引

骨牵引的力量较大，持续牵引时间长，具有较好的牵引效果。常用四肢骨牵引采用克氏针或斯氏针穿过骨骼，连接牵引弓、绳子、滑车、牵引支架等，穿针时成人可采用局部麻醉，儿童宜采用全身麻醉，在牵引的同时可局部应用小夹板矫正移位。

(一)适应证

骨牵引的适应证：①成人长骨不稳定性骨折，因肌肉力量大容易移位的骨折(如股骨、胫骨、骨盆、颈椎等部位的骨折)；②骨折部位皮肤损伤、擦伤、烧伤等，部分软组织损伤或存在伤口，开放性骨折感染或战伤骨折；③合并头、胸、腹或骨盆损伤，需密切观察而不宜做其他固定；④伤肢合并血供障碍，不宜做其他固定。

(二)注意事项

骨牵引的注意事项：①注意穿针处有无皮肤紧绷、针道感染等情况，保持皮肤干燥。②每天测量肢体长度，观察血供情况，调整牵引重量，待肿胀消退可酌情减轻重量，并鼓励患者功能锻炼；③牵引 3～5 天后可矫正骨折错位情况，可辅以小夹板固定。牵引一般不超过 8 周，如需延长时间，则需更换牵引针穿刺部位或改用皮肤牵引。

(三)常用骨牵引操作

1. 尺骨鹰嘴牵引

(1)适应证：肱骨颈、干及肱骨髁上、髁间粉碎性骨折无法立即复位者，陈旧性肩关节脱位需手法复位者。

(2)操作步骤：在肱骨干内缘延长线(即鹰嘴顶点下 3 cm)，画一条与鹰嘴背侧缘垂直的线，在尺骨背侧缘两侧各 2 cm 处，画一条与鹰嘴背侧缘平行的直线，相交的两点分别为牵引针的出口和进口。消毒麻醉后进针，避免损伤尺神经和关节腔，安装牵引弓、牵引绳等，沿上臂纵轴线方向牵引，同时吊起前臂，保持肘关节屈曲 90°。牵引重量一般为 2～4 kg。

2. 尺桡骨远端牵引

(1)适应证：开放性尺桡骨骨折、陈旧性肘关节后脱位。

(2)操作步骤：前臂固定于旋前旋后中间位，消毒麻醉后自桡骨茎突近端 1.5～2.0 cm 无肌腱处将克氏针经皮穿入，与桡骨纵轴垂直钻过桡尺骨远端及尺侧皮肤，克氏针外露部分两侧等长，安装牵引弓。

3. 股骨髁上牵引

(1)适应证：有移位的股骨骨折、有移位的骨盆环骨折、髋关节中心型脱位、陈旧性髋关节后脱位等。

(2)操作步骤:将伤肢置于布朗牵引架上,自髌骨上缘近侧 1 cm 画一条与股骨垂直的横线,再沿腓骨头前缘与股骨内髁隆起的最高点,做一条与髌骨上缘横线相交的垂线,相交的两点为斯氏针的进、出点。消毒局部麻醉后从内侧标记点进针,穿出外侧标记点,并使两侧牵引针外露、等长,安装牵引弓牵引绳等。成人一般按照体重的 1/7 或 1/8 计算牵引重量,年老体弱者及肌肉损伤、病理性骨折的患者可按照体重的 1/9 计算牵引重量。

4. 胫骨结节牵引

(1)适应证:与股骨髁上牵引的适应证相同,优先选用胫骨结节牵引,当牵引存在问题时,方可考虑换为股骨髁上牵引。

(2)操作步骤:将伤肢置于布朗牵引架上,在胫骨结节下方 1 cm 内画一条与胫骨结节纵轴垂直的横线,在纵轴两侧各 3 cm 左右处,画 2 条与纵轴平行的纵线,纵线与横线相交的两点为斯氏针的进、出点。进针时从外侧标记点向内侧进针,注意避免损伤腓总神经。牵引重量同股骨髁上牵引(图 8-3-1)。

5. 跟骨牵引

(1)适应证:胫腓骨不稳定性骨折、部分跟骨骨折、髋关节膝关节轻度挛缩畸形等。

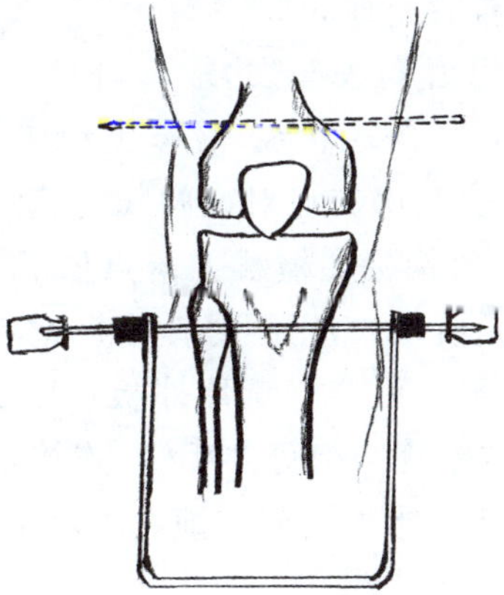

图 8-3-1　胫骨结节牵引及股骨髁上牵引示意

(2)操作步骤:踝关节处于伸屈中间位,自内踝下端到足跟后下缘连线的中点即为进针标记点。消毒局部麻醉后用斯氏针从内侧标记点进针穿出,两端外露、等长,安装牵引弓、牵引绳等。一般牵引重量为 4～5 kg(图 8-3-2)。

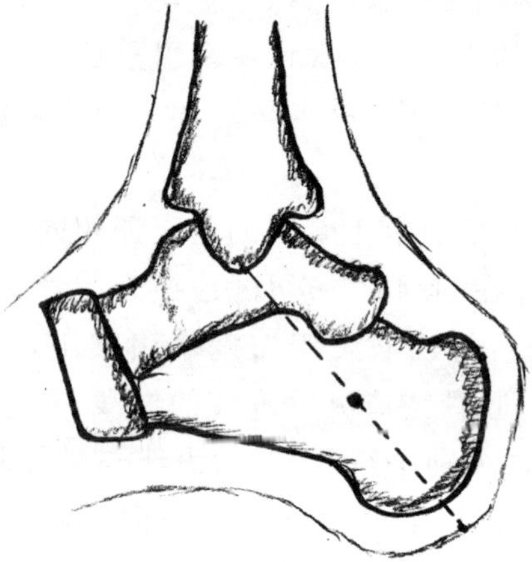

图 8-3-2　跟骨牵引进针点

6. 颅骨牵引

(1)适应证:颈椎骨折脱位。

(2)操作步骤:患者剃去头发,取仰卧位,颈部两侧用沙袋固定。双侧乳突之间画一条冠状线,沿鼻尖到枕外隆凸画一条矢状线,将颅骨牵引弓的交叉部支点对准两线的交点,两端钩尖放在横线上充分撑开牵引弓,钩尖在横线上落点做标记。消毒局部麻醉后在 2 个标记点处做横切口,用颅骨钻在标记点钻孔,钻头方向与牵引弓钩尖方向一致,仅钻入颅骨外板(成人为 4 mm,儿童为 3 mm)。钻孔后安装轱辘牵引弓并固定,连接牵引绳、滑轮等。一般牵引重量为 6～8 kg,伴小关节交锁者可增加至 12.5～15.0 kg,同时头稍屈曲位。

四、特殊牵引

(一)头颅带牵引

1. 适应证　轻度颈椎骨折或脱位、颈椎间盘突出、根性颈椎病等。

2. 操作方法　包括2种牵引方式。

(1)卧床持续牵引:牵引重量为2.5～3.0 kg,利用牵引维持、固定头颈休息,使颈椎间隙松弛或骨质增生造成的水肿尽快吸收。

(2)坐位牵引:1次/天,每次20～30 min,重量自6 kg开始,逐渐增加。根据情况可增加至15 kg左右,但要注意颈椎松动不稳定者不宜使用重量较大的牵引。

(二)骨盆带牵引

1. 适应证　腰椎间盘突出及腰神经根刺激症状者。

2. 操作方法　包括2种牵引方式。

(1)骨盆牵引带包托于骨盆,两侧各一条牵引带,两侧重量相等,总重量为9～10 kg,床尾抬高20～25 cm,以人体重量为对抗。

(2)利用机械大重量间断牵引,即固定带将两侧腋部向上固定对抗牵引,骨盆牵引带进行牵引,1次/天,每次20～30 min,牵引重量从体重的1/3逐渐增加。注意腰椎松动不稳定者不宜使用重量较大的牵引。

(曲延镇)

第四节　骨折手法复位基本技术

一、复位时机及麻醉

骨折后1～4 h,骨折局部呈现明显软弱、肌肉松弛,即局部休克现象，此时为复位的最佳时机。总体来说，复位越早越好，在局部未肿胀和肌肉痉挛前易成功，超过 24 h 后，复位较困难。

麻醉可消除疼痛、缓解肌肉痉挛，常用局部浸润麻醉、神经阻滞麻醉及全身麻醉。

二、整复手法

1. 消毒麻醉、解除疼痛　局部麻醉时将注射针于骨折皮肤处浸润，逐步刺入深处，当进入骨折血肿处时可回抽暗红色液体，缓慢将局部麻醉药注入血肿内，以达到麻醉的目的。

2. 肌松弛位、对准方向　将患肢各关节置于肌松弛位，以减少肌肉对骨折的牵拉，并将远侧骨折段对准近端骨折段所指方向。

3. 牵引复位、手法整复　在对抗牵引下于患肢远端沿纵轴进行牵引，以矫正骨折移位。临床常见的整复手法包括拔伸牵引、提拉牵引、折顶回旋、旋转屈伸、端提挤捺、拿捏合拢、夹挤分骨及按摩舒筋（图 8-4-1）。

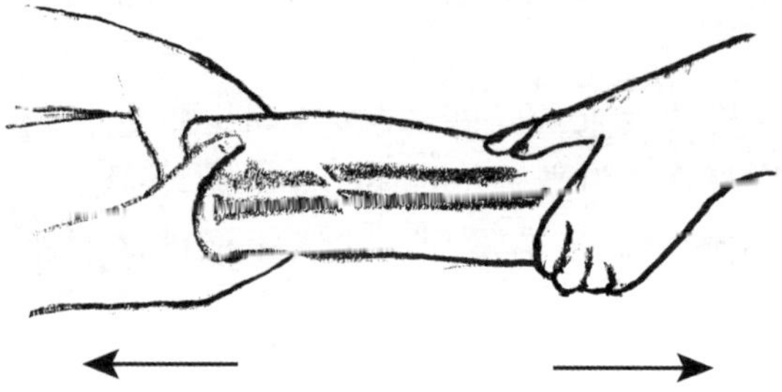

图 8-4-1　拔伸牵引复位

（曲延镇）

第五节　关节穿刺术

一、适应证

关节穿刺术的适应证：①四肢关节腔积液，需穿刺抽液检查、引流或注射药物；②关节腔内注入空气或对比剂，行关节造影。

二、穿刺前准备

关节穿刺术前准备：①准备18～20号穿刺针和注射器、无菌手套、消毒洞巾、无菌试管、局部麻醉药等；②局部消毒、局部麻醉后，右手持注射器，左手固定穿刺点，当针进入关节腔后，右手不动，固定针头及注射器，左手抽动注射器进行抽液或注药。

三、常见的关节穿刺术

1. *肩关节穿刺术*　患肢轻度外展外旋，肘关节屈曲，与肱骨小结节与喙突之间垂直刺入关节腔，也可从喙突尖下外侧三角肌前缘向后外方刺入。

2. *肘关节穿刺术*　肘关节屈曲90°，紧靠桡骨头近侧，于其后外侧方向前下进针，关节囊在此最表浅，且桡骨头易触及；也可经尺骨鹰嘴顶端和肱骨外上髁之间向前方刺入；也可经尺骨鹰嘴上方，经肱三头肌肌腱向前下方刺入。

3. *腕关节穿刺术*　经尺骨茎突侧面下方垂直向内下进针。

4. *髋关节穿刺术*　经髂前上棘与耻骨结节连线的中点，腹股沟韧带下2 cm，股动脉的外侧垂直刺入；也可取下肢内收位，从股骨大转子上缘平行经股骨颈向内上方刺入。

5. *膝关节穿刺术*　髌骨上缘的水平线与髌骨外缘的垂直线的交点为穿刺点，向内下方刺入；也可经髌韧带的任何一侧，紧贴髌骨下向后刺入（图8-5-1）。

6. *踝关节穿刺术*　紧贴外踝或内踝尖部，向内上刺入。

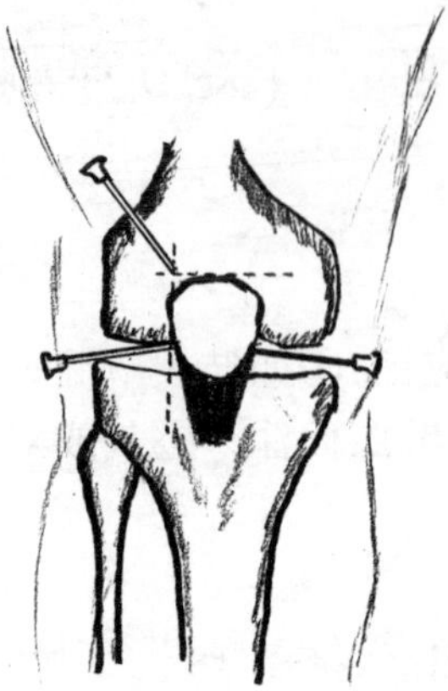

图 8-5-1　膝关节穿刺点

四、注意事项

关节穿刺术的注意事项：①器械、药品及操作要保证严格无菌，避免关节感染。②应边回抽边进针，注意有无抽吸新鲜血液。另外，当抽取关节腔液体时，刺入少许，尽量抽尽关节腔内的积液，但不可刺入过深，以避免损伤软骨。③关节腔内注射类固醇不宜过多，以免损伤关节。④需肉眼观察抽出液体的性状，并做镜下检查、细菌培养、药敏试验等。⑤关节积液较多者，穿刺后需加压包扎，根据积液情况决定再穿刺时间，一般每周穿刺 2 次即可。

（曲延镇）

第九章

骨科技术新进展

第一节　骨科手术机器人的应用及进展

骨科手术机器人是多学科交叉的结果，将计算机技术、工业自动化技术、智能化控制技术、电子信息技术、人体工程学与医学技术相结合，具有智能、微创、精准的特点，可提供术前规划、手术导航及微创精准操作等功能，能为患者提供高质量的服务。

1985 年，自 Kwoh 等在神经外科手术中首次应用机器人(PUMA560)完成穿刺活检开始，研究人员尝试研发各式各样可以辅助外科手术的机器人系统。由于技术上的限制和医疗成本的增加，机器人系统的应用并未体现其优势，但研究人员未放弃对手术机器人的研发。21 世纪以来，随着技术上的成熟及生产成本的降低，手术机器人得到爆发式的临床应用，例如，达芬奇机器人在泌尿外科、胸外科等外科领域得到了广泛的应用。作为外科学的重要分支，骨科手术复杂多样，手术要求高，手术风险大。为了提高骨科手术的有效性和安全性，研究人员研发了多种新颖而巧妙的机器人系统，这些系统也参与到越来越多的骨科手术中，如膝关节和髋关节置换术、交叉韧带手术、脊柱手术、矫形截骨术、骨肿瘤手术、创伤手术等。

一、手术机器人系统的分类

截至目前，已有超过 5000 种手术机器人设备加入外科手术，研究人员也对其分类提出了不同的方案。根据机器人与人的交互性和自动化程度，可将机器人系统分为被动型系统、主动型系统和半主动型系统。被动型机器人系统完全通过外科医师连续不断的控制来实现整个操作，无反馈回路，如达芬奇机器人。主动型机器人系统可在外科医师的监督下通过术前制定的方案自主地完成一些手术步骤和操作，如全髋关节置换时应用 ROBODOC、CASPAR、MBARS 等。半主动型机器人系统在外科医师的约束下，可完成符合预先制定的手术方案，具有触觉反馈回路，使机器人能够实时地与外科医师进行沟通，以增强手术安全性。另外，根据操作人体组织的不同，可将手术机器人分为软组织机器人（如达芬奇机器人）和硬组织机器人（如天玑机器人）。

二、机器人的组成

骨科手术机器人主要由影像系统、计算机系统和机械系统构成。影像系统可进行图像的采集、处理及分析，辅助制定手术策略；计算机系统可通过测量仪器、传感器、定位仪等计算机软件对手术进行规划、导航和定位；机械系统的相关运行单元是手术的执行主体。例如，国内的“天玑”骨科手术机器人主要由主机、机械臂、光学跟踪系统、主控台车（含手术计划与控制系统）和导航定位工具包 5 个部件组成。根据不同手术的需求，导航定位工具包分为创伤和脊柱 2 种导航定位工具套件。手术前手术护士会将各部件组装好，再与具有三维成像功能的 C 型臂连接，以读取其拍摄的患者手术部位的图像。

三、手术机器人在骨科领域中的发展及应用

（一）手术机器人在关节外科与运动医学中的发展及应用

1. 髋部手术　在髋部手术中主要有 4 种机器人系统被研发，分别为 ROBODOC、CASPAR、ACROBOT 和 Rio MAKO robot，目前仍广泛应用于临床的只有 ACROBOT 和 MAKO。由于主动型机器人的诸多缺点，反而使 ACROBOT 这种半主动型

机器人的研发得以发展。Barrett 等的研究证明，外科医师可以在术前决定好的手术范围内自由操纵机械臂，ACROBOT 在保证精准度及有效性的同时可以使手术时间缩短。ACROBOT 技术为后来开发的 MAKO 系统提供了思路。MAKO 是一种机械臂交互式手术系统，为半主动型机器人，美国 FDA 于 2008 年认证其可应用于膝关节置换，2010 年认证其可应用于髋关节置换。MAKO 通过术前患者的 CT 影像对髋臼侧及股骨侧进行虚拟建模，外科医师从而可以在术前模拟出最优的假体型号及最佳的植入位置。术中机器人通过探测股骨近端 32 个预定点位进行注册和登记，通过术前模拟判断出旋转中心，指导外科医师按照预定的前倾角度进行截骨。使用同样的方法可对髋臼内 32 个点位进行探测并注册。机械臂被束缚在圆锥形的虚拟隧道内，通过触觉反馈来约束外科医师的意愿。计算机屏幕可实时显示髋臼杯的前倾角及附属信息（如到旋转中心的距离和实时旋转中心的位置等）。Kamara 等比较了荧光镜辅助前路全髋关节置换术（$n=100$）、MAKO 机器人辅助全髋关节置换术（$n=100$）和传统全髋关节置换术（$n=100$）的假体位置，结果显示，传统全髋关节置换术组中 76%的假体位于靶区，前路荧光镜辅助组为 84%，MAKO 机器人辅助组为 97%。该研究还指出，与 MAKO 机器人相关的学习曲线是最短的，机器人技术在改善假体置放位置的精确度方面具有明显的优势。Tsai 等比较了单侧机器人辅助下全髋关节置换和传统手术方法的假体位置，结果显示，机器人组安装关节假体时的角度误差明显少于传统手术组。另一项基于 CT 的研究表明，术后 MAKO 辅助下的假体位置摆放与术前模拟呈正相关（测量指标包括长度、偏移、前倾角及外展角）。

2. *膝关节手术*　目前在应用于辅助膝关节置换的系统中，除 ROBODOC、MAKO 系统外，还有 NAVIO 系统和 iBlock 系统。NAVIO 是一款可供外科医师控制的手持机器人，2012 年首次经 FDA 认证，可用于不全膝关节置换术（单髁置换和髌股关节置换），现在也可用于全膝关节置换术。NAVIO 为半主动型机器人，不需要术前CT图像。作为一个开放性的机器人辅助平台，NAVIO适用于不同的假体和品牌。在定位和确认解剖标志、描绘股骨远端和胫骨近端解剖结构后，NAVIO基于光学的导航系统允许外科医师确定最佳的假体型号和植入位置，并根据术前计划给予患者精确的截骨。该机器人系统的主要优点是不需要术前CT扫描。iBlock于2010年得到FDA认证，被允许辅助用于全膝关节置换术。此系统为一电动的切割向导，通过术前规划，应用传统的摆锯来引导外科医师对股骨进行精确截骨，确保其与假体的匹配度，同样可以与Nanoblock系统联合使用对胫骨端进行截骨，且同样不需要术前CT图像，但其封闭式的平台只对一种品牌的假体使用，且无平衡韧带的功能。iBlock已经在人造骨模型和尸体研究中进行了测试，并证明其可以在不增加手术时间的情况下提供精确的股骨截骨和假体对齐。在一项尸体研究中，Koulalis等将iBlock与Exactech Optetrak Low Profile系统进行了比较，发现iBlock对所有平面的截骨与计划截骨的平均偏差都较低，这使截骨更加准确、有效。Parratte等对新的辅助全膝关节置换机器人系统进行了尸体实验，取30具标本完成全膝关节置换，发现其在截骨的角度及厚度方面更为精准。但这只是新系统得到验证的第一步，其结果在活体上能否得到重复及其潜在优势如何，尚需进一步的临床试验来验证。

3. 关节镜手术　机器人在关节镜手术中的应用还处于初级阶段。Ilk等将达芬奇机器人结合髋关节镜在尸体模型中进行试验，治疗股骨头撞击综合征等疾病，结果显示这样的方式是可行的，但因为髋关节腔的暴露较困难及关节间隙狭窄等原因，使其应用仍存在一定的局限性，但随着更加精密、迷你的设备被逐渐开发，相信机器人可以被应用到更复杂或狭小的空间中。Bozkurt等采用达芬奇四臂手术系统，在2具尸体上分别采用沙滩椅位和侧卧位进行机器人肩关节镜检查。虽然这种方式具有一定的局限性，但研究人员仍可以探索到肱二头肌、冈上肌、冈下肌、肩袖间隙、肩胛下肌、所有的盂肱韧带及喙突。手术后对尸体进行解剖,评估机械臂的放置情况,证实放置正确,无神经、血管损伤。Wiewiorski 等评估了 CT 引导下机器人辅助对足踝进行精确的诊断性注射的效果,结果显示,该项技术应用于胫距、距舟、跗跖、距下和跟骰关节,均获得了成功。但由于射线暴露及缺乏对照组,尚无法证明其与传统手术方法相比的优劣之处。

(二)手术机器人在脊柱外科中的发展及应用

在脊柱外科手术中,主要有 4 种主流机器人系统,分别为 SpineAssist/ Renaissance、ExcelsiusGPS、MazorX 及 ROSA 系统。

1. SpineAssist(Renaissance)　为半主动型系统,是迄今为止唯一通过 FDA 和欧洲共同体认证的脊柱机器人操作系统,包含微型机器人、固定支架和 3 种不同类型的机械臂及相配套的引导套管。Renaissance 是引导系统工作平台,与机器人辅助导航同步的机器人软件。系统提供术前规划、自动调整、术中指导和验证。该微型机器人被设计成安装在骨骼解剖标志上且具有 6 自由度,主要是为了克服现有导航系统的限制,如使用 CT 或 O 型臂透视机导航。解剖识别引擎根据特定的算法读取图像并识别特征。安装硬件连接到脊柱上,使机器人可以直接连接到床上或患者身上,以最大限度地提高操作的精准度。通过 CT 或透视注册,利用术前基于 CT 的手术方案,结合患者的脊柱和固定支架,重建手术领域。每个椎体都是独立注册的,且与患者的位置无关,允许外科医师在特定的位置和轨道上操作,以便在术中验证情况下放置置入物或螺钉。一旦计划完成,固定支架连接到平台上,使用 Controller Area Network 技术(即控制器局域网,是国际上应用最广泛的现场总线之一)对计划的轨迹进行定位,外科医师就可以精确地放置椎弓根螺钉,直至所有需要的螺钉放置完成。

2. ExcelsiusGPS　于 2017 年通过 FDA 认证,其优点包括双源跟踪、实时监控导航完整性及为一种坚硬的末端执行器,外科医师可以通过它钻孔和放置螺钉(不需要克氏针)。机器人被固定在手术室的地板上,而不是患者身上。此外, ExcelsiusGPS 还集成了神经导航功能，这在其他系统中是不存在的。它还具有监视标记，一旦失去注册，就会立即通知外科医师，如果医师仍未发现，它还有一个横向力来通知外科医师。Ahmed 等报道了第一例应用 ExcelsiusGPS 系统的脊柱手术，手术螺钉放置良好，对患者和外科医师的辐射暴露最少，患者预后良好。

3. MazorX　与其前身共享许多核心技术，其最大的改善之处是具有 2 个注册和规划模式。

(1)术前规划：根据术前 CT 扫描，外科医师使用专有的系统软件来创建一个手术计划，包括螺钉在轴向尺寸和优化在冠状面、矢状面、水平面上的轨迹。术中注册采用前后位和斜位透视图像。

(2)术中规划：使用 O 型臂进行术中 CT 三维扫描，这允许实时进行术中计划，无须术前 CT 扫描。从理论上来讲，这为机器人椎弓根螺钉置入增加了另一层安全保障，因为任何偏离计划轨迹的操作都会在导航屏幕上显示为偏离计划。串联的机械臂增加了系统的工作量，减少了对手术工具的依赖。该系统包括使用 3D 摄像机对患者的相对位置进行空间评估，以确定工作范围，避免与患者及可能位于手术领域的其他元素发生冲突。MazorX 还具有光学导航功能，用于处理在非线性轨迹或强大的阻力下控制机械臂。这些功能也被用于手术位置的初始评估，使机械臂能够优化术中相对于患者脊柱的三维标记定位，并便于注册。Khan 等对应用 MazorX 辅助下行脊柱手术的 20 例患者资料进行分析，发现最新一代的 MazorX 机器人辅助脊柱手术是安全、可行的，具有可靠、精确的准确性和最短的学习曲线。随着该技术的改进，有望得到进一步的开发及应用，但对其长期有效性还需要更进一步的随访调查。

4. ROSA 系统　2014 年 ROSA Spine 手术机器人通过欧洲共同体认证。该机器人系统包括一个 6 自由度的机械臂，机械臂末端安装有力反馈系统，能够识别术中力学信号的异常，提高手术过程的安全性。该机器人术中导航基于 3D O 型臂实时导航，能够实现术中机器人实时呼吸追踪和补偿。Chenin 等应用 RO-

SA系统和导航技术相结合，能够精准、安全地治疗腰椎间盘退变等疾病。2019年一家美国公司在原有Rosa Brain和Rosa Spine的基础上，开发出新一代Rosa One外科手术机器人系统。2019年ROSA One Brain通过了FDA的审批，可用于神经外科手术；同年3月25日，ROSA ONE Spine通过了FDA的审批，可用于脊柱微创手术。这是目前国内唯一获批上市且可同时应用于脑外科与脊柱外科手术导航的机器人。该系统由机器臂基座、摄像机基座、脚踏开关、导航工具及配件组成，用于在脑外科和脊柱外科手术中实现手术器械的定位。

（三）手术机器人在创伤骨科中的发展及应用

创伤骨科机器人基本分为定位机器人和复位机器人两类。定位机器人主要用于简单的骨通道定位，如髓内钉锁定孔、股骨颈空心螺钉通道、骨盆微创螺钉通道等。目前国内自主研发的固定机器人（如天玑机器人）是第三代国产骨科手术机器人，是世界上唯一能开展四肢、骨盆骨折及脊柱全节段（颈椎、胸椎、腰椎、骶椎）手术的骨科机器人系统（图9-1-1、图9-1-2）。骨折复位是骨折固定前的主要步骤。有学者指出，精确的解剖复位是骨折手术治疗的关键。因此，复位机器人的研究是骨折复位手术机器人系统的关键技术。目前，复位机器人主要有4种结构形式。

1. 基于外固定支架结构　这种机器人结构简单，制造成本低，但复位手术操作复杂，外固定支架的连接可能造成较大的创伤。

2. 基于串联结构的工业机器人　该机器人具有运动空间大、灵活性好等优点。但是由于机器人的操作空间较大，容易与其他设备和医务人员发生碰撞。此外，因为系统中的每个臂都是串联结构，其承载能力相对较差。因此，近年来简单串联结构的工业机器人结构越来越少。

3. 基于并联结构的机器人　该机器人具有刚度大、定位精度高、载荷/重量比大、稳定性好等优点。然而，并联机器人的运动范围有限，需要综合考虑结构设计和临床布置。

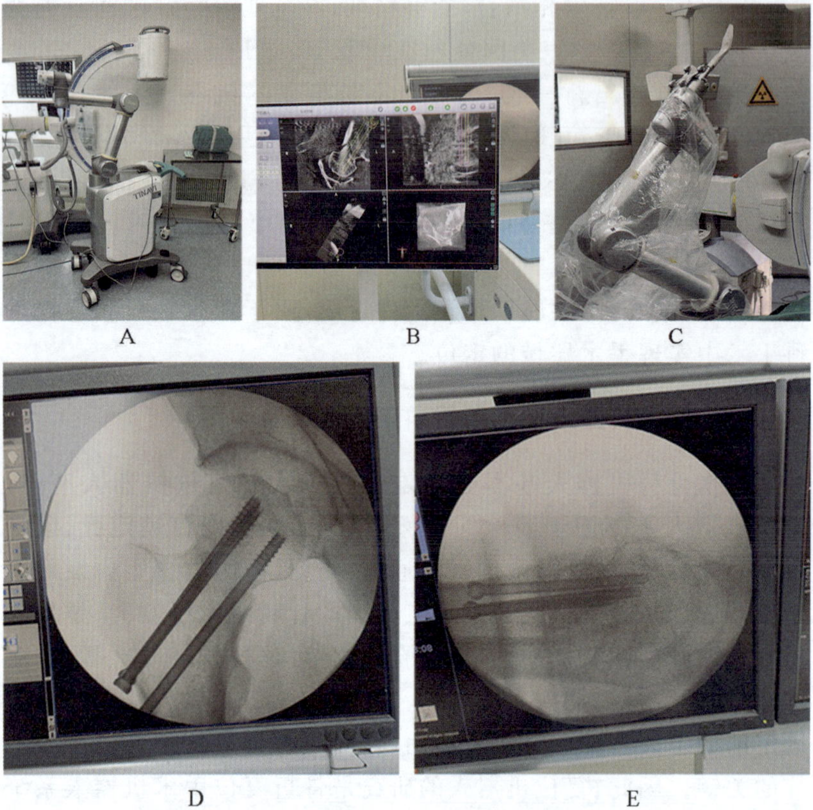

图 9-1-1　天玑机器人辅助股骨颈骨折微创螺钉置入

注：A. 天玑机器人；B. 术前手术规划；C. 术中操作；D. 置钉后术中透视（正位）；E. 置钉后术中透视（侧位）。

4. 基于串、并联结合的机器人　这种机器人综合了串、并联机器人的优点，具有操作空间大、操作简单、二次创伤小、精确度高等优点，唯一的不足是负载相对较小，限制了其应用范围。近年来，医学机器人的研究取得了很大的进展，但骨折复位机器人的研究相对较慢。目前，临床上还没有真正意义上的骨折复位机器人。由于模型骨、动物骨或尸体实验与临床患者之间存在很大的不同，很多机器人无法完全满足临床需求。

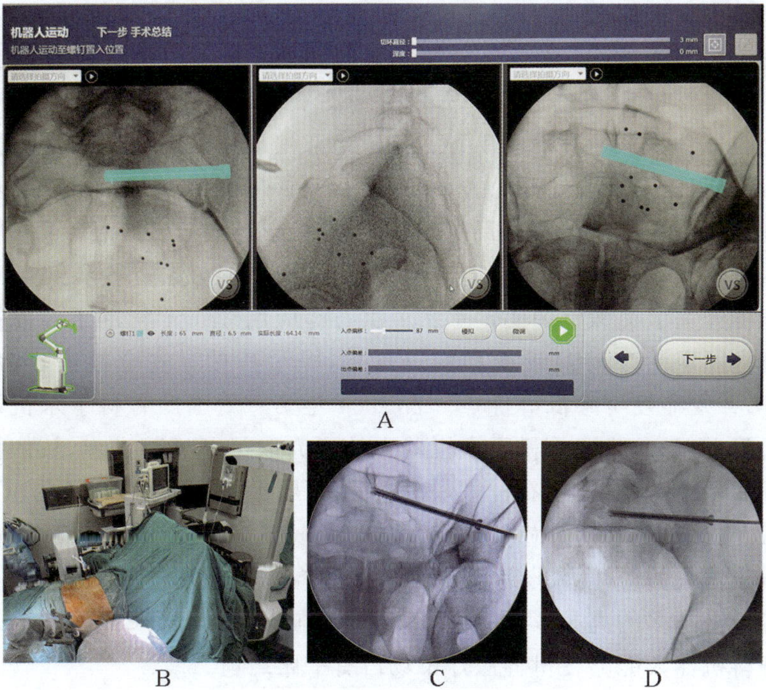

图 9-1-2　天玑机器人辅助骨盆微创螺钉置入

A. 骶髂关节螺钉置钉术前规划；B. 机器人自动导航定位；C、D. 骨盆出口位术中透视影像。

四、我国骨科手术机器人的研究现状

2004 年，北京积水潭医院联合北京航空航天大学提出了基于 2PPTC 结构的骨科双平面定位技术，实现了术中的靶点精确定位，并研制出一种小型双平面骨科手术机器人系统，且于同年完成了我国第一例机器人辅助骨科手术。2006 年进一步完成首例远程规划手术，2010 年获得国内首个骨科手术机器人Ⅲ类器械注册证，填补了国内空白。2008 年，第三军医大学联合中国科学院沈阳自动化研究所研发了脊柱微创手术机器人，通过一个 6 自由度机械臂辅助外科医师完成微创脊柱手术。2012 年，中国香港中文大学威尔士亲王医院研发的 HybriDot 骨科机器人，实现了机器人的主、被动混合控制。2014 年，北京积水潭医院联合中国科学院深圳先进技术研究院研发了一款基于力反馈的主、被动一体化脊柱手术机器人 RSSS。北京积水潭医院与北京某家机器人研发公司合作研发的天玑骨科导航机器人，于 2016 年底获国家食品药品监督管理局的 E 类器械注册证，并于 2017 年正式应用于临床，成功完成了骨科手术机器人导航的胸腰段骨折手术、寰枢椎经关节突螺钉内固定手术。洪石等应用 Tribot 辅助下经皮螺钉内固定治疗骨盆骨折和髋臼骨折，提示其具有安全性高、创伤小、并发症发生率低等优点。自 2004 年第一款国产骨科手术机器人问世以来，我国骨科手术机器人的研究取得了显著进步，从依赖进口到自主研发、拥有自主知识产权，发展迅猛。另外，我国在 5G、云上技术、物联网等相关配套领域中的长足发展，进一步为远程骨科机器人的应用及准确性和安全性的提高提供了支持。总之，随着越来越多的高校学者和研究机构的加入，相信未来中国制造的骨科机器人能够在世界医疗市场占有一席之地。

五、骨科机器人的发展方向

未来骨科机器人的发展方向，主要体现在以下 5 个方面：①更低的辐射暴露，可以研发更先进的导航系统及新型成像技术代替术中 CT、透视带来的辐射，或者通过自动控制或远程操作控制来实现。②更加微创，更小的手术切口，对软组织创伤更小，以避免对患者造成更大的创伤，而且神经、血管损伤的发生率极大地降低。另外，可以有更小的手术切口，外形更加美观。③更加精致、小巧，可以到达更窄小或复杂的区域，完成更精细的操作。④更简洁的操作，可以让机器人按照医师的意愿以一种简单的方式进行相关的外科手术。传感器技术和互动式技术的发展可以增强机器人对外科医师意图的理解。⑤更短的学习曲线，使外科医师能够缩短学习曲线，更早地服务于临床工作。

（谢　卯　刘松相　叶哲伟）

第二节　人工智能在骨科中的应用

人工智能(artificial intelligence,AI)被誉为21世纪的新型尖端技术之一,是由计算机科学、数学、哲学、心理学、控制论、决定论等多学科交叉融会而成的一项前沿技术。AI的技术理念是基于计算机算法来对人类智力进行模拟、开发和延伸,最终实现超越。

起初在1950年,AI之父艾伦·图灵首次提出了AI的雏形——“图灵测试”,即设置一台计算机作为“测试者”,并为这台计算机预先编写智能程序,根据被测试者的情况完成系列测试,将“被测试者”设置为人类。在两者相隔的状态下由测试者对被测试者进行测试,如果最终计算机能让超过30%的被测试者误以为测试者是人类,那么则认为计算机具备了人类的智能。通过“图灵测试”,艾伦指出AI是与人脑智能相似的计算机算法,但同时其复杂程度又不亚于人脑的智能。但由于基础硬件设备落后、数据库贫瘠、算法不足等限制,AI的发展一度处于寒冬状态。

近年来,计算机科技和互联网技术的迅猛发展带来了硬件、算力和大数据库的提升,机器学习、强化学习和深度学习等智能算法也逐渐涌现,AI随之迎来了跨越式发展,产生了以计算机视觉、语音识别、自然语言识别、决策规划及大数据分析为主的宏观技术方向,在数据的智能识别、理解、决策等方面获得了重大突破。随着AI革新式的突破,包括骨科在内的诸多传统医疗行业都出现了颠覆式的进展,产生了众多新型的诊疗思路,发展潜力极大。本节将结合笔者在该领域的相关研究经验,围绕AI在骨科的应用现状进行介绍。

一、AI在骨科疾病急诊分诊中的应用

骨科患者多在院外由摔伤、车祸伤等暴力损伤导致创伤性骨折、骨关节脱位,具有发病急、病情重的特点,严重者甚至可危及

生命。因此，在患者急诊就诊的情况下按照病情轻重缓急决定留观、紧急手术或转入骨科亚专科住院治疗的快速分诊模式尤为重要。然而，目前急诊骨科普遍存在医务人员不足、医疗资源匮乏、工作负荷过大等问题，加之患者个体差异大、病情复杂，因此，分诊去向在很大程度上依赖高年资医师的医学经验，这不但影响分诊的准确性，而且不利于低年资医师的成长与培养。随着 AI 的发展，AI 理念也逐渐应用到急诊分诊中来。基于机器学习算法的临床决策系统（clinical decision support system，CDSS）能够根据急诊患者的年龄、性别、生命体征等参数建模，成功预测在处理急诊患者时的优先次序、重症监护需求度、时长及院内死亡率，对急诊医疗人员的临床决策有明确的指导作用。Lee 等通过变量回归模型对 81 520 例急诊患者进行分析后开发出急诊部门的分类预警评分（triage in emergency department early warning score，TREWS）。TREWS 在患者就诊后 30 天内各阶段死亡率的预测中表现出良好的性能。此类基于 AI 新型分诊系统的出现极大地促进了患者急诊就诊时的科学分诊和高效分诊，是快速诊治骨折患者的前提保障。

二、AI 在骨科疾病诊断中的应用

X 线和 CT 检查是骨科患者就诊时的主要检查手段，但当患者存在微小骨折、原位骨折、隐匿性骨折等 X 线、CT 检查显示不明确的骨科疾病时，骨科医师极易出现识别不清、诊断不准确的情况，甚至有误诊的风险，这对疾病的早期诊治与恢复将产生不利的影响。随着深度学习算法的不断发展，AI 逐渐应用到骨科疾病的诊断中并取得良好的成效。例如，Gan 等通过卷积神经网络算法对 2340 例桡骨远端骨折患者的影像资料进行了分析，经过训练后 AI 模型的智能诊断水平在准确性、灵敏度和特异度方面都达到了骨科医师的平均水准。同样，Lindsey 等建立了深层神经网络模型并选取了更大规模的桡骨远端骨折数据库，通过分析 135 409 例患者的 X 线片后发现，该模型的精确度甚至超过了高级专业骨科医师的诊断结果，并且基于算法模型的辅助，临床骨折诊断的灵敏度平均提高了10.7%，特异度提高了9.4%，有效降低了临床骨科疾病的漏诊和误诊风险。Choi等通过双输神经网络模型分析了近5年在骨科就诊的小儿肱骨髁上骨折患者，该算法模型最终达到了高效、高灵敏度的骨折识别，在临床小儿肱骨髁上骨折的快速诊断中起到了很大的作用。关于髋关节骨折，同样有研究使用深度卷积神经网络对25 505例髋部骨折患者的X线片进行学习，同时使用可视化算法梯度加权确认了模型的可用性，最终在髋关节骨折的智能诊断中获得了95.9%的识别正确率，相比骨科医师的人工诊断，有更高的效率和经济价值。关于肱骨近端骨折，Chung等通过深度学习算法对肱骨近端X线片(1891例正常、346例肱骨大结节骨折、514例肱骨外科颈骨折、269例Neer三部分骨折、247例Neer四部分骨折)进行学习，其模型对肱骨近端骨折尤其是复杂的Neer三部分和四部分骨折能做到智能化诊断，并实现智能骨折分型，该模型的灵敏度和特异度分别达97%和94%，其效能极大地优于专业骨科医师。对于骨科常易发生漏诊的隐匿性手舟骨骨折，也有研究采用AI算法经过深度学习后实现了手舟骨骨折的智能诊断。

笔者团队既往也开展了AI辅助骨折识别的相关研究，通过LabelImg软件对股骨转子间骨折患者的髋关节正位X线片进行人工标注后，根据转子间骨折的特点构建改良型Faster-RCNN深度学习算法模型并导入X线进行训练。经过训练后，该模型获得良好的拟合，对于转子间骨折进行识别的输出结果显示，F1评分为0.87，查全率(recall ratio)为0.89，查准率(precision ratio)为0.85，受试者工作特征曲线下面积为0.81。另外，在转子间骨折X线片的识别诊断中，该模型在准确性(0.88 *vs.* 0.84±0.04)、特异度(0.87 *vs.* 0.71±0.08)、误诊率(0.13 *vs.* 0.29±0.08)、时间消耗[5 min *vs.* (18.20±1.92)min]方面明显优于骨科主治医师，在灵敏度(0.89 *vs.* 0.87±0.03)和漏诊率(0.11 *vs.* 0.13 ±0.03)方面与人类水平差异无统计学意义。同样，类似的效果也在胫骨平台骨折中得到验证，笔者团队通过建立 RetinaNet 深度学习算法模型，最终在胫骨平台骨折 X 线片的识别诊断中达到 0.91 的准确性，平均诊断用时 0.56 s，相较人类速度提高了 16 倍之多。以上研究均提示 AI 是一种有效的骨折影像学辅助诊断方法，可以作为一种良好的工具辅助提高骨科临床医师的诊断水平。

除骨折的诊断外，AI 还能通过深度学习后实现基于健康受试者现阶段身体各项指标的高危风险骨折预测，增强相应群体的预防意识，从而降低骨折的发生率。同时，AI 能改善临床骨科医师在判断儿童骨龄时费时、耗力、精确度不高的问题，实现智能化骨龄诊断，同时也给脊柱侧凸、骨肿瘤、骨关节炎、运动系统损伤等多种骨科疾病的快速诊断带来了巨大的推进。总体来说，AI 算法对骨科疾病的诊断起到了重要的辅助作用，在减轻骨科医师工作压力的同时能更高效、更精准地实现智能诊断。

三、AI 在骨科疾病治疗中的应用

创伤性骨折、骨关节炎、骨肿瘤、运动系统损伤等骨科疾病往往需要外科手术干预才能达到更好的疗效，AI 同样在其中得到广泛的应用，并且以 AI 手术机器人最为突出。精细、微创一直是外科手术追求的目标。虽然早在 20 世纪 80 年代能达到这一水平的手术机器人就已出现，但这些手术机器人并未实现 AI 的理念，只能算作纯粹意义上的“外科机械手臂”。近年来随着计算机技术和 AI 算法的进展，AI 手术机器人逐渐投入临床使用。麻省理工学院设计的达·芬奇手术机器人在 2000 年由美国食品药品管理局批准正式投入临床至今，在不到 20 年的时间里已风靡全球各大医院，在各外科领域中取得了突破性的进展，标志着 AI 手术机器人的时代正式来临。达·芬奇手术机器人在传统“外科机械臂”的基础上，增加了 AI 算法对术中患者资料的智能分析，从而能够智能识别病灶、设计手术方案、确定切割路径、确定切割范围、自主导航、术中快速病理报告、优化临床决策，为外科医师提供智能手术辅助,极大地促进了传统手术方式的巨大变革。由北京积水潭医院自主开发的"天玑"骨科机器人结合了传统的机械手臂和实时智能导航,具有极高的手术精准度和安全性,在四肢、脊柱、骨盆骨折的手术治疗中取得了良好的应用。由南方医科大学研发的 Orthobot 脊柱手术机器人更是融入了触觉反馈分析、智能预警机制和钉道批量规划,可实现对肌骨组织的智能保护,提高骨科手术的精准性和高效性,体现了我国智能手术机器人的发展水平。然而,尽管现代 AI 手术机器人在很大程度上体现了 AI 的技术理念,但现阶段仍无法完全脱离骨科医师的操控并达到完全理念上的智能,也许随着 AI 的快速发展,这一步将很快实现。

除 AI 手术机器人外,还有针对腰背疼痛患者开发的筛查算法模型。该模型对疼痛、并发症、功能障碍、焦虑等心理参数进行分析后确定需要手术治疗的患者群体,为临床手术方案的决策提供参考。在骨肿瘤的治疗中,手术方案的规划和制定影响术后复发和远期生存率,采用 IBM Watson Health 认知医疗保健解决方案可以基于对肿瘤数据库的深度学习后智能地提出决策治疗方案,在提高手术精准性的同时降低医疗成本。另外,在术前、术中的麻醉深度智能检测、管控、麻醉风险预测、非预期性血管神经意外损伤预测、术后感染等并发症的转归预测及康复治疗辅助中,AI 均得到了积极的应用。

目前,随着 AI 的不断发展和延伸,作为新时代的核心技术之一,其理念已逐步融入骨科疾病的诊断、手术治疗及康复中,给传统的骨科医疗模式带来了巨大的变革和进展。尽管在这些进展中会出现一定的风险和弊端,也会有医学伦理学等问题仍需解决,但 AI 辅助技术将是未来的研究方向,一定会为骨科领域带来更大的突破。

(刘蓬然 叶哲伟)

第三节　3D 打印在骨科中的应用

随着科技的进步，3D 打印也得到了长足的发展。3D 打印是增材制造的俗称，又称“快速原型制造”。随着 3D 打印的不断快速发展，各个国家都提出了相关的发展措施和政策。3D 打印的医疗应用可分为几大类，如 3D 生物打印，个性化植入物和解剖模型，辅助的医疗器械（包括假肢、手术导板、康复辅具等），药物研究等。

在骨科领域中，3D 打印主要用于术前实体模型制作、手术导板设计与制作、植入物的设计与制作、教育科研等，并且在许多医疗机构已成功地应用于患者。3D 打印在国内外多家医疗机构已开始临床应用。与早期主要根据 X 线片、CT 或 MRI 的二维图像分析疾病的方式相比，3D 打印的术前实体模型能更直观地反映患者的情况，可更有效地帮助医师进行术前诊断规划，同时通过手术模拟，可以缩短手术时间，降低手术风险。3D 打印在骨科领域中的应用依赖于从医学图像导出的人体解剖结构的精确数据，具有很好的应用价值。

一、术前实体模型制作

3D 打印在骨科临床应用中的术前实体模型制作打印主要体现在将患者的病变情况用三维立体模型打印出来，可为医务人员提供比影像学资料更直观的解剖学信息，而且是从二维信息转变为三维信息。尤其是解剖复杂的骨盆结构，通过 3D 打印的模型，可以清晰地了解骨盆骨折患者的骨折类型，从而在术前设计好手术入路和手术方式。另外，对于骨肿瘤患者，3D 打印的解剖模型能反映肿瘤组织与正常组织之间的关系（图 9-3-1），有助于医师区分肿瘤与周围神经血管之间的关系，这是传统的影像学资料难以做到的。这样的模型能清晰地呈现疾病的状态，可以更好地与患者及其家属沟通，也便于做好术前规划，从而缩短手术时间，提高手术安全性。模拟手术方案能够帮助医师为不同的患者合理、定量地制定个性化的手术治疗方案，甚至可以模拟手术实施过程，对于选择最佳手术途径、减小手术损伤、减少对邻近组织的损害、提高关节内骨折的定位精度、执行复杂骨科手术及提高手术成功率等具有十分重要的意义。

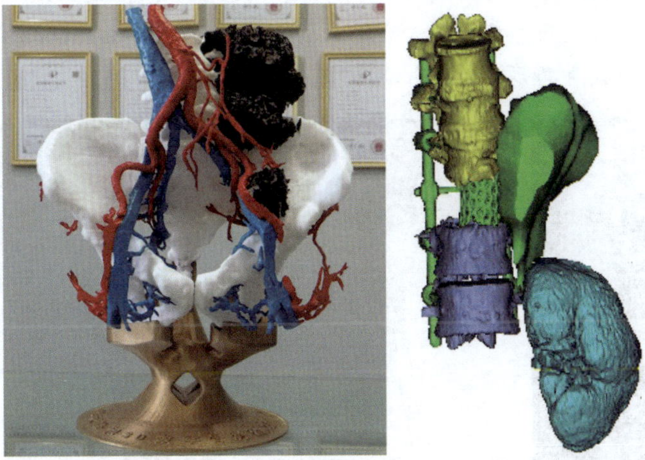

A　　　　　　　　B

图 9-3-1　3D 打印解剖模型

注：A. 盆腔肿瘤（黑色）；B. 脊柱肿瘤复发（绿色）。

二、手术导板制作

随着骨科手术方式的进步，微创化、精准化在逐步推进。3D 打印可以在手术过程中起个体化的导航作用，以免在术中损伤毗邻的重要解剖结构，还能在一定程度上提高手术效率，降低术中一些不必要的风险，减少术后并发症的发生。例如，在创伤骨科中，骨盆骨折的骶髂螺钉置入，在术前可以应用 CT 影像模拟，设计好置钉位置及方向，在术前根据骨性结构标志，打印设计好手术导板，利于术中准确定位置钉点和方向，可极大地提高手术安全性并缩短手术时间。对于关节畸形患者，在术前提前设计截骨角度，制作截骨导板，能保证术中精确的截骨角度，提高患者矫形的精准度。

典型病例

患者，男，30岁，多发性纤维结构不良并右膝外翻畸形入院。

入院后完善术前检查，给予设计截骨导板（图9-3-2），术中能做到精准的截骨角度（图9-3-3），临床疗效好。

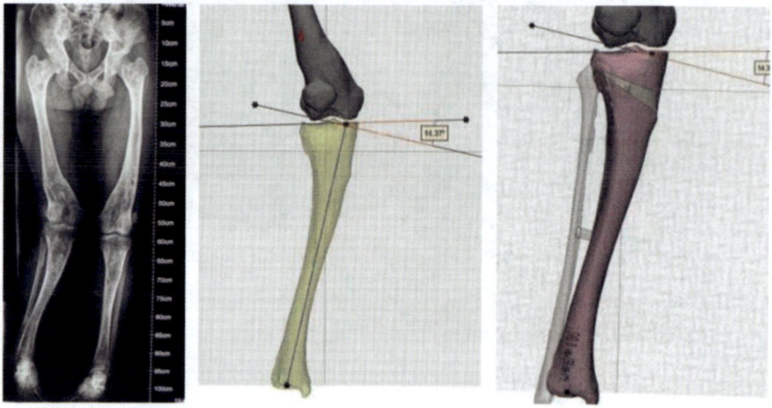

A　　B　　C

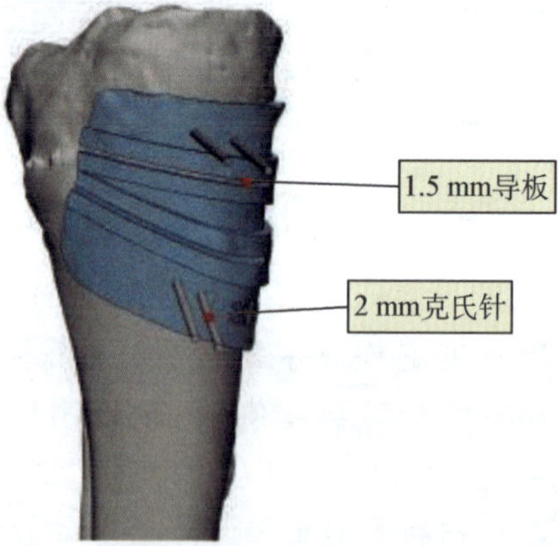

D

图9-3-2　术前X线片及CT融合数据后设计截骨导板

注：A. 术前X线片；B. CT数据融合测量外翻角度；C. 设计截骨角度；D. 设计手术截骨导板。

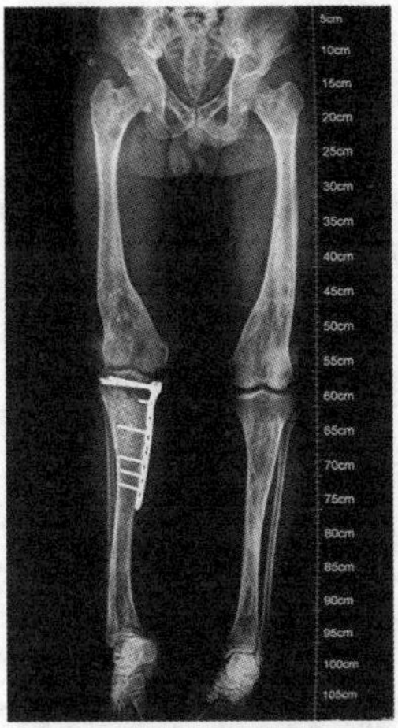

图 9-3-3　术后 X 线片示截骨角度精确、下肢力线恢复良好

三、个性化植入物

随着 3D 打印的发展，其在骨科植入物方面的研究及应用逐步得到发展。对于骨盆髋臼及骶骨巨大肿瘤的患者，手术切除肿瘤后如何重建骨盆脊柱的稳定性一直是骨科的棘手问题。针对骨肿瘤的治疗，既要准确地切除肿瘤，又要完美地重建骨骼的稳定性，3D 打印恰好能发挥其精准的作用。在术前设计截骨导板，用于术中截骨、精准切除肿瘤。术前设计并制作个体化假体，精确重建骨骼的连续稳定性，能取得良好的临床疗效。

典型病例

病例一

患者，女，56 岁，左小腿间断疼痛 1 年。

术前影像学如图 9-3-4 所示。术前穿刺活检病理示左胫骨黏液纤维肉瘤，设计截骨范围、截骨导板和个性化假体（图 9-3-5）。行左胫骨肿瘤切除重建术,术中假体匹配度良好。术后复查 X 线片示假体植入良好(图 9-3-6)。

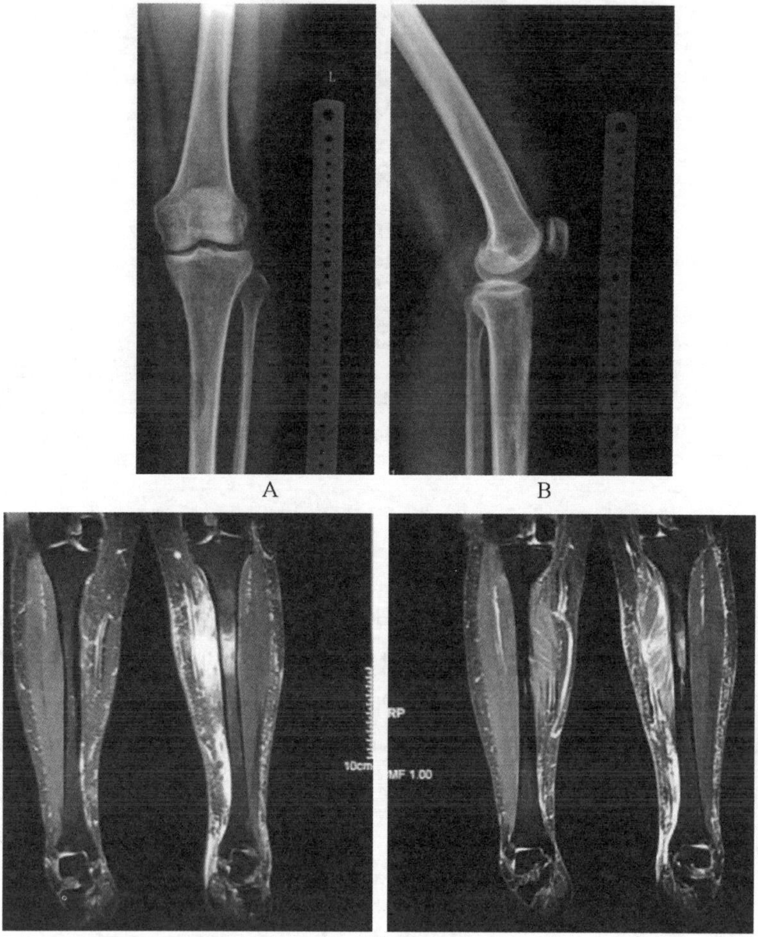

C

图 9-3-4 术前影像学资料示左胫骨中上段肿瘤样病变

注:A. 膝关节正位 X 线片;B. 膝关节侧位 X 线片;C. MRI 图像。

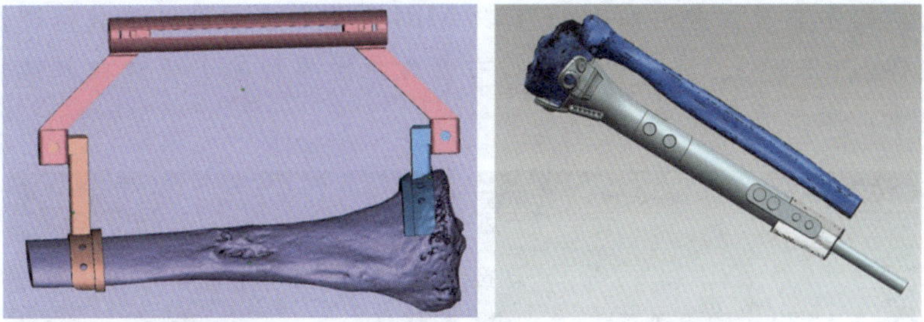

A　　　　　　　　B

图 9-3-5　术前设计截骨导板及个性化假体

注：A. 术前设计截骨导板；B. 个性化假体。

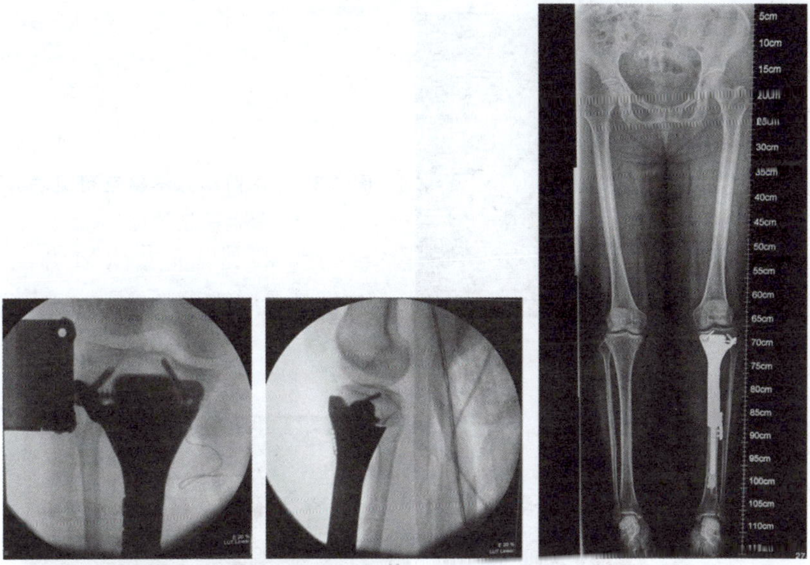

A　　　　　　　　B　　　　　　　　C

图 9-3-6　术后 X 线片见个性化假体植入良好

注：A. 术中正位 X 线片；B. 术中侧位 X 线片；C. 术后双下肢全长正位 X 线。

病例二

患者，男，48 岁，右髋部肿胀间断疼痛 6 个月。

入院后行影像学检查示右骨盆肿瘤性病变（图 9-3-7），行穿刺活检病理示右骨盆骨肉瘤，行 CT 及 MRI 数据融合后设计截骨范围及假体(图 9-3-8)。完善检查后行右侧骨盆肿瘤切除十半骨盆假体重建术。术后骨盆完整性好(图 9-3-9)。

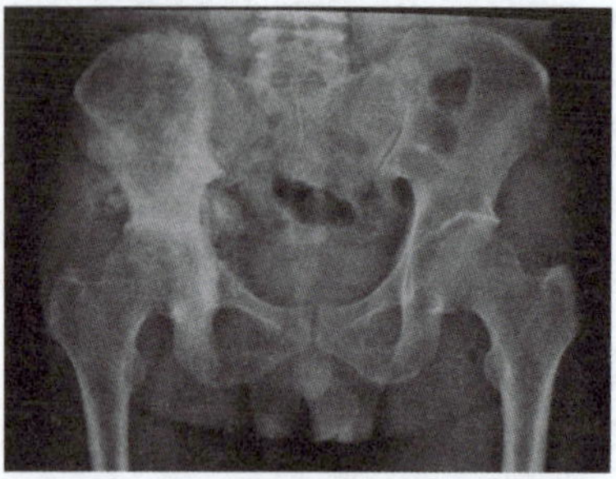

A

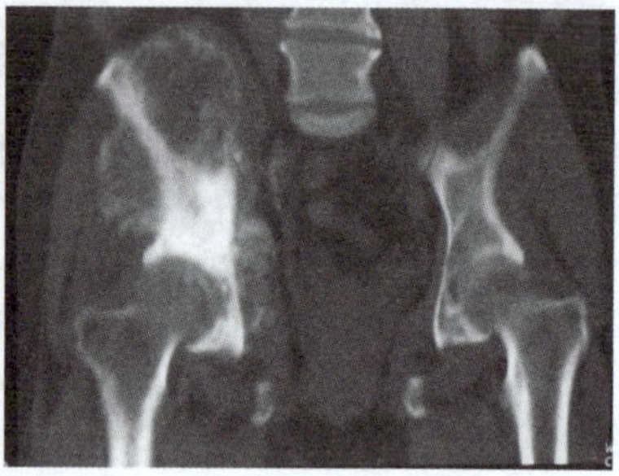

B

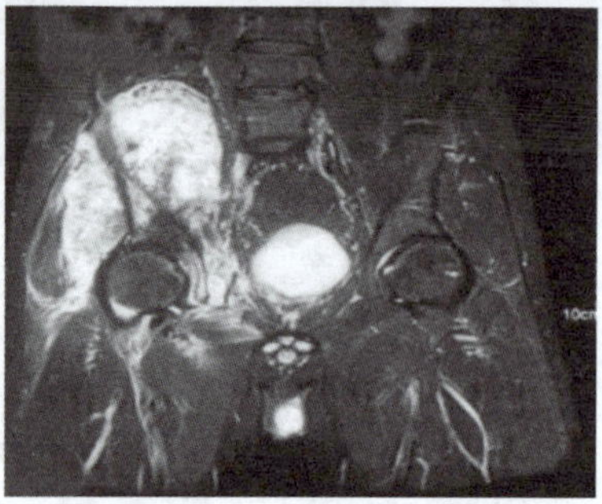

C

图 9-3-7　术前影像学检查可见右骨盆恶性肿瘤

注：A. 骨盆正位 X 线片；B. CT 图像；C. MRI 图像。

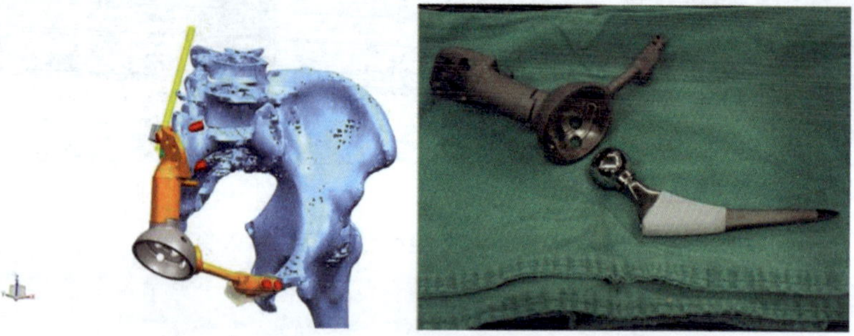

A　　B

图 9-3-8　术前计算机辅助设计截骨个性化假体

注：A. 计算机辅助设计假体；B. 术中使用的假体。

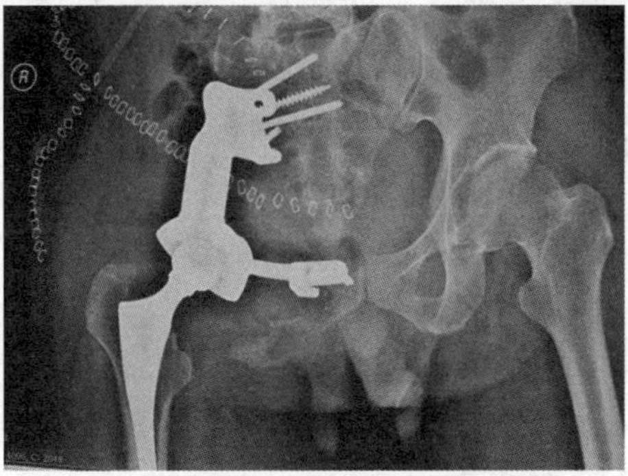

图 9-3-9　术后影像学资料

四、教学培训

对于手术医师来说，很重要的事情就是解剖，但是手术中正常解剖结构的对应关系丧失，需要依靠手术者的经验来避开这些陷阱。如何提高骨科手术医师的临床解剖知识，一直以来都是临床教学工作的重点。笔者所在单位定期开展学术沙龙，介绍特定病种的诊断、分型、解剖特点、手术技巧等。另外，手术医师术前都有复习局部解剖的习惯，这就有效地降低了手术不良事件的发生率。X 线的引进可完成术中透视，成为骨科医师的利器，同时可作为“透视眼”帮助医师完成很多手术。CT 三维重建让手术医师在术前对疾病有更加清晰的概念。MRI 让骨科医师对于软组织的受累情况有更明确的理解。PET-CT/PET-MRI 则给骨科医师对患者全身情况的评估带来更明确的认知。3D 打印的应用，让骨科教学培训更加生动、直观，“workshop”的实战演练让学员们有更为深刻的印象，极大地提高学习培训的效果。

五、个性化假肢

既往临床应用的假肢均是通用的几种标准，很难满足患者的个体化需求，而 3D 打印可以在常规设计理念的基础上，参考患者的个体解剖结构特点进行假肢的优化设计、制作及置入，以符合不同的解剖及生物力学需求，达到满足不同性别、人种、运动习惯及职业个体需求的目的。此外，3D 打印还可应用于儿童假肢的制作中，因为儿童时期的骨骼在不断地生长，传统的假肢很难满足其需求，而 3D 打印可以制作出固定性良好、较轻、便于拆卸及成本较低的儿童假肢。

总之，3D 打印在骨科手术医师的手术计划、手术模拟、术中导向、植入物、临床教学培训中都将发挥其精准医学的优势，极大地推动骨科临床、教学及科研的发展，必将成为骨科临床医师的一个利器，为患者提供更加优质、满意的服务。

（张志才）

参考文献

[1] 吴孟超,吴再德. 黄家驷外科学[M]. 7 版. 北京:人民卫生出版社,2008.

[2] 赵玉沛,陈孝平. 外科学[M]. 3 版. 北京:人民卫生出版社,2015.

[3] 刘国辉. 创伤骨科手术要点难点及对策[M]. 北京:科学出版社,2017.

[4] 杨述华. 骨科学教程[M]. 北京:人民卫生出版社,2014.

[5] 克雷格. 肩:第 3 版[M]. 崔国庆,译. 济南:山东科学技术出版社,2015.

[6] 唐佩福,王岩,张伯勋,等. 解放军总医院创伤骨科手术学[M]. 北京:人民军医出版社,2014.

[7] 陈世益,冯华. 现代骨科运动医学[M]. 上海:复旦大学出版社,2020.

[8] AZAR F M,BEATY J H,CANALE S T. 坎贝尔骨科手术学:第 13 版[M]. 唐佩福,王岩,卢世璧,译. 北京:北京大学医学出版社,2017.

[9] 胥少汀,郭世绂. 脊髓损伤基础与临床[M]. 北京:人民卫生出版社,2012.

[10] 曲延镇,罗政,郭晓东,等. 硬脊膜或脊髓切开减压治疗脊髓损伤后广泛水肿伴或不伴髓内血肿[J]. 中华骨科杂志,2015,35(7):707-713.

[11] 郑启新,汪健,郭晓东. 急性脊髓损伤后神经保护的研究现状与展望[J]. 中华实验外科杂志,2012,29(7):1213-1216.

[12] FRANKEL H L,HANCOCK D O,HYSLOP G,et al. The value of postural reduction in the initial management of closed injuries of the spine with paraplegia andtetraplegia[J]. Paraplegia,1969,7(3):179-192.

[13] GEISLER F H,COLEMAN W P,GRIECO G,et al. The Sygen multicenter acute spinal cord injury study[J]. Spine,2001,26(24 Suppl):S87-S98

[14] KWON B K,TETZLAFF W,GRAUER J N,et al. Pathophysiology and pharmacologic treatment of acute spinal cord injury[J]. Spine J,2004,4(4):451-464.

[15] MCDONALD J W,SADOWSKY C. Spinal-cord injury[J]. Lancet,2002,359(9304):417-425.

[16] WARING W P,BIERING-SORENSON F,BURNS S,et al. 2009 reviews and revisions of the international standards for the neurological classifica-

tion of spinal cord injury[J]. J Spinal Cord Med,2010,33(4):346-352.

[17] ZHU F Z,YAO S,REN Z W,et al. Early durotomy with duroplasty for severe adult spinal cord injury without radiographic abnormality:a novel concept and method of surgical decompression[J]. Eur Spine J,2019,28(10):2275-2282.

[18] 陈孝平,汪建平,赵继宗.外科学[M]. 9版.北京:人民卫生出版社,2018.

[19] CHEN K F,YANG F,YAO S,et al. Biomechanical comparison of different fixation techniques for typical acetabular fractures in the elderly:the role of special quadrilateral surface buttress plates[J]. J Bone Joint Surg Am,2020,102(14):e81.

[20] CHEN K F,JI Y H,HUANG Z F,et al. Single modified ilioinguinal approach for the treatment of acetabular fractures involving both columns [J]. J Orthop Trauma,2018,32(11):e428-e434.

[21] JUDET R,JUDET J,LETOURNEL E. Fractures of the acetabulum:classification and surgical approaches for open reduction[J]. J Bone Joint Surg Am,1964,46(8):1615-1675.

[22] 吉士俊,潘少川,王继孟.小儿骨科学[M].济南:山东科学技术出版社,1998.

[23] WENGER D R,PRING M E. Rang's children's fractures[M]. 3rd ed. Philadelphia:Lippincott Williams & Wilkins,2005.

[24] BEATY J H,KASSER J R. Rockwood and Wilkins' fractures in children [M]. 7th ed. Philadelphia :Lippincott Williams & Wilkins,2009.

[25] STAHELI L T. Practice of pediatric orthopedics[M]. Philadelphia:Lippincott Williams & Wilkins,2006.

[26] MELLICK L B,MILKER L,EGSIEKER E. Childhood accidental spiral tibial(CAST) fractures[J]. Pediatr Emerg Care,1999,15(5):307-309.

[27] DENNIS S,WEINER M D. Pediatric orthopedics for primary care physicians[M]. 2nd ed. Cambridge:Cambridge University Press,2004.

[28] BENSON M,FIXSEN J,MACNICOL M,et al. Children's Orthopaedics and Fractures[M]. 3rd ed. Berlin:Springer,2010.

[29] 张英泽.临床骨折分型[M].北京:人民卫生出版社,2013.

[30] 克里斯蒂·凯尔.功能解剖:肌与骨骼的解剖、功能及触诊[M].汪华侨,郭开华,麦全安,译.天津:天津出版传媒集团,2013.

[31] 杨述华,邱贵兴.关节置换外科学[M].北京:清华大学出版社,2005.

[32] 胥少汀，葛宝丰，徐印坎．实用骨科学[M]．4 版．北京：人民军医出版社，2012.

[33] Haviv B, Bronak S, Thein R. The complexity of pain around the knee in patients with osteoarthritis[J]. Isr Med Assoc J, 2013, 15(4): 178-181.

[34] MERASHLY M, UTHMAN I. Management of knee osteoarthritis: an evidence-based review of treatment options[J]. J Med Liban, 2012, 60(4): 237-242.

[35] BROSSEAU L, MACLEAY L, WELCH V, et al. WITHDRAWN: intensity of exercise for the treatment of osteoarthritis[J]. Cochrane Database Syst Rev, 2013, 2: CD004259.

[36] RICHMOND J C. Surgery for osteoarthritis of the knee[J]. Rheum Dis Clin North Am, 2013, 39(1): 203-211.

[37] BENNELL K L, WRIGLEY T V, HUNT M A, et al. Update on the role of muscle in the genesis and management of knee osteoarthritis[J]. Rheum Dis Clin North Am, 2013, 39(1): 145-176.

[38] 陈仲强，刘忠军，党耕町．脊柱外科学[M]．北京：人民卫生出版社，2013.

[39] STÜCKER R. Congenital spine deformities during growth: modern concepts of treatment[J]. Orthopade, 2019, 48(6): 486-493.

[40] SINGRAKHIA M, MALEWAR N, JANGLE A. Intraspinal anomalies in early onset scoliosis: current concepts[J]. J Pediatr Neurosci, 2018, 13(3): 294-301.

[41] PAHYS J M, GUILLE J T. What's New in Congenital Scoliosis? [J]. J Pediatr Orthop, 2018, 38(3): e172-e179.

[42] EROL B, TRACY M R, DORMANS J P, et al. Congenital scoliosis and vertebral malformations: characterization of segmental defects for genetic analysis[J]. J Pediatr Orthop, 2004, 24(6): 674-682.

[43] CAMPBELL R M, HELL-VOCKE A K. Growth of the thoracic spine in congenital scoliosis after expansion thoracoplasty[J]. J Bone Joint Surg Am, 2003, 85(3): 409-420.

[44] HEDEQUIST D, EMANS J. Congenital scoliosis: a review and update[J]. J Pediatr Orthop, 2007, 27(1): 106-116.

[45] MCMASTER M J, OHTSUKA K. The natural history of congenital scoliosis: a study of two hundred and fifty-one patients[J]. J Bone Joint Surg Am, 1982, 64(8): 1128-1147.

[46] LETTS R M, BOBECHKO W P. Fusion of the scoliotic spine in young children[J]. Clin Orthop Relat Res, 1974(101): 136-145.

[47] WINTER R B, MOE J H, LONSTEIN J E. Posterior spinal arthrodesis for congenital scoliosis: an analysis of the cases of two hundred and ninety patients, five to nineteen years old[J]. J Bone Joint Surg Am, 1984, 66(8): 1188-1197.

[48] BOWEN R E, SCADUTO A A, BANUELOS S. Does early thoracic fusion exacerbate preexisting restrictive lung disease in congenital scoliosis patients? [J]. J Pediatr Orthop, 2008, 28(5): 506-511.

[49] ROAF R. The treatment of progressive scoliosis by unilateral growth-arrest[J]. J Bone Joint Surg Br, 1963, 45: 637-651.

[50] CAMPBELL R M J R, SMITH M D, HELL-VOCKE A K. Expansion thoracoplasty: the surgical technique of opening-wedge thoracostomy[J]. J Bone Joint Surg Am, 2004, 86(Suppl 1): 51-64.

[51] HAMZAOGLU A, OZTURK C, TEZER M, et al. Simultaneous surgical treatment in congenital scoliosis and/or kyphosis associated with intraspinal abnormalities[J]. Spine, 2007, 32(25): 2880-2884.

[52] MCMASTER M J, SINGH H. The surgical management of congenital kyphosis and kyphoscoliosis[J]. Spine, 2001, 26(19): 2146-2154.

[53] WINTER R B, LONSTEIN J E. Congenital thoracic scoliosis with unilateral unsegmented bar and concave fused ribs: rib osteotomy and posterior fusion at 1 year old, anterior and posterior fusion at 5 years old with a 36-year follow-up[J]. Spine, 2007, 32 (26): E841-E844.

[54] POURFEIZI H H, SALES J G, TABRIZI A, et al. Comparison of the combined anterior-posterior approach versus posterior-only approach in scoliosis treatment[J]. Asian Spine J, 2014, 8(1): 8-12.

[55] SILVA F E, LENKE L G. Adult degenerative scoliosis: evaluation and management[J]. Neurosurg Focus, 2010, 28(3): E1.

[56] SCHWAB F, UNGAR B, BLONDEL B, et al. Scoliosis research society-schwab adult spinal deformity classification: a validation study[J]. Spine, 2012, 37(12): 1077-1082.

[57] 邱贵兴. 骨科学高级教程[M]. 北京：人民卫生出版社，2010.

[58] 蔡郑东，侯春林，王义生，等. 现代骨科学·骨病卷[M]. 北京：科学出版社，2014.

[59] Czerniak B. Dorfman and Czerniak's Bone Tomors(second edition) [M]. Philadelphia:Elservier,2016.

[60] 胥少汀,葛宝丰,徐印坎.实用骨科学[M].3版.北京:人民军医出版社,2005.

[61] MALAWER M M,SUGARBAKER P H.骨与软组织肿瘤外科学[M].张春林,董阳,译.上海:上海科学技术出版社,2010.

[62] 中国医师协会骨科医师分会骨肿瘤工作委员会.多发性骨髓瘤骨病外科治疗循证医学指南[J].中华骨与关节外科杂志,2018,11(4):252-259.

[63] 中华医学会骨科学分会骨肿瘤学组.脊柱转移瘤外科治疗指南[J].中华骨科杂志,2019,39(12):717-726.

[64] 中华医学会骨科学分会骨肿瘤学组.四肢骨转移瘤外科治疗指南[J].中华骨科杂志,2019,39(24):1485-1495.

[65] 中华医学会骨科学分会骨肿瘤学组.骨转移瘤外科治疗专家共识[J].中华骨科杂志,2009,29(1):1177-1184.

[66] 邱明才,戴晨琳.代谢性骨病[M].北京:人民卫生出版社,2012.

[67] 中华医学会骨质疏松和骨矿盐疾病分会.原发性骨质疏松症诊疗指南(2017)[J].中华骨质疏松和骨矿盐疾病杂志,2017,10(5):413-443.

[68] 中华医学会骨质疏松和骨矿盐疾病分会,中华医学会内分泌分会代谢性骨病学组.原发性甲状旁腺功能亢进症诊疗指南[J].中华骨质疏松和骨矿盐疾病杂志,2014,7(3):187-198.

[69] 周莉,付平.2017年KDIGO关于慢性肾脏病-矿物质和骨异常(CKD-MBD)临床实践指南的解读[J].中国循证医学杂志,2017,17(8):869-875.

[70] KAPLAN S L,COULTER C,SARGENT B. Physical therapy management of congenital muscular torticollis: a 2018 evidence-based clinical practice guideline from the APTA Academy of Pediatric Physical Therapy [J]. Pediatr Phys Ther,2018,30(4):240-290.

[71] DO T T. Congenital muscular torticollis: current concepts and review of treatment[J]. Curr Opin Pediatr,2006,18(1):26-29.

[72] Sureka J,Samuel S,Keshava S N,et al. MRI in patients with tuberculous spondylitis presenting as vertebra plana: a retrospective analysis and review of literature[J]. Clin Radiol,2013,68(1):36-42.

[73] POLA E,ROSSI B,NASTO L A,et al. Surgical treatment of tuberculous spondylodiscitis[J]. Eur Rev Med Pharmacol Sci,2012,16:79-85.

[74] TRECARICHI E M, DI MECO E, MAZZOTTA V, et al. Tuberculous spondylodiscitis: epidemiology, clinical features, treatment, and outcome [J]. Eur Rev Med Pharmacol Sci, 2012, 16: 58-72.

[75] DONALD P R. The chemotherapy of osteo-articular tuberculosis with recommendations for treatment of children [J]. J Infect, 2011, 62 (6): 411-439.

[76] KOPTAN W, ELMILIGUI Y, ELSHARKAWI M. Single stage anterior reconstruction using titanium mesh cages in neglected kyphotic tuberculous spondylodiscitis of the cervical spine[J]. Eur Spine J, 2011, 20(2): 308-313.

[77] CHAPMAN M, MURRAY R O, STOKER D J. Tuberculosis of the bones and joints[J]. Semin Roentgenol, 1979, 14(4): 266-282.

[78] LIN-GREENBERG A, CHOLANKERIL J. Vertebral arch destruction in tuberculosis: CT features [J]. J Comput Assist Tomogr, 1990, 14 (2): 300-302.

[79] JIN W D, WANG Z L. Clinical evaluation of the stability of single-segment short pedicle screw fixation for the reconstruction of lumbar and sacral tuberculosis lesions [J]. Arch Orthop Trauma Surg, 2012, 132 (10): 1429-1435.

[80] RAJASEKARAN S, NATARAJAN R N, BABU J N, et al. Lumbar vertebral growth is governed by "chondral growth force response curve" rather than "Hueter-Volkmann law": a clinico-biomechanical study of growth modulation changes in childhood spinal tuberculosis[J]. Spine (Phila Pa 1976), 2011, 36(22): E1435-E1445.

[81] WANG Q J, SHEN H, JIANG Y, et al. Cementless total hip arthroplasty for the treatment of advanced tuberculosis of the hip[J]. Orthopedics, 2011, 34(2): 90.

[82] CHAPMAN M, MURRAY R O, STOKER D J. Tuberculosis of the bones and joints[J]. Semin Roentgenol, 1979, 14(4): 266-282.

[83] KIM S J, POSTIGO R, KOO S, et al. Total hip replacement for patients with active tuberculosis of the hip: a systematic review and pooled analysis [J]. Bone Joint J, 2013, 95-B(5): 578-582.

[84] BABHULKAR S, PANDE S. Tuberculosis of the hip[J]. Clin Orthop Relat Res, 2002, 398: 93-99.

[85] AHMED S, SHAHIN M A, KADER M A, et al. Tuberculosis of knee joint and tubercular pyomyositis of gastrocnemius muscle [J]. Mymensingh Med J, 2011, 20(4): 724-727.

[86] GUO L, YANG L, DUAN X J, et al. Arthroscopically assisted treatment of adolescent knee joint tuberculosis[J]. Orthop Surg, 2010, 2(1): 58-63.

[87] 潘少川. 实用小儿骨科学[M]. 3 版. 北京：人民卫生出版社，2016.

[88] 张金哲，陈晋杰. 小儿门诊外科学[M]. 3 版. 北京：人民卫生出版社，2008.

[89] AZAR F M, BEATY J H. Campbell's operative orthopaedics[M]. 14th ed. Philadelphia: ELSEVIER, 2017.

[90] HARRIS N, ALI F. 骨科体格检查：第 2 版[M]. 李进，唐欣 译. 北京：科学出版社，2018.

[91] BALASANKAR G, LUXIMON A, AL-JUMAILY A. Current conservative management and classification of club foot: a review[J]. J Pediatr Rehabil Med, 2016, 9(4): 257-264.

[92] ELBAUM R, NOEL B, DEGUELDRE V, et al. 20 years of functional treatment for clubfoot: advantages and limitations compared with the Ponseti method[J]. J Pediatr Orthop B, 2021, 31(4): 382-390.

[93] TARAKCI D, LEBLEBICI G, TARAKCI E, et al. The effectiveness of three-phase physiotherapy program in children with clubfoot after Ponseti treatment[J]. Foot Ankle Surg, 2022, 28(2): 181-185.

[94] GOPINATHAN N R, RANGASAMY K, SHARMA S, et al. Ilizarov frame application based on ponseti principles for clubfoot correction: a case report and description of surgical technique[J]. Indian J Orthop, 2020, 55(1): 213-218.

[95] TOUGAS C M, BALLESTER A M, MORGAN R D, et al. Quantification of ankle dorsiflexion in ponseti-managed unilateral clubfoot patients during early childhood[J]. J Pediatr Orthop, 2021, 41(2): 83-87.

[96] JAIN A, GUPTA P, KOTHARI S, et al. Predictive ability of scoring systems towards casting in treatment of idiopathic clubfoot by the Ponseti method in infants[J]. J Pediatr Orthop B, 2021, 30(5): 478-483.

[97] GELFER Y, HUGHES K P, FONTALIS A, et al. A systematic review of reported outcomes following Ponseti correction of idiopathic club foot[J]. Bone Jt Open, 2020, 1(8): 457-464.

[98] YAU A, DOYLE S M. Clubfoot for the primary care physician: frequently

asked questions[J]. Curr Opin Pediatr,2020,32(1):100-106.

[99] HERNIGOU P. History of clubfoot treatment part Ⅲ (twentieth century): back to the future[J]. Int Orthop,2017,41(11):2407-2414.

[100] HOSSEINZADEH P,KELLY D M,ZIONTS L E. Management of the relapsed clubfoot following treatment using the ponseti method[J]. J Am Acad Orthop Surg,2017,25(3):195-203.

[101] O'SHEA R M,SABATINI C S. What is new in idiopathic clubfoot? [J]. Curr Rev Musculoskelet Med,2016,9(4):470-477.

[102] 刘蓬然,陆林,霍彤彤. 人工智能技术在骨科领域中的应用进展[J]. 中华骨科杂志,2020,40(24):1699-1704.

[103] 刘蓬然,霍彤彤,陆林,等. 人工智能在医学中的应用现状与展望[J]. 中华医学杂志,2021,101(44):3677-3683.

[104] 刘蓬然,陆林,霍彤彤,等. 人工智能技术在创伤救治中的应用及研究进展[J]. 中华创伤杂志,2021,37(1):80-84.

[105] FERNANDES M,VIEIRA S M,LEITE F,et al. Clinical decision support systems for triage in the emergency department using intelligentsystems: a review[J]. Artif Intell Med,2020,102:101762.

[106] LEE S B,KIM D H,KIM T,et al. Emergency Department Triage Early Warning Score(TREWS) predicts in-hospital mortality in the emergency department[J]. Am J Emerg Med,2020,38(2):203-210.

[107] LIU P R,LU L,ZHANG J Y,et al. Application of artificial intelligence in medicine: an overview[J]. Curr Med Sci,2021,41(6):1105-1115.

[108] GAN K F,XU D L,LIN Y M,et al. Artificial intelligence detection of distal radius fractures: a comparison between the convolutional neural network and professional assessments[J]. Acta Orthop,2019,90(4):394-400.

[109] LINDSEY R,DALUISKI A,CHOPRA S,et al. Deep neural network improves fracture detection by clinicians[J]. Proc Natl Acad Sci U S A,2018,115(45):11591-11596.

[110] CHOI J W,CHO Y J,LEE S,et al. Using a dual-input convolutional neural network for automated detection of pediatric supracondylar fracture on conventional radiography[J]. Invest Radiol,2020,55 (2):101-110.

[111] KIM D H,MACKINNON T. Artificial intelligence in fracture detection: transfer learning from deep convolutional neural networks[J]. Clin Radl-

ol,2018,73(5):439-445.

[112] CHUNG S W,HAN S S,LEE J W,et al. Automated detection and classification of the proximal humerus fracture by using deep learning algorithm[J]. Acta Orthop,2018,89(4):468-473.

[113] OZKAYA E,TOPAL F E,BULUT T,et al. Evaluation of an artificial intelligence system for diagnosing scaphoid fracture on direct radiography [J]. Eur J Trauma Emerg Surg,2020,48(1):585-592.

[114] LIU P R,LU L,CHEN Y F,et al. Artificial intelligence to detect the femoral intertrochanteric fracture:the arrival of the intelligent-medicine era[J]. Front Bioeng Biotechnol,2022,10:927926.

[115] LIU P R,ZHANG J Y,XUE M D,et al. Artificial intelligence to diagnose tibial plateau fractures:an intelligent assistant for orthopedic physicians [J]. Curr Med Sci,2021,41(6):1158-1164.

[116] HAN X G,TIAN W,LIU Y J,et al. Safety and accuracy of robot-assisted versus fluoroscopy-assisted pedicle screw insertion in thoracolumbar spinal surgery:a prospective randomized controlled trial[J]. J Neurosurg Spine,2019,8:1-8.

[117] 林云志,方国芳,李修往,等. 半自动脊柱手术机器人系统在脊柱外科治疗中的应用[J]. 中国组织工程研究,2020,24(24):3792-3796.

[118] 初金泽,杨雪,梅昱,等. 3D打印技术在骨科应用的研究进展[J]. 沈阳医学院学报,2017,19(2):182-184.

学习培训及学分申请办法

一、《国家级继续医学教育项目教材》经原卫生部（现为国家卫生健康委员会）科教司、全国继续医学教育委员会批准，由全国继续医学教育委员会、中华医学会联合主办，中华医学电子音像出版社编辑出版，面向全国医学领域不同学科、不同专业的临床医生，专门用于继续医学教育培训。

二、学员学习教材后，在规定时间（自出版日期起1年）内可向本教材编委会申请继续医学教育Ⅱ类学分证书，具体办法如下：

方法一：PC激活

1. 访问“中华医学教育在线”网站 cmeonline. cma-cmc. com. cn，注册、登录。

2. 点击首页右侧“图书答题”按钮，或个人中心“线下图书”按钮。

3. 刮开本书封底防伪标涂层，输入序号激活图书。

4. 在个人中心“我的课程”栏目下，找到本书，按步骤进行考核，成绩必须合格才能申请证书。

5. 在“我的课程” “已经完成”，或“申请证书”栏目下，申请证书。

方法二：手机激活

1. 微信扫描二维码 关注“中华医学教育在线”官方微信并注册。

2. 点开个人中心“图书激活”，刮开本书封底防伪标涂层，输入序号激活图书。

3. 在个人中心“我的课程”栏目下，找到本书，按步骤进行考核，成绩必须合格才能申请证书。

4. 登录PC端网站，在“我的课程”-“已经完成”，或“申请证书”栏目下，申请证书。

三、证书查询

在PC端首页右上方帮助中心“查询证书”中输入姓名和课程名称进行查询。

《国家级继续医学教育项目教材》编委会